Dr. Kenneth H. Cooper

Ständig unter Hochdruck
Muß das sein?

Wie man Bluthochdruck
schonend senken kann

Mosaik Verlag

Fitneß, Ernährung und Gesundheit sind Dinge, die naturgemäß von Individuum zu Individuum variieren. Der Leser dieses Buches sollte deshalb, bevor er eine der vorgeschlagenen Diäten in die Tat umsetzt, seinen behandelnden Arzt konsultieren, um sich über seine speziellen Bedürfnisse zu informieren. Das ist besonders wichtig, falls er sich bereits in medikamentöser Behandlung gleich welcher Art befindet.

Hinweis für den Leser:
Auf Wunsch kann die Originalbibliographie der amerikanischen Ausgabe dieses Buches beim Verlag abgerufen werden.

Titel der amerikanischen Originalausgabe:
Dr. Kenneth H. Cooper's Preventive Medicine Program.
Overcoming Hypertension
Originalverlag: Bantam Books, New York 1990
Übersetzung: Inga-Maria Richberg
Redaktion: Irmgard Perkounigg
Umschlaggestaltung: Studio Schübel, München

Der Mosaik Verlag
ist ein Unternehmen der Verlagsgruppe Bertelsmann

Copyright© 1990 by Kenneth H. Cooper
Alle deutschsprachigen Rechte Mosaik Verlag GmbH,
München 1991/5 4 3 2 1
Satz: Fotosatz Stummer, München
Druck und Bindung: Wiener Verlag, Himberg bei Wien
Printed in Austria
ISBN 3-576-02772-6

Gewidmet den 3000 Mitarbeitern des Dallas Aerobics Activity Center und den fast 40 000 Patienten, die regelmäßig zu uns in die Cooper Clinic kommen.

Das Vertrauen all dieser Menschen in Diät- und Bewegungsprogramme, ihr sorgfältiges Befolgen regelmäßiger Untersuchungstermine und ihr Streben nach maximalem Wohlbefinden inspirierte mich beim Schreiben dieses Buches. Ihr Enthusiasmus, alles dafür zu tun, um gesund zu bleiben, hat mich überzeugt, daß der Gedanke der Prävention in aller Welt verbreitet werden muß. Ich hoffe, daß unsere Bemühungen für Millionen von Menschen hilfreich sind.

Inhalt

Danksagung

Wie ich bereits in meinen anderen Büchern angemerkt habe, ist die Präventionsmedizin ein solch umfangreiches Gebiet, daß ich mich natürlich nicht in allen Bereichen heimisch fühlen kann. Deswegen habe ich auch für dieses Buch wieder den Rat anerkannter Experten gesucht.

Als ich mich für das Thema Hypertonie entschied, fiel mir sofort ein Name ein: Dr. Norman Kaplan, Professor für innere Medizin an der medizinischen Fakultät der Universität Texas in Dallas. Kaplan gilt in der wissenschaftlichen Literatur als »Experte der Experten« auf dem Gebiet der Betreuung und Behandlung von Hochdruckpatienten. Von der Planung bis zur Fertigstellung des Manuskripts waren seine Beiträge und Anregungen von unschätzbarem Wert. Ich hoffe, daß ich nicht nur sein Fachwissen, sondern auch sein Engagement auf den folgenden Seiten zum Ausdruck bringen konnte.

Wie bei meinen früheren Büchern zur Präventivmedizin, so hat mein langjähriger Mitarbeiter William Proctor auch bei diesem Buch intensiv mitgearbeitet. Seine kenntnisreichen Anmerkungen und Diskussionsbeiträge waren mir erneut eine wichtige Hilfe.

Coleen O'Shea, meine Verlegerin bei Bantam Books, betreute mich und das Buch in bewährter Weise, wie immer unterstützt von meinem langjährigen Literaturagenten und Freund Herb Katz.

Dr. John Duncan und Dr. Neil Gordon, Spezialisten für Bewegungstherapie am Institute for Aerobics Research, danke ich für wertvolle Beiträge zu den Abschnitten »Bewegung und Hypertonie«.

Wie gewohnt, steuerte die ernährungswissenschaftliche Abteilung der Cooper Clinic wieder alle Informationen über Ernährung und Ernährungspläne bei. Die Hauptarbeit leistete Cindy Klecker, unterstützt von Georgia Kostas, Patty Kirk, Cindy Wachtler, Brenda Reeves, Veronica Costello, Kim Rudy und Genda Potter. Nancy Ward tippte alle Rezepte, Menüpläne und Tabellen.

Mein persönlicher Assistent Wayne Loney half dabei, die Statistiken zu beschaffen, und analysierte sie fast alle.

Ohne die organisatorische Unterstützung meiner Sekretärin Rachel Kahl-Meals hätte meine neue Buchidee niemals Früchte getragen.

Schließlich möchte ich auch meiner Familie – meiner Frau Millie, meiner Tochter Berkley und meinem Sohn Tyler – für ihre Unterstützung und ihr Verständnis bei der Vorbereitung dieses neuen Buches danken. Als Tyler kürzlich Millie fragte, ob ich irgendwann wieder nach Hause käme, wurde mir klar, welche Belastung dieses neue Buchprojekt für meine Familie bedeutete.

Alle Mitarbeiter können stolz auf dieses Buch sein, denn ohne ihre Hilfe wäre es niemals zustande gekommen.

Einleitung

Die der Präventivmedizin zugrundeliegende Theorie läßt sich etwa folgendermaßen ausdrücken:»Gesundheit zu erhalten ist immer einfacher und billiger, als Gesundheit wiederzugewinnen, wenn sie erst einmal verloren ist.«

In keinem anderen Bereich der Medizin trifft dieser Satz so sehr zu wie bei der Vorbeugung und Behandlung von Bluthochdruck (in der medizinischen Fachsprache: Hypertonie). Wie so viele Krankheiten, beginnt auch die Krankheit Bluthochdruck schleichend und gewöhnlich ohne sichtbare Symptome. Die ersten Alarmzeichen können ein plötzlicher Schwächezustand sein oder aber – schlimmer – ein Herzinfarkt, oder ein Schlaganfall. Daher überrascht es auch nicht, daß so viele wissenschaftliche Untersuchungen die Wichtigkeit der frühzeitigen Diagnose und Behandlung von Bluthochdruck betonen.

Laut Statistik standen vor zwanzig Jahren nur etwa fünfzehn Prozent aller hochdruckkranken Amerikaner unter ständiger ärztlicher Kontrolle. 1989 wurde ihre Zahl auf immerhin fünfzig Prozent oder sogar mehr geschätzt.

Mir als Arzt stehen mehr als fünfzig Medikamente zur Behandlung von Hypertonie zur Verfügung. Doch viele von ihnen haben unerwünschte Nebenwirkungen. Leider wissen nicht einmal alle Ärzte um diese Nebenwirkungen, noch kennen sie die am besten geeigneten Arzneimittel. Auch deshalb habe ich mich entschlossen, dieses Buch zu schreiben, um Ihnen allen, den praktizierenden Ärzten und den Laien, die so wichtigen Informationen über Bluthochdruck zu vermitteln. Bisweilen habe ich auch Zitate in den Text aufgenommen. Die Langfassung dieser Zitate können Sie in Norman Kaplans Buch *Clinical Hypertension* (im Verlag Williams & Williams, Baltimore 1986) nachlesen.

Die Verschreibung von Medikamenten, die den Bluthochdruck unter Kontrolle halten oder ihn verdecken, ist sehr einfach. Leider gehen viele Ärzte diesen Weg, mit dem Ergebnis, daß die Patienten gegenüber den Medikamenten tolerant werden. In diesen Fällen

13

muß der Arzt die Dosis des Präparats erhöhen, das Medikament wechseln oder sogar mehrere Medikamente gleichzeitig verordnen. Dabei entsteht ein Teufelskreis: Medikament, Toleranz, mehr Medikamente, erneute Toleranz und so fort.

Nicht zuletzt dieser Gefahren wegen trete ich in diesem Buch strikt für eine nichtpharmakologische Behandlungsmethode ein. Nur wenn diese versagt, rate ich zur Einnahme von Medikamenten. Denn mein Ziel ist es, das Problem zu lösen – nicht, es zu verdecken.

In den vergangenen zwanzig Jahren sind die Herz-Kreislauf-Erkrankungen einschließlich der Herzinfarkte und Schlaganfälle – zumindest in den USA – spürbar zurückgegangen. Diese Entwicklung ist nicht so sehr das Ergebnis der modernen Medizin, auch nicht der Aktivitäten des Gesundheitsministeriums, sondern darauf zurückzuführen, daß wir als Individuen angefangen haben, etwas für unsere Gesundheit zu tun.

Mit meinem Buch *Aerobics* wurde 1968 in den USA ein Prozeß eingeleitet, der die Selbsthilfe des einzelnen in den Vordergrund stellte. Es folgten meine Ratgeber *Cholesterin* und *Osteoporose*, die im Mosaik Verlag auch in deutscher Sprache erschienen sind. Mit dem vorliegenden Buch wende ich mich einem Problem zu, das mehr als sechzig Millionen Amerikaner und neun Millionen Bundesbürger betrifft. Ich hoffe sehr, daß auch Ihnen der Ratgeber *Bluthochdruck* Hilfe zur Selbsthilfe bietet, wenn Sie zu diesen neun oder sechzig Millionen Menschen gehören.

Kenneth H. Cooper, M.D.

1

Das große Mißverständnis

Bluthochdruck oder Hypertonie ist eine Zivilisationskrankheit. Streß im privaten und beruflichen Bereich, schlechte Ernährungsgewohnheiten, Bewegungsmangel – diese und ähnliche Erscheinungen unserer sogenannten entwickelten Gesellschaft tragen erheblich zu den Problemen bei, mit denen sich die fast sechzig Millionen hochdruckkranken Amerikaner und die neun Millionen Bundesbürger herumzuschlagen haben.

Während wir mit großen Schritten auf das 21. Jahrhundert zueilen und das Leben in unseren Groß- und Trabantenstädten immer hektischer und unerträglicher wird, wächst die Zahl der Hypertoniker. Ich bin davon überzeugt, daß wir diese Gefahr bannen können, wenn es uns durch intensive Aufklärung gelingt, die Bevölkerung auf das komplexe und zum Teil auch paradoxe Problem Bluthochdruck aufmerksam zu machen.

Bluthochdruck ist eine Erkrankung, über die es viele Mißverständnisse gibt. Zum Beispiel in der Frage, wie man das Risiko, an Bluthochdruck zu erkranken, sicher voraussagen kann. Ohne Zweifel bedeutet Hypertonie in vielerlei Hinsicht eine der größten Gefahren für unsere Gesundheit: Die Krankheit ist der Risikofaktor für alle Formen des Schlaganfalls; mehr noch, sie kann zu bleibenden Nierenschäden und anderen schweren Gesundheitsstörungen führen.

Paradoxerweise sind, so gefährlich Bluthochdruck an sich auch ist, ein oder mehrere hohe Meßergebnisse kein Grund zur Panik. Bluthochdruck ist zwar ein lautloser Killer, und sein erstes Symptom kann der plötzliche Tod sein, doch bei einer frühzeitigen Diagnose ist die Zeit auf Ihrer Seite; denn für gewöhnlich treten die körperlichen Schäden der Hypertonie erst nach zehn bis zwanzig Jahren auf.

Auch bedeutet die frühzeitige Diagnose von Bluthochdruck für die meisten Menschen keineswegs, daß sie nun plötzlich ihr ganzes Leben ändern müssen. Mit nichtmedikamentösen Therapien ist am Anfang oft schon viel gewonnen.

Wenn Sie zu dem großen Kreis der Hochdruckkranken oder -gefährdeten gehören, sollten Sie folgendes wissen:

▷ Die Aussichten, eine leichte Hypertonie ohne Medikamente in den Griff zu bekommen sind *sehr gut.*

▷ Wenn Ihr Arzt bei Ihnen ein einziges Mal einen hohen Blutdruckwert festgestellt hat, ist das noch kein schlüssiger Beweis dafür, daß die Krankheit im Anzug ist.

▷ Möglicherweise schwanken Ihre Blutdruckwerte im Tagesablauf stark – dieses Auf und Ab kann völlig normal sein.

▷ Viele Menschen mit Bluthochdruck und auch ohne spüren morgens zwei »Blutdruck-Explosionen« – eine direkt nach dem Aufwachen, die zweite beim Aufstehen und den ersten Schritten.

▷ Heftige Dehnungen (besonders Übungen zur Muskelstraffung), Streß oder Angst, Kaffeegenuß, Rauchen, eine volle Blase oder auch nur eine Mahlzeit direkt vor der Blutdruckmessung können die Werte in eine scheinbar besorgniserregende Höhe treiben.

▷ Übermäßiger Alkoholkonsum kann ebenfalls die Blutdruckwerte erhöhen. Paradoxerweise zeigen aber viele Untersuchungen, daß mäßiger Alkoholgenuß vor Kreislauferkrankungen schützen kann.

▷ Der durchschnittliche Blutdruckwert (das heißt, der Durchschnittswert mehrerer Messungen ein oder zwei Monate lang) ist der Schlüssel zur Diagnose einer möglichen Hypertonie.

▷ In vielen Fällen spielen genetische Faktoren eine Rolle; mit anderen Worten: Bei manchen Menschen ist die Anlage zur Hypertonie angeboren. Trotzdem: Ihre Gene müssen sich nicht durchsetzen! Änderungen Ihres Lebensstils oder geeignete Medikamente können sehr oft den Einfluß der Vererbung neutralisieren.

Im Mittelpunkt dieses Buches steht die Behandlung von Bluthochdruck ohne Medikamente. Doch es gibt auch viele gesunde Menschen, die regelmäßig Sport treiben und sich richtig ernähren und trotzdem ihren Bluthochdruck nicht durch eine medikamentenfreie Therapie unter Kontrolle halten können.

Wir leben in einer Gesellschaft mit großem Leistungsdruck, so daß viele Menschen mit Hypertonie sowohl auf eine nichtmedikamentöse als auch auf eine medikamentöse Behandlung angewiesen sind. Dabei kann jedoch der einzelne Patient, wie das folgende Beispiel zeigt, selbst sehr viel Einfluß darauf nehmen, wie seine Krankheit behandelt wird.

Den Patienten an der Auswahl
der Therapie beteiligen

William, ein vielbeschäftigter Verwaltungsbeamter Anfang Fünfzig ließ sich bereits seit Jahren regelmäßig einmal jährlich untersuchen. Zu Beginn zeigte sein Blutdruck völlig normale Werte.

Bei der ersten Untersuchung, einem Checkup für die Krankenversicherung, zeigte das Meßgerät 130/82 (die Zahlen werden in den folgenden Kapiteln erläutert) – ein Wert, der gut unterhalb des Grenzwertes 140/90 für »leichten« Bluthochdruck lag. Bei dieser Untersuchung ging ich nach der klassischen Methode für das erstmalige Messen des Blutdruckwerts vor:

Um herauszufinden, wie Williams Blutdruck in verschiedenen Situationen reagiert, maß ich mehrmals während der Konsultation. Ich bat William, auf einem Stuhl Platz zu nehmen, und untersuchte, während ich das klassische Blutdruckmeßgerät, das sogenannte Sphygmomanometer vorbereitete, seinen rechten Arm.

Ein Sphygmomanometer besteht aus einer 12 bis 23 Zentimeter breiten Manschette, die man um den Oberarm des Patienten legt, mit einem Klettverschluß schließt und mit Luft aufpumpt. Durch den entstehenden Druck wird die Blutzirkulation in der Schlagader für einem Moment gestoppt. Anschließend läßt man die Luft wieder aus der Manschette entweichen und mißt mit dem Stethoskop das Anfangs- und das Schlußgeräusch des wiedereinsetzenden Blutflusses. Das Ergebnis dieser Messung sind der obere (systolische) und der untere (diastolische) Blutdruckwert.

Erst nachdem William bereits fünf Minuten in entspannter Haltung auf seinem Stuhl gesessen hatte, maß ich zum erstenmal seinen Blutdruck. Sein rechter Unterarm lag dabei auf der Armlehne.

Danach maß ich am linken Arm und stellte fest, daß beide Werte identisch waren. (Manchmal sind sie das nicht. In solchen Fällen mißt man immer an dem Arm mit dem höheren Wert weiter.) Als nächstes überprüfte ich Williams Blutdruck im Liegen (Rückenlage) und im Stehen. Wie bei vielen Menschen waren auch Williams Werte im Stehen etwas höher als in den anderen Positionen. Zum Schluß maß ich noch zweimal im Sitzen. Anschließend errechnete ich aus den drei im Sitzen gemessenen Werten den Durchschnitt und erhielt so den »richtigen« Blutdruckwert für diesen Besuch.

Wie bei vielen Patienten, so war auch Williams Blutdruck bei der

ersten Messung im Sitzen höher als bei den nächsten beiden. Mit 138/88 lag er nahe der Grenze zu leichtem Hochdruck. Doch das war eine ganz normale Reaktion. Denn viele Patienten sind zu Beginn eines Arztbesuchs angespannt, erst nach einiger Zeit fühlen sie sich freier. So auch William, wie sein durchschnittlicher Blutdruck von 135/80 während seines Besuchs beweist.

Dieses Ergebnis zeigt deutlich, wie wichtig es ist, mehrmals zu messen, anstatt sich mit einer Messung zu Beginn des Besuchs zufriedenzugeben, die dann gewöhnlich recht hoch liegt. Eine andere Möglichkeit besteht darin, die erste Messung überhaupt nicht in die Berechnung des Durchschnittswerts einzubeziehen, sondern nur die letzten beiden.

Während der nächsten drei Jahre begann Williams Blutdruck langsam zu steigen. Zwar lag der Durchschnittswert im zweiten Jahr bei 134/85, doch ein Jahr später betrug er schon 137/88. Ein klarer Aufwärtstrend. Damit hatte der diastolische Wert schon fast den Grenzwert für leichten Bluthochdruck von 90 erreicht. Und mehr noch: Auch der systolische Wert lag nur noch wenige Punkte vom entsprechenden Grenzwert von 140 entfernt.

Angesichts dieser Entwicklung wollte ich sichergehen, daß William alles in seiner Macht Stehende tat, um seinen Blutdruck in den Griff zu bekommen. Auf Befragen versicherte er mir, daß er sich nach wie vor an meine Empfehlungen zur Vorbereitung auf seinen Besuch bei mir hielt:

▷ Leere Blase (weil eine volle Blase den Blutdruck erhöht)
▷ Keine Mahlzeit und keinen Kaffee in der letzten Stunde vor der Blutdruckmessung
▷ Keine außergewöhnlichen körperlichen Anstrengungen

Außerdem wußte ich, daß Williams keine Medikamente, etwa Steroide, einnahm, die den Blutdruck ebenfalls erhöhen. Auch rauchte er nicht, sein Gewicht war in Ordnung. Nicht nur das: Er hatte sich selbst auf eine fettarme Diät gesetzt und joggte regelmäßig etwa 16 Kilometer pro Woche. William beherzigte also alle Ratschläge zur Vorbeugung von Hypertonie. Und trotzdem begann sein Blutdruck zu steigen.

Daher riet ich ihm zunächst, auch den Natriumgehalt in seiner Ernährung zu reduzieren. William hatte zwar schon auf seinen Salzkonsum geachtet, aber nicht besonders strikt. Nach meiner

Einschätzung nahm er täglich etwa vier Gramm Natrium zu sich. Eine strengere Diät mit etwa zwei Gramm (also bis etwa fünf Gramm Salz) pro Tag schien mir daher angebracht. Da er selbst um die Gefahren von Bluthochdruck wußte, war William mit meinen Vorschlägen einverstanden.

Außerdem empfahl ich ihm noch einige Entspannungsübungen, weil ich wußte, daß er an seinem Arbeitsplatz unter starkem Leistungsdruck stand. Er versprach, auch diesem Rat zu folgen.

Doch als William drei Monate später zur Kontrolluntersuchung kam, hatte sich die Situation deutlich verschlechtert: Sein durchschnittlicher Blutdruck war auf 145/95 geklettert. Der diastolische Wert (der niedrigere) lag bereits im Bereich der leichten Hypertonie, der systolische (der höhere) befand sich an der Grenze.

Unsere nichtmedikamentösen Verfahren hatten den Anstieg nicht verhindern können. Was also jetzt?

Als erstes entschloß ich mich, die Diagnose von allen Seiten her abzuklären, um eine solide Basis für die Wahl des nächsten Therapieschritts zu haben. Ich überprüfte Williams durchschnittlichen Blutdruckwert in den folgenden vier Wochen regelmäßig, immer mit demselben Ergebnis: 145/95.

Da Williams Hochdruck noch als leicht zu bezeichnen war, blieb uns Zeit. Normalerweise dauert es zehn bis zwanzig Jahre, bis die Hypertonie im Körper schwere Schäden angerichtet hat. Williams Probleme mit dem Blutdruck waren aber noch recht neu. Da ich seine berufliche Anspannung als das Hauptproblem betrachtete, entschied ich mich für einen weiteren Versuch mit einer nichtmedikamentösen Therapie.

»Ich weiß, daß Ihr Job wie ein Dampfkochtopf ist«, sagte ich zu ihm, »können Sie das nicht ändern?«

»Ich kann ihn doch nicht aufgeben – er ist mein Leben«, war die Antwort.

»Ich weiß. Aber was können Sie verändern, um Ihren alltäglichen Streß zu verringern?«

Nach längerem Nachdenken entschied sich William, sein Arbeitspensum zu reduzieren, um abends und am Wochenende mehr Zeit mit seiner Familie zu verbringen.

Außerdem empfahl ich ihm erneut einige Entspannungsübungen, mehrere Bücher zum Thema und einen in diesem Bereich spezialisierten Psychologen. Einige Patienten nämlich, die regelmäßig Entspannungstechniken anwenden – und gleichzeitig auch

die anderen Hinweise beherzigen, wie natrium- und fettarme Ernährung, wenig Alkohol und regelmäßige Bewegung – konnten auf diese Weise sowohl ihren oberen als auch ihren unteren Blutdruckwert um 20 oder mehr Punkte reduzieren.

Auch diesmal war William einverstanden.

Doch ich wollte wissen, ob unsere Strategie im Alltag anschlug oder nicht. Natürlich konnte ich nicht täglich in sein Büro fahren, um dort seinen Blutdruck unter verschiedenen Belastungsbedingungen zu messen. Daher empfahl ich ihm, sich ein Blutdruckmeßgerät für den Hausgebrauch zu kaufen – Kosten etwa 150 Mark inklusive Stethoskop – und mehrmals täglich selbst seinen Blutdruck zu prüfen. Dieser Rat scheint auf den ersten Blick ein wenig theoretisch und unpraktikabel, doch er ist einfach zu verwirklichen.

Nachdem ich William die Meßtechnik beigebracht hatte, erläuterte ich ihm die Zeiten, wann er täglich messen sollte: 1. Morgens beim Aufstehen. 2. Direkt nach der Ankunft im Büro. 3. am mittleren Nachmittag, wenn die Arbeitsbelastung am höchsten war. 4. Am Abend nach dem Essen zu Hause, wenn er sich entspannt fühlte.

Nach einigen Wochen errechneten wir aus seinen Aufzeichnungen folgende durchschnittlichen Blutdruckwerte:

▷ Morgens beim Aufstehen: 135/88
▷ Ankunft im Büro: 140/92
▷ mittlerer Nachmittag: 155/96
▷ Abends zu Hause: 130/85

Durch Williams Mithilfe bekam ich Informationen, die ich sonst niemals erhalten hätte. Die selbstgemessenen Werte zeigten, daß sein Blutdruck ziemlich normal war, solange er sich zu Hause aufhielt, weit weg von seinem beruflichen Streß. Je mehr Zeit er also mit seiner Familie verbringen konnte, anstatt in seiner Firma zu sitzen, desto besser.

Da ich zudem annahm, daß seine Werte im Schlaf noch niedriger sein würden als die Morgenwerte, was bei den meisten Menschen zutrifft, bat ich ihn, ein paarmal mitten in der Nacht zu messen. Meine Vermutung bestätigte sich: Die Werte lagen niedriger als die am Morgen.

Normalerweise steigt der Blutdruck beim Aufwachen deutlich

an, »Sprünge« um 20 oder mehr Punkte bei beiden Werten sind keine Seltenheit. Wenn der Mensch dann aus dem Bett steigt, macht der Blutdruck gewöhnlich nochmals einen Sprung. Bei William machten beide Sprünge zusammen etwa zehn Punkte aus, und zwar für beide Werte. Sein Blutdruck blieb jedoch in den Morgenstunden immer noch im normalen Bereich.

Am Arbeitsplatz hingegen bewegte sich Williams Blutdruck im Bereich der leichten Hypertonie. Da periodisch über mehrere Stunden am Tag erhöhter Blutdruck längerfristig zu andauernder Hypertonie führen kann, ermutigte ich William nochmals, seine Arbeitsbelastung zu reduzieren.

Leider gelang ihm das jedoch nicht. Die Anforderungen an ihn im Büro seien einfach zu groß, erklärte er mir. Außerdem schaffte er es nicht, so diszipliniert er sonst auch war, sein Entspannungsprogramm regelmäßig durchzuführen. Solche Programme bestehen aus Meditations- und Atemübungen, die zweimal täglich zwanzig Minuten lang gemacht werden müssen, und zwar täglich. Manche Menschen schaffen das problemlos, während andere, vielleicht weil sie von der Wirkung nicht so überzeugt sind, Schwierigkeiten damit haben.

»Ich kann einfach keine Zeit dafür finden«, entschuldigte sich William. »Mein Tagesplan ist so vollgepackt, ich habe keine Zeit für solche Dinge. Ich bin kein geborener Meditierer.«

Nach etwa einem halben Jahr war Williams Blutdruck schließlich bei 148/95 angelangt. Dadurch sah ich mich gezwungen, ein blutdrucksenkendes Medikament zu verordnen, und entschied mich für den Betablocker Metoprolol.

Betablocker senken den Blutdruck, indem sie die Pumpleistung des Herzens und den Blutstrom vom Herzen verringern. Damit schränken Betablocker aber auch die körperliche Leistungsfähigkeit ein und sind daher für junge aktive Sportler nicht geeignet. Für einen Patienten wie William, der lediglich ein mäßiges Joggingprogramm absolvierte, paßten sie jedoch sehr gut.

Glücklicherweise zeigten sich bei William auch keine der möglichen unerwünschten Nebenwirkungen dieses Medikaments, wie Müdigkeit, Schlafstörungen oder Impotenz.

Zu guter Letzt stabilisierte sich sein Blutdruck unter Medikamenteneinnahme beim Durchschnittswert von 129/84 im normalen Bereich, und zwar sowohl unter den belastenden Alltagsbedingungen im Büro als auch beim Messen in meiner Praxis.

Die Kraft der Zusammenarbeit

Williams Erfahrungen sind in mehrfacher Hinsicht sehr lehrreich, besonders aber, weil sie zeigen, wie wertvoll und hilfreich die Zusammenarbeit von Arzt und Patient bei der Behandlung von Bluthochdruck ist.

Natürlich ist es meine Aufgabe als Arzt, die Diagnose abzuklären und Therapievorschläge zu machen. Doch indem William lernte, seinen Blutdruck zu Hause und im Büro selbst zu messen, konnte er diesen Prozeß wirkungsvoll unterstützen.

Für die Zusammenarbeit von Patient und Arzt gelten folgende zwei Grundsätze:

1. Um die Diagnose Hypertonie eindeutig abzuklären, braucht der Arzt Ihren durchschnittlichen Blutdruckwert. Wenn Sie selbst zu Hause und an Ihrem Arbeitsplatz Ihren Blutdruck messen, tragen Sie viel zu einer sicheren Diagnose bei.
2. Die Genauigkeit der Diagnose hängt auch davon ab, ob Ihr Arzt die Reaktionen Ihres Blutdrucks unter den verschiedenen Belastungen des Alltags kennt. Wenn Sie zum Beispiel am Arbeitsplatz regelmäßig hohe Blutdruckwerte feststellen, oder wenn Ihr Blutdruck unter anderen Bedingungen längere Zeit hohe Werte erreicht, wird das Risiko, an permanenter Hypertonie zu erkranken, erhöht sein.

Um diesen Blutdruckanstieg zu erkennen, müssen Sie lernen, Ihren Blutdruck selbst zu messen. Ihr Arzt kann nicht immer bei Ihnen sein.

Aber was geschieht, wenn Ihr Arzt diese Mitarbeit nicht wünscht? Zumindest *sollte* er Ihre Bereitschaft zur Zusammenarbeit anerkennen – selbst wenn er der Ansicht ist, daß in Ihrem Fall eine Selbstüberwachung des Blutdrucks nicht notwendig ist. Wenn er aber auf Ihre Mitarbeit grundsätzlich keinen Wert legt, dann wäre es vielleicht doch besser, sich nach einem anderen Arzt umzusehen.

Auf den folgenden Seiten werden wir Sie in aller Ausführlichkeit über die Aspekte informieren, die meist schon von selbst eine Zusammenarbeit von Patient und Arzt bei der Vorsorge, Kontrolle und Behandlung von Bluthochdruck begründen. So werden Sie erfahren:

▷ wie Sie Ihr individuelles Hypertonierisiko bestimmen können.
▷ wie andere Faktoren – etwa hohe Cholesterinwerte, Zigarettenrauchen, Übergewicht oder falscher Umgang mit Streß – Ihr individuelles Risiko erhöhen.
▷ die Maßeinheiten für die Blutdruckmessung.
▷ was Ihre Blutdruckwerte wirklich bedeuten.
▷ was sich hinter den Begriffen »hoher«, »niedriger« und »normaler« Wert verbirgt.
▷ wie Sie Ihren Blutdruck selbst messen.
▷ warum manche Menschen beim Arzt einen deutlichen Blutdruckanstieg haben, auch wenn sie nicht unter Hochdruck leiden.
▷ wie Bewegung den Blutdruck senken kann; um Ihnen zu zeigen,
wie das funktioniert, enthält dieses Buch ein komplettes Bewegungsprogramm.
▷ warum Gewichtstraining für Hochdruckkranke gefährlich sein
kann.
▷ ab welchen Werten Bewegungstraining problematisch ist.
▷ eine spezielle Berechnungsformel für Patienten unter Betablok-
kertherapie zur Bestimmung der erlaubten Pulshöhe während
Bewegungsübungen (wie Sie wissen, verringern Betablocker den
Herzschlag; Patienten unter dieser Therapie müssen auf einem
niedrigeren Niveau trainieren als andere Sportler).
▷ warum ältere Menschen mit hohen Blutdruckwerten keineswegs
auf Bewegung verzichten müssen.
Eine alte Regel lautet: »Der systolische (höhere) Blutdruckwert
sollte nicht höher sein als 100 plus das Alter des Patienten.«
Deswegen glauben immer noch viele Ärzte, daß ein Wert von 170/
90 für Menschen über siebzig Jahre noch ganz annehmbar sei. Ich
habe jedoch festgestellt, daß Bewegung, eine gesunde Ernährung
und ein gesunder Lebensstil den Blutdruck älterer Menschen auf
einem Niveau wie in jüngeren Jahren halten kann.
So wurde im Rahmen einer Studienserie am Aerobic Center in
Dallas bei sechzigjährigen und älteren Teilnehmern auch der Blutdruck gemessen. Die Auswertung ergab einen Durchschnittswert
von 132/82 – ein Ergebnis, über das die meisten Dreißigjährigen
glücklich wären.
▷ die gesunden Blutdruckwerte für Kinder.
▷ wie »salzempfindliche« Menschen ihren Bluthochdruck mit
einer angepaßten Ernährung beherrschen lernen.
Es gibt deutliche Hinweise darauf, daß manche Menschen auf Salz

besonders empfindlich reagieren: Ihr Blutdruck steigt mit dem Salzverbrauch. Wenn Sie Ihre Ernährung umstellen und gleichzeitig Ihren Blutdruck beobachten, kann Ihr Arzt feststellen, ob auch Sie auf Salz negativ reagieren.

Unsere Ernährungswissenschaftler haben eine ganze Reihe von Menüs und Rezepten ausgearbeitet, die im Durchschnitt zwei Gramm Natrium pro Tag enthalten – besonders für all diejenigen geeignet, die ihren Salzverbrauch einschränken wollen. Außerdem wurde auch auf andere Nahrungsbestandteile geachtet, die ebenfalls den Blutdruck beeinflussen, wie etwa Fett, Kalzium, Magnesium, Kalium und Ballaststoffe. Und nicht zuletzt finden Sie im Anhang eine lange Liste mit dem Natriumgehalt häufig verwendeter Nahrungsmittel, die Ihnen beim Einhalten einer natriumarmen Diät helfen soll.

▷ warum bestimmte Nahrungsmittel, wie etwa Lakritze (Süßholz), bei manchen Menschen den Blutdruck erhöhen.

▷ Entspannungstechniken, die schon bei vielen Menschen den Blutdruck senken halfen.

▷ wie Sie Ihren Tagesablauf so organisieren können, daß Sie den Belastungen unserer immer streßvolleren Zeit besser gewachsen sind.

▷ die Alkoholfrage – besonders, wieviel ist zuviel?

Die Hypertonieforschung hat ergeben, daß übermäßiger Alkoholkonsum die Entwicklung von Bluthochdruck begünstigt. Doch wieviel ist zuviel? Die meisten Experten stimmen darin überein, daß mäßiger Alkoholgenuß keinen Einfluß hat – doch was ist »mäßig«? Auch gibt es Menschen, deren Blutdruck so sensibel auf Alkohol reagiert, daß sie grundsätzlich auf ihn verzichten sollten.

Der aktive Patient und blutdrucksenkende Medikamente

Bei leichtem Bluthochdruck beginnt man gewöhnlich mit einer nichtmedikamentösen Therapie, etwa Bewegungstraining, Ernährungsumstellung und Entspannungstechniken. Obwohl diese Methoden auch bei höheren Blutdruckwerten sehr wichtig sind, benötigen manche Menschen auch noch zusätzlich Medikamente.

In den vergangenen Jahren hat die Hypertonieforschung einige hervorragende neue Präparate und Behandlungsstrategien ent-

wickelt, die Sie auf jeden Fall kennen sollten. Warum? Weil Sie umfassend informiert sein müssen, um Ihrem Arzt die richtigen Fragen stellen bzw. ihm die richtigen Antworten auf seine Fragen geben zu können – Antworten, die möglicherweise eine Verringerung oder Änderung Ihrer Medikamenteneinnahme zur Folge haben.

In den noch folgenden Kapiteln werden Sie mehr über Charakteristik, Wirkungsweisen und Nebenwirkungen der wichtigsten Medikamentengruppen gegen Bluthochdruck erfahren. Heutzutage verordnet man vor allem:

▷ Diuretika
▷ Betablocker und verwandte Medikamente
▷ Vasodilatatoren
▷ Kalziumantagonisten (auch: Kalziumblocker)
▷ ACE-Hemmer (Angiotensin-converting-enzyme-Hemmer)

Zu den vielfältigen Nebenwirkungen dieser Medikamente gehören neben anderen Beschwerden vor allem Impotenz, ein Anstieg der Cholesterin- und Triglyzeridspiegel, Nierenprobleme, Schlafstörungen und schlechte Träume, Kopfschmerzen und Verstopfung. Wenn Sie Ihren Arzt genau über Ihre Reaktion auf das verordnete Medikament informieren, erleichtern Sie ihm die Entscheidung, wie diese Nebenwirkungen verringert oder sogar durch Wechsel des Präparats vermieden werden können.

Seit einigen Jahren stehen zudem einige neue hervorragende Konzepte für die medikamentöse Therapie von Hypertonie zur Verfügung, und zwar sowohl für alte als auch für neuentwickelte Medikamente. So versucht man heute, die Behandlung genau auf den einzelnen Patienten abzustimmen und je nach Änderung des Krankheitsbildes anzugleichen.

Zum Beispiel erhalten ältere, dunkelhäutige oder übergewichtige Patienten zunächst Diuretika (Entwässerungsmittel). Für jüngere Patienten ohne Übergewicht empfehlen sich dagegen Betablocker als Mittel der ersten Wahl.

Ist der jüngere Patient aber sehr sportlich, dürften ihm die Betablocker nicht gut bekommen, weil sie ja die Herzleistung verringern. Deswegen sind Alphablocker oder ACE-Hemmer für diese Patienten besser geeignet.

Ein ganz wichtiges Problem bei der Therapie von Bluthochdruck

ist die »Übermedikation«. Wer die ersten Anzeichen dieser großen Gefahr kennt, kann seinen Arzt darauf aufmerksam machen, bevor unangenehme Beschwerden auftreten oder Schaden eintritt.

Ich erinnere mich an einen Geschäftsführer, der Diuretika erhalten hatte, weil sein Arzt bei ihm einen Blutdruck von 170/120 gemessen hatte. Kurz nach Beginn der Therapie klagte der Patient jedoch über Benommenheit und Schwindel. Daraufhin schloß ihn der Arzt an einen Rund-um-die-Uhr-Blutdruckmesser an. Ergebnis: ein durchschnittlicher Blutdruck von 110/60. Einzelmessungen zeigten sogar noch niedrigere Werte an. Die Werte waren allesamt viel zu niedrig für diesen Patienten. Es stellte sich heraus, daß er aufgrund von Übermedikation hypotonisch geworden war. Die Diuretikadosis wurde reduziert. Daraufhin normalisierte sich der Blutdruck, die Beschwerden verschwanden.

Wie wir gesehen haben, können Patient und Arzt in vielen Bereichen zusammenarbeiten, um eine Hypertonie in den Griff zu bekommen. Lassen Sie uns nun etwas mehr in die Praxis gehen und zunächst untersuchen, was die Blutdruckwerte eigentlich bedeuten.

2

Bedeutung des Blutdrucks

Der Blutdruck eines Menschen ist nicht einfach ein konstanter Wert, den der Arzt einmal jährlich mit einer Messung bestimmt. Vielmehr schwanken die Werte von Stunde zu Stunde, manchmal sogar innerhalb von Minuten. Bedenken Sie folgende Möglichkeiten:

▷ Alltäglicher beruflicher oder privater Streß läßt den Blutdruck bei vielen Menschen kurzfristig ansteigen – Sprünge von 30 bis 40 Punkten oder sogar mehr sind keine Seltenheit. Ich kenne einen Mann, dessen Blutdruck um 40 Punkte nach oben schnellte, nachdem er sich versehentlich auf eine Reißzwecke gesetzt hatte.
▷ Bei manchen Patienten ist der Blutdruckanstieg Ergebnis des sogenannten »Arztkittel-Phänomens«, das heißt, daß Patienten beim Arztbesuch einen deutlich höheren Blutdruck aufweisen als normalerweise.
▷ Bei manchen Gewichthebern steigt der Blutdruck während eines harten Trainings auf bis zu 350/150.
▷ Bei einem fünfundsiebzigjährigen Mann mit einem für sein Alter sehr gesunden Blutdruck in Ruheposition von 120/80, erbrachte eine Untersuchung auf einem Laufband Werte von 270/100. Gewöhnlich gelten bei gymnastischen Übungen Werte um 240/120 als oberste Grenze. Doch dieser Patient überstand den rapiden Blutdruckanstieg und den anschließenden Abfall auf den normalen Wert ohne gesundheitliche Auswirkungen.

Wie sollen wir solche Blutdruckschwankungen bewerten? Sind sie »normal« oder »sicher«? Was bedeuten diese beiden geheimnisvollen Werte, die unseren Blutdruck ausmachen sollen?

Tatsächlich sind solche Blutdruckschwankungen für gewöhnlich ziemlich sicher und normal. Und der Blutdruck ist ein sehr individueller Wert. Was er bedeutet, muß der Arzt in Zusammenarbeit mit seinem Patienten für dessen ganz persönlichen Fall herausfinden.

Bedeutung der einzelnen Werte

Nach dem Messen teilt Ihnen der Arzt gewöhnlich zwei Zahlen mit, die durch einen Schrägstrich verbunden sind, etwa 120/80. Gelesen werden diese Zahlen als »einhundertzwanzig zu achtzig«. Die erste Zahl, hier die 120, zeigt den systolischen, den oberen Blutdruck an. Sie bedeutet den Druck, der auf die Gefäßwände wirkt, während sich der Herzmuskel zusammenzieht, um den Blutkreislauf in Schwung zu halten. Die zweite Zahl, hier die 80, beschreibt den diastolischen, den unteren Blutdruck. Sie stellt den Druck dar, der zwischen den einzelnen Herzschlägen in den Gefäßen herrscht, wenn also der Herzmuskel entspannt ist. Die Maßeinheit für beide Werte ist »Millimeter Quecksilber«, abgekürzt mm Hg (chemischer Name für Quecksilber). Sie bezieht sich auf die Skala der Standardmeßgeräte (Sphygmomanomter), bei denen eine aus flüssigem Quecksilber bestehende Säule den Druck anzeigt.

Vor einigen Jahren haben sich die amerikanischen Ärzte darauf geeinigt, 140/90 mm Hg als Grenzwert für »normalen« Blutdruck zu betrachten. Alle Werte darunter gelten als »gesund«. Übersteigen die Werte jedoch den Grenzwert, wird meist eine Behandlung, sei es eine Ernährungsumstellung, eine Änderung der Lebensgewohnheiten oder eine medikamentöse Therapie, empfohlen.

In meiner Praxis bevorzuge ich bei systolischen Werten bis zu 159 mm Hg und diastolischen Werten bis zu 94 mm Hg nichtmedikamentöse Verfahren. Dazu zähle ich Gewichtsabnahme, Bewegungstraining, Ernährungsumstellung und Reduzierung des Alltagsstresses. Diese Werte gelten als »Borderline-Werte« oder »leichter Bluthochdruck«. Sie zeigen unter Umständen an, daß ein permanenter Hochdruck zwar noch nicht erreicht, wohl aber zu erwarten ist. In solchen Situationen kann oft schon eine Umstellung der Lebensgewohnheiten die drohende Gefahr bannen.

Werte, die eindeutig über 160/95 liegen, zeigen einen relativ »permanenten Bluthochdruck« an. Eine medikamentöse Therapie als Ergänzung der anderen Verfahren wird nicht zu umgehen sein.

Nach meiner Erfahrung reichen diese Erklärungen zur Bedeutung des Blutdrucks meist schon aus, damit der Patient seine Meßwerte einordnen kann. Natürlich gibt es speziellere und detailliertere Klassifizierungen zur Interpretation der Meßergebnisse. Die folgende Bewertung stammt beispielsweise aus dem *1988 Report on the Fourth Joint National Committee on Detection,*

Evaluation, and Treatment of High Blood Pressure (zu deutsch etwa: 88er Bericht des 4. Vereinigten Nationalen Komitees zur Diagnose, Bewertung und Therapie von Bluthochdruck. In der Bundesrepublik mit der Hochdruckliga zu vergleichen. Anm. d. Übers.).

Blutdruckbewertung bei Erwachsenen
(18 Jahre und älter)

1. diastolischer Wert

Blutdruck mm Hg	Kategorie	weiteres Vorgehen
< 85	normal	nächster Test: innerhalb von 2 Jahren
85-89	erhöhter Normalwert	nächster Test: innerhalb von 1 Jahr
90-104	leichter Hochdruck	nächster Test: innerhalb von 2 Monaten
105-114	gemäßigter Hochdruck	Ursache und Therapie innerhalb der nächsten 2 Wochen bestimmen
> 115	schwerer Hochdruck	Ursache und Therapie sofort bestimmen

2. systolischer Wert (solange diastolischer unter 90 mm Hg)

Blutdruck mm Hg	Kategorie	weiteres Vorgehen
< 140	normal	nächster Test: innerhalb von 2 Jahren
140-159	Grenze zum isolierten systolischen Hochdruck	
> 160	isolierter systolischer Hochdruck	Wenn systolischer Wert 140-199: innerhalb von 2 Monaten überprüfen. Wenn 200 oder darüber: Ursache und Therapie innerhalb der nächsten 2 Wochen bestimmen.

Der Report des Nationalen Komitees enthält außerdem folgende Hinweise, die ich hier in eigenen Worten wiedergebe:

29

Hinweis 1: Der Klassifikation liegt der Durchschnittswert von zwei oder mehr Messungen zugrunde, die an zwei oder mehr verschiedenen Zeitpunkten vorgenommen wurden.

Hinweis 2: Die Diagnosen »Grenze zum isolierten systolischen Hochdruck« (140-159 mm Hg) oder »isolierter systolischer Hochdruck« (160 mm Hg oder mehr) bestimmen die Therapie, auch wenn der diastolische Blutdruck des Patienten im erhöht-normalen Bereich (85-89) liegt.

Hinweis 3: Wenn sich die Empfehlungen für das weitere Vorgehen in zeitlicher Hinsicht unterscheiden, gilt der kürzere Zeitraum.

Viele Ärzte – einschließlich meines speziellen Beraters für dieses Buch, Norman Kaplan von der University of Texas Southwestern Medical Center in Dallas, der auch Mitglied des Nationalen Komitees war – benutzen diese Klassifikation als Grundlage für ihre Diagnose und Therapie. Sie löst die Einteilung der Weltgesundheitsorganisation (WHO) von 1980 ab, die erst ab Werten über 160/95 von Bluthochdruck sprach. Neue Studien wiesen jedoch schon kurze Zeit später darauf hin, daß sogar Werte unterhalb der Grenze von 140/90 ernsthafte Gesundheitsrisiken mit sich bringen können. Aus diesem Grund entschied sich das 3. Nationale Komitee 1984, den Grenzwert nach unten zu korrigieren.

Es ist deshalb auch nicht erstaunlich, daß vor 1984 viel weniger Amerikaner als hochdruckkrank galten als heute. So ging man damals von etwa 30 Millionen aus, während es nach neuen Erkenntnissen zwischen 58 und 60 Millionen sein dürften. Das führte dazu – wie im übrigen erwartet –, daß die Ärzte heutzutage schon sehr viel früher therapeutisch eingreifen als in der Vergangenheit.

Wird es bei der Einteilung und den Empfehlungen des Nationalen Komitees bleiben?

Wenn ich an die Vergangenheit denke, wahrscheinlich nicht. Die Forschungen über Bluthochdruck bringen ständig neue Erkenntnisse, wie etwa die über die Wichtigkeit von Bewegungsübungen und streßreduzierenden Techniken zur Behandlung eines leichten Bluthochdrucks. Es ist deshalb anzunehmen, daß Therapieempfehlungen und Bewertungskriterien für Hypertonie auch in Zukunft einer ständigen Überprüfung und Änderung unterliegen.

Schon heute fordern manche Ärzte eine Änderung oder Neuinterpretation der geltenden Klassifikation, weil sie bei ihren Patienten abweichende Entwicklungen beobachten. Allerdings sollte sich jeder Arzt im klaren darüber sein, daß die allgemeinen Bewertungsmaßstäbe immer mehr oder weniger auf die Blutdruckwerte eines einzelnen Patienten passen, was aber nicht heißen muß, daß auch die Therapie den Empfehlungen der Klassifikation folgen muß.

Ein Beispiel: Eine Reihe meiner Patienten leidet unter dem Arztkittel-Phänomen: Wenn sie zu mir zur Untersuchung in die Praxis kommen, erhöht sich sowohl ihr diastolischer als auch ihr systolischer Blutdruck um 30 oder mehr Punkte. Eine geringe Aufregung – und der Blutdruck dieser Menschen macht einen Satz.

Würde ich diese Patienten strikt nach der Klassifikation des Nationalen Komitees beurteilen, müßte ich viele von ihnen auf schwere Hypertonie behandeln. Die weitere Untersuchung zeigt mir jedoch regelmäßig, daß sie keineswegs hochdruckkrank sind. Sobald sie meine Praxis verlassen haben, sinkt ihr Blutdruck wieder auf das normale Niveau. Um das selbst feststellen zu können, bitte ich die betreffenden Patienten, zu Hause ihren Blutdruck zu messen (die Technik erkläre ich in einem späteren Abschnitt genauer). Sind die »Heimwerte« erheblich niedriger als die von mir gemessenen, liegt mit hoher Wahrscheinlichkeit das Arztkittel-Phänomen vor.

Was läßt sich daraus schließen? Definitionen wie die des Nationalen Komitees sind wichtige Basisrichtlinien, doch die Wahl der Therapie obliegt dem Arzt, der eng mit seinen Patienten zusammenarbeiten sollte, um die richtige Entscheidung treffen zu können.

Auch Kaplan handhabt die Klassifikation des Nationalen Komitees ziemlich flexibel. Warum, so fragt er zum Beispiel, sollte jeder diastolische Blutdruck zwischen 85 und 89 mm Hg als »erhöhter Normalwert« bezeichnet werden? Ein solches Etikett, meint Kaplan, rücke den Patienten unversehens in die Nähe des Hypertonikers, was unter Umständen erhebliche Nachteile für den einzelnen mit sich bringt. Man denke nur an verringerte Aufstiegschancen im Beruf oder Probleme mit Kranken- und Lebensversicherung. Auf der anderen Seite kann eine solche Klassifizierung für den Patienten natürlich auch sehr hilfreich sein, wenn sie ihn dazu bringt, gesünder zu leben.

Auch die Unterscheidung zwischen »leichtem« und »mäßigem« Bluthochdruck reizt zu unterschiedlichen Interpretationen. Manche Ärzte betrachten diastolische Werte von 90 bis 100 mm Hg als Anzeichen für leichten Hochdruck. Für sie beginnt mäßiger Hochdruck bei Werten von 101 bis 114 mm Hg. Alle darüberliegenden Meßergebnisse würden sie als »schweren« Hochdruck bezeichnen. Ärzte, die diese Einteilung bevorzugen, greifen schneller zu medikamentösen Therapien, um die Werte zu senken, als dies nach den gültigen Basisrichtlinien notwendig wäre.

Es gibt aber noch andere Möglichkeiten zur Beurteilung von Blutdruckwerten.

Die Federal Aeronautic Administration – FAA – (vergleichbar der Bundesanstalt für Flugsicherung, Anm. d. Übers.) zum Beispiel legt sehr viel niedrigere Maßstäbe beim Gesundheitscheck des fliegenden Personals in der zivilen Luftfahrt an als das Nationale Komitee. So dürfen Piloten(anwärter) höchstens die folgenden Werte (in Ruheposition gemessen) erreichen:

Alter 20-29 Jahre: 140/88
Alter 30-39 Jahre: 145/92
Alter 40-49 Jahre: 155/96
Alter 50 und darüber: 160/98

Im Klartext bedeuten diese Werte: Auch Piloten mit einer Hypertonie dürfen Verkehrsflugzeuge lenken. Warum ist das erlaubt?

Wahrscheinlich deshalb, weil es bei der FAA für die Einnahme von Medikamenten im Cockpit sehr viel strengere Beschränkungen gibt. So hat man sich wohl für die Zulassung etwas höherer Blutdruckwerte entschieden, statt einen mit blutdrucksenkenden Medikamenten vollgepumpten Piloten fliegen zu lassen.

Und noch etwas, was mich wirklich erschreckt hat: Für über dreißigjährige Piloten(anwärter), deren Werte die festgelegten Grenzwerte überschreiten, läßt die FAA eine Ausnahme zu: Sie dürfen dennoch fliegen, wenn eine umfassende Herz-Kreislauf-Untersuchung keinen Hinweis darauf gibt, daß die Blutdruckwerte krankhaft sind. In solchen Fällen gelten die folgenden Grenzwerte:

Alter 30-39: 155/98
Alter 40-49: 165/100
Alter 50 und darüber: 170/100

Ich war besonders deswegen so betroffen, weil diese Richtlinien die Entwicklung von Bluthochdruck bei einer ganzen Berufsgruppe geradezu heraufbeschwören, denn die Piloten müssen wählen zwischen ihrem Arbeitsplatz oder der Einnahme von Medikamenten, die den Blutdruck auf einem sicheren Niveau halten. Zu oft entscheiden sie sich für ihren Beruf und damit für die Hypertonie.

Die FAA vertritt also in der Frage, welche Werte noch als akzeptabel gelten können, eine radikal andere Meinung als das Nationale Komitee. Aber auch innerhalb der Medizin gibt es – wenn auch in weniger drastischer Form – deutliche Unterschiede: beispielsweise zwischen der Einschätzung der amerikanischen Ärzte (vertreten durch das Nationale Komitee) und der ihrer Kollegen in Großbritannien.

In einem 1987 veröffentlichten Report schrieb J.R. Hampton vom Department of Medicine, University Hospitals, Queen's Medical Centre Nottingham: »Patienten mit einem diastolischen Blutdruck von 100 mm Hg oder weniger werden bestimmt keinen meßbaren Nutzen von einer medikamentösen Therapie haben.«

Auch bei noch höheren Werten steht Hampton einer medikamentösen Therapie skeptisch gegenüber: »Für die Notwendigkeit einer Behandlung von Patienten mit einem diastolischen Blutdruck bis zu 109 mm Hg gibt es kaum einen Beweis.«

Zwar sieht Hampton auch, daß die Behandlung eines Blutdrucks zwischen 100 und 109 mm Hg die Gefahr eines Schlaganfalls reduziert, doch nach seiner Ansicht »nur um den Preis von Nebenwirkungen, die die Therapie für den Patienten unerträglich machen«.

Ich stimme wie die Mehrzahl der amerikanischen Ärzte nicht mit Hampton überein, weil ich glaube, daß die Risiken gefährlicher Herz-Kreislauf-Störungen oder Organschäden mögliche Nebenwirkungen von Medikamenten weit in den Schatten stellen.* Außerdem kann man heute mit den neuen Medikamenten und den neuen Verfahren zur Feineinstellung einer medikamentösen Therapie bei älteren Patienten mögliche Nebenwirkungen auf ein Minimum beschränken oder ganz ausschließen.

---

* Bereits 1970 kam eine großangelegte amerikanische Studie (die sogenannte VA Cooperative Study) zu dem Ergebnis, daß die medikamentöse Therapie von gemäßigtem Hochdruck (diastolische Werte von 105 bis 144 mm Hg) nicht so sehr arterielle Herz-Kreislauf-Erkrankungen, wohl aber Schlaganfälle und Herzversagen aufgrund von Überlastung verhindern kann.

Was Hamptons Argumente betonen, ist allerdings sehr viel wichtiger als meine Einwände gegen die Schlüsse, die er zieht: Denn auch Hampton weist – wie die FAA-Verantwortlichen – auf die verschiedenen Interpretations- und Therapiemöglichkeiten von Bluthochdruck hin. Diese große Spannbreite mag für einen Arzt sehr herausfordernd sein, auf einen Patienten, der sich um Verständnis und Mitarbeit an der Therapie bemüht, wirkt sie dagegen eher verwirrend.

Wie wird der Blutdruck gemessen – und wann wissen Sie, ob er normal ist?

Bevor ich den Blutdruck messe, versuche ich immer sicherzugehen, daß der Patient die grundlegenden Prinzipien dieses Vorgangs versteht:

Prinzip 1: Ein oder zwei Messungen zeigen fast nie den richtigen Blutdruck an. Der richtige Blutdruck läßt sich nur durch mehrere Messungen über einen längeren Zeitraum unter verschiedenen Bedingungen feststellen. Mögliche Veränderungen lassen sich daher nur durch regelmäßige Überprüfung über die Jahre hinweg nachweisen.

Was bedeutet das für die Praxis? Bei jeder größeren ärztlichen Untersuchung sollten Sie auch Ihren Blutdruck messen lassen. Liegen die Werte im Normbereich, sollten Sie sie mindestens alle zwei Jahre überprüfen lassen.

Stellt Ihr Arzt jedoch einen erhöht-normalen diastolischen Wert fest (85 bis 89 mm Hg laut Einteilung auf Seite 29), gehen Sie bitte innerhalb eines Jahres zur Kontrolluntersuchung.

Beträgt der diastolische Wert zwischen 90 und 104 oder der systolische zwischen 140 und 199 mm Hg, sollten Sie sich innerhalb der nächsten zwei Monate erneut untersuchen lassen. Liegt der diastolische Wert zwischen 105 und 114 oder der systolische über 200 mm Hg, sollte Ihr Arzt innerhalb der nächsten zwei Wochen eine weitere gründliche Untersuchung durchführen oder mit einer Behandlung beginnen. Übersteigt der diastolische Wert aber sogar die 115-mm-Hg-Marke, ist eine sofortige gründliche Abklärung der Diagnose sowie eine daran anschließende Therapie angezeigt.

Prinzip 2: Ein hoher Blutdruckwert ist kein Grund für Panik. Ein hoher Blutdruckwert (oder auch eine hohe Meßreihe) kann viele verschiedene Gründe haben – einschließlich des Arztkittel-Phänomens, das ich später genauer erläutern werde. Zwar ist es richtig, daß ein Patient mit einem hohen Wert statistisch gesehen ein höheres Risiko hat, an Bluthochdruck zu erkranken; doch bei vielen Menschen stellt sich nach weiteren Untersuchungen heraus, daß der hohe Wert ein einmaliges Ereignis war und keinerlei Probleme mit sich bringt.

Außerdem ist Bluthochdruck nur einer von mehreren Risikofaktoren für Herz- und Gefäßkrankheiten. Hypertonie für sich genommen ist natürlich ein Grund für Besorgnis, aber dies in Grenzen, wenn Ihnen sonst nichts fehlt. Wenn Sie dagegen noch einen hohen Cholesterinspiegel haben, übergewichtig sind, rauchen oder eine sitzende Tätigkeit ausüben, dann erhöht Bluthochdruck das Risiko für Ihre Gesundheit beträchtlich.

Hat der Arzt bei Ihnen einen erhöhten Blutdruck festgestellt, so wird er vermutlich weitere Kontrollen durchführen, um die Diagnose abzuklären. Lassen Sie sich dadurch nicht verunsichern, warten Sie zunächst das endgültige Resultat ab.

Nicht vergessen: Bei jedem Menschen schwankt der Blutdruck in gewissen Grenzen von Stunde zu Stunde, von Minute zu Minute, je nach körperlicher und seelischer Belastung. Und nicht nur das: Bei vielen Menschen nehmen die Schwankungen im Tagesablauf durchaus dramatische Formen an, was aber nicht heißen muß, daß diese Menschen wirklich unter Bluthochdruck leiden.

Prinzip 3: Der durchschnittliche Blutdruck ist der Schlüssel für die korrekte Bewertung. Um den durchschnittlichen Blutdruck zu ermitteln, sollte Ihr Arzt ihn stets zwei- oder dreimal messen. Das Nationale Komitee hält zwei Messungen für ausreichend, solange der Unterschied zwischen beiden 5 mm Hg nicht übersteigt. Andernfalls werden weitere Messungen nötig.

Mein Fachberater, Norman Kaplan, empfiehlt grundsätzlich drei Messungen pro Sitzung. Ich stimme mit ihm überein, und zwar aus zwei Gründen: 1. Eine Messung mehr erhöht die statistische Wahrscheinlichkeit, daß der errechnete Durchschnittswert der Realität entspricht. 2. Im Praxisalltag ist es sehr viel einfacher, grundsätzlich drei Messungen zu machen, als im Einzelfall entscheiden zu müssen, ob noch eine weitere Messung angebracht wäre.

Angenommen, Ihr Arzt stellt bei Ihnen einen recht hohen durchschnittlichen Blutdruckwert fest und rät Ihnen innerhalb der nächsten zwei Monate zur Kontrolluntersuchung: In diesem Fall sollte er besser mindestens drei Meßreihen im Abstand von zwei oder mehr Wochen innerhalb dieser Zweimonatsfrist machen und jeweils den Durchschnittswert errechnen.

(*Hinweis:* Möglicherweise wird Sie der Arzt bitten, Ihren Blutdruck zu Hause selbst zu messen. Die entsprechende Technik wird ausführlich in einem späteren Abschnitt erläutert.)

Prinzip 4: Die Risiken von Bluthochdruck wachsen mit steigenden Werten. Ein Grund dafür, warum es so ungeheuer schwierig ist, Patienten einer bestimmten Risikogruppe zuzuordnen, besteht darin, daß die Gesundheitsrisiken (wie Schlaganfall, Nierenversagen, schwere Organschäden) mit steigendem durchschnittlichem Blutdruck zunehmen.

Mit anderen Worten: Ein Patient mit einem Blutdruck von 140/90 mm Hg gehört zwar nach der Definition zu den Hypertonikern, doch sein Risiko ist geringer als das eines Patienten mit einem Wert von 150/95 oder gar von 160/100 mm Hg.

Als wichtige Konsequenz daraus sollten Sie jede auch noch so kleine Blutdrucksenkung als Erfolg betrachten.

Außerdem sollten Sie nicht verzweifeln, wenn es Ihrem Arzt nicht gelingen sollte, Ihren Blutdruck sofort auf Normalniveau zu bringen; denn bis eine Hypertonie bleibende Schäden zeitigt, vergehen Jahre, so daß bei frühzeitiger Diagnose genug Zeit bleibt, verschiedene Therapieansätze auszuprobieren.

Außerdem gilt ganz allgemein: Der Blutdruck kann nicht zu niedrig sein, es sei denn:

▷ der Patient befindet sich in einem Schockzustand, etwa nach einem schweren Unfall;
▷ der Patient leidet unter Hypotonie, das heißt einem solch niedrigen Blutdruck, daß sich Schwächezustände, Schwindelgefühl, Benommenheit und andere Beschwerden einstellen;
▷ der Patient befindet sich in einem fortgeschrittenen Stadium des Alkoholismus, in dem das Wernicke-Korsakow-Syndrom auftritt. In diesen Fällen sinkt der systolische Blutdruck auf Werte zwischen 50 und 60 mm Hg, ohne daß die bei Hypotonie üblichen Beschwerden auftreten.

Doch abgesehen von diesen Spezialfällen spricht nichts gegen sehr niedrige Blutdruckwerte. Ich erinnere mich an eine völlig gesunde Frau, deren durchschnittlicher Blutdruck bei 85/60 mm Hg lag. Manche Menschen mit solchen Werten fühlen sich nicht besonders wohl, doch diese Frau war absolut beschwerdefrei, und vor allem: Ihr Gesundheitsrisiko lag sehr viel niedriger als das von Patienten mit Werten um 140/90 mm Hg und darüber.

Behalten Sie bitte diese Prinzipien im Gedächtnis, wenn Sie sich auf den Weg zu Ihrem Arzttermin machen, und beherzigen Sie noch folgende Empfehlungen:

▷ Vor dem Termin nicht rauchen, Kaffee trinken oder essen.

▷ Verbannen Sie unangenehme Gedanken aus Ihrem Kopf, vermeiden Sie Streßsituationen. Wenn Sie nämlich empfindlich auf Belastungen reagieren, wird sich das in den Meßergebnissen niederschlagen.

▷ Keine schweren körperlichen Belastungen – besonders isometrische Muskelübungen – kurz vor dem Termin.

▷ Warm anziehen. Verkühlung führt zu Muskelanspannung und erhöht damit den Blutdruck.

▷ Blase entleeren.

▷ Informieren Sie Ihren Arzt über alle Medikamente, die sie einnehmen, einschließlich Steroide, Östrogene oder freiverkäufliche Arzneimittel wie Nasenspray oder -tropfen. Auch sie können den Blutdruck erhöhen.

▷ Setzen Sie sich bequem und entspannt auf Ihren Stuhl, Rücken angelehnt, Unterarme auf der Armlehne oder einer anderen stabilen Unterlage in Höhe Ihres Herzens.

Bei falscher, angespannter Sitzhaltung zwingen Sie Ihren Körper geradezu zu den verbotenen isometrischen Übungen, wodurch – wie Untersuchungen gezeigt haben – die Meßwerte verfälscht werden: Wenn Sie sich beispielsweise nicht anlehnen, spannen Sie automatisch Ihre Rückenmuskeln an. Dadurch kann sich der Meßwert um bis zu zehn Punkte erhöhen.

Wenn Sie Ihre Arme hängen lassen, anstatt sie auf den Armlehnen abzustützen, werden die Armmuskeln aktiviert. Blutdrucksteigerungen um zehn bis zwölf Punkte können die Folge sein.

▷ Während des Messens nicht reden, denn Gespräche können die Werte ebenfalls in die Höhe treiben.

▷ Vor der ersten Messung sollten Sie mindestens fünf Minuten lang entspannt auf Ihrem Stuhl gesessen haben.

▷ Die Manschette des Meßgeräts muß gut passen, der Luftschlauch mit der Gummipumpe sollte etwa zwei Drittel Ihrer Armlänge ausmachen. Wenn die Manschette nicht richtig sitzt, etwa weil der Arm des Patienten zu kurz (Kind) oder zu lang (sehr großer Erwachsener) ist, sollte der Arzt ein anderes Gerät verwenden.

▷ Beim ersten Besuch wird der Arzt Ihren Blutdruck vielleicht auch im Stehen oder Liegen messen. Diese Technik wird besonders bei älteren Patienten oder Diabetikern angewendet.

▷ Außerdem sollte der Arzt beim ersten Besuch zunächst an beiden Armen messen und dann weiter an dem Arm mit dem höchsten Meßwert. Viele Ärzte prüfen auch einfach den Pulsschlag an beiden Armen, um zu sehen, ob er identisch ist.

▷ Der Arzt mißt immer zwei Werte, den systolischen (oberen) und den diastolischen (unteren) Blutdruck.

Um diese Werte zu ermitteln, pumpt er die Manschette um den Oberarm schnell mit Luft auf, bis der Puls am Handgelenk verschwunden, der Blutkreislauf also unterbrochen ist. Anschließend läßt er die Luft schrittweise wieder entweichen und wartet dabei auf das klopfende Geräusch des wiedereinsetzenden Blutstroms durch die Schlagader, den sogenannten »Korotkow-Ton«, benannt nach dem berühmten russischen Hypertonieforscher Nikolai S. Korotkow (1874-1937). Dieser Ton zeigt an, daß das Blut den Widerstand oder den Druck der Manschette auf die Arterie überwindet. Gleichzeitig behält der Arzt die Skala des Blutdruckmeßgeräts im Auge, das den Druck der Manschette anzeigt. Ertönt nun der Korotkow-Ton etwa bei 130 mm Hg, bedeutet das: der systolische (obere) Blutdruck beträgt 130 mm Hg.

Um den diastolischen Wert zu bestimmen, läßt der Arzt die Luft aus der Manschette weiter schrittweise ab, bis die Flußgeräusche in der Schlagader verstummen. Der entsprechende Wert, beispielsweise 80 mm Hg, auf der Skala zeigt den Druck an, der in den Gefäßen herrscht, wenn das Herz ruht, sich die Herzkammern mit neuem Blut füllen und der Herzmuskel sich auf die nächste Pumpaktion, den nächsten Herzschlag vorbereitet.

In den meisten Fällen ergeben sich, vor allem bei einer Meßreihe, zuverläßige Werte. Doch wie immer, gelten auch hier Ausnahmen, etwa die »Pseudohypertonie«.

Dieser scheinbare Bluthochdruck tritt bisweilen bei Menschen auf, deren Gefäße verhärtet oder verkalkt sind, und vor allem bei älteren Menschen. In solchen Fällen muß die Manschette einen stärkeren Druck ausüben, um die verhärtete Schlagader abzuschnüren, als tatsächlich im Innern der Arterie herrscht. Der »gemessene« systolische Druck ist dann also höher als der tatsächliche. Der Arzt erkennt diesen Fall gewöhnlich daran, daß er in der Arterie noch ein Geräusch hört, obwohl die Manschette bereits völlig erschlafft ist.

Ein Kollege berichtete mir einmal von einer fünfundsechzigjährigen Patientin, bei der er zunächst einen gefährlich hohen Blutdruck von 240/120 mm Hg festgestellt hatte. Bei näherer Untersuchung stellte er jedoch fest, daß die Blutgefäße der Frau offenbar so verhärtet waren, daß sie sich auch in der Ruhephase des Herzens nicht wieder schließen konnten. Um aber sicherzugehen, daß wirklich die verhärteten Arterien die Ursache für die hohen Werte waren, maß der Kollege nochmals auf intravenöse Art (auch direkte Blutdruckmessung genannt). Bei diesem Test kamen die wahren Werte ans Licht: 180/85 mm Hg. Der systolische Druck lag zwar immer noch zu hoch, aber nicht mehr in einem gefährlichen Bereich; der diastolische Wert war normal.

Beträchtliche Verwirrung können auch extrem niedrige diastolische Werte hervorrufen – in Extremfällen beträgt der Wert 0. Solche Abweichungen treten oft bei Menschen mit einer ausgeprägten Blutarmut (Anämie) oder einem Vitamin-B_1-Mangel auf, aber auch bei ansonsten kerngesunden Schwangeren, kleinen Kindern und Menschen, die unter Ängsten leiden.

Der Arzt erkennt diesen Fall daran, daß das Geräusch des Blutflusses erst auf einem sehr niedrigen Niveau oder überhaupt nicht verstummt.

Manchmal mag das an einer falschen Meßtechnik oder einfach an einem technischen Defekt des Geräts liegen, zum Beispiel, wenn der Arzt das Stethoskop zu fest auf die Arterie des Oberarms preßt.

Bisweilen geht das klopfende Geräusch des fließenden Blutes in einen gedämpften Laut über, der überhaupt nicht mehr verschwindet. In einem solchen Fall sollte der Arzt den Zeitpunkt des Übergangs als diastolischen Wert betrachten.

In manchen Fällen nutzen aber alle technischen Veränderungen nichts, das klopfende Geräusch bleibt, der diastolische Blutdruck beträgt dann 0, obwohl der Patient gesund zu sein scheint.

Ob er das wirklich ist, muß der Arzt individuell entscheiden. Manchmal sind diese extrem niedrigen Werte für den Patienten wirklich völlig normal, manchmal aber auch nicht.

Oft kann der Arzt jedoch mit anderen Untersuchungsmethoden einen eindeutig meßbaren diastolischen Blutdruckwert feststellen. Ein Beispiel: Einer meiner Kollegen maß bei einer etwa fünfzigjährigen Patientin einen systolischen Blutdruck von 175 mm Hg, ihr diastolischer Wert betrug dagegen 0. Dem Kollegen gelang es trotz mehrfacher Versuche mit anderen Manschetten und Stethoskopen nicht, einen meßbaren Wert zu finden. Schließlich bat er sie, ihren Blutdruck zu Hause selbst zu messen, und zwar mit einem modernen oszillometrischen Gerät. Diese Geräte werten die auf die Manschette übertragenen Druckwellen des Blutflusses direkt elektronisch aus. Dabei werden mögliche Fehlerquellen beim Abhören mit dem Stethoskop ausgeschaltet. So auch in diesem Fall: Das Gerät zeigte einen diastolischen Blutdruck von 90 mm Hg an. Eine intravenöse Überprüfung bestätigte dieses Ergebnis.

Blutdruckmeßgeräte für den Hausgebrauch haben sich immer wieder als außerordentlich sinnvoll erwiesen, um den tatsächlichen Blutdruck eines Patienten festzustellen. Außerdem zeigen sie, wie sehr eine Kooperation zwischen Arzt und Patient bei der Abklärung der Diagnose und der Behandlung von Bluthochdruck helfen kann.

Doch wann empfiehlt sich das Selbstmessen? Welches Gerät ist geeignet? Die Antworten auf diese Fragen erfahren Sie im folgenden Abschnitt.

Blutdruckmessung zu Hause – wann und wann besser nicht?

Ich finde, jeder Mensch, der mit erhöhtem Blutdruck zu kämpfen hat, sollte sich ein eigenes Blutdruckmeßgerät zulegen und es zu Hause, am Arbeitsplatz, im Urlaub und anderswo benutzen. Es sei denn, Ihr Arzt hält das Selbstmessen in Ihrem speziellen Fall für unangebracht.

Manche Menschen zum Beispiel werden von den Sorgen um ihren Blutdruck völlig beherrscht. Sie schleppen ihr Meßgerät ständig mit sich herum und überprüfen ihre Werte alle paar Minu-

ten. Ein solches Verhalten ist natürlich nicht sehr hilfreich, im Gegenteil, es kann sich ziemlich kontraproduktiv auswirken. Aus Sorge um ihren Blutdruck verspannen sich diese Menschen und geraten unter großen Druck, wodurch ihr Blutdruck erheblich über seinen gewöhnlichen Wert steigt.

Das Selbstmessen dient hauptsächlich dazu, dem Arzt ein besseres Bild über das Verhalten des Blutdrucks im Tagesablauf unter normalen Bedingungen zu vermitteln, damit er die korrekte Diagnose stellen kann. Typischerweise liegen die zu Hause gemessenen systolischen Werte im Durchschnitt um zehn Punkte, die diastolischen um fünf Punkte niedriger als die in der Arztpraxis gemessenen.

In manchen Fällen beträgt der Unterschied zwischen den selbstgemessenen und den vom Arzt gemessenen Werten sogar 20 bis 30 Punkte. Hinter solchen Ergebnissen kann sich das bereits erwähnte Arztkittel-Phänomen verstecken.

In anderen Fällen lassen sich durch das Selbstmessen typische Streßsituationen für den Blutdruck (etwa am Arbeitsplatz) identifizieren, was weder in der Arztpraxis noch zu Hause möglich ist. William, dessen Fall wir aus Kapitel 1 kennen, war ein solcher Fall.

Im allgemeinen sind es drei Situationen, in denen das Selbstmessen sinnvoll ist:

Situation 1 Vorliegen des Arztkittel-Phänomens.

Typischerweise liegen die außerhalb der Arztpraxis gemessenen Blutdruckwerte solcher Patienten deutlich niedriger als die vom Arzt gemessenen.

Situation 2 Wenn sich der Arzt ein genaues Bild über die Blutdruckschwankungen im Tagesablauf machen will, um die Therapie danach auszurichten.

Wie wir bereits gesehen haben, steigt bei vielen Patienten der Blutdruck in bestimmten Streßsituationen (etwa am Arbeitsplatz) in gefährliche Bereiche, was aber in der Arztpraxis nicht feststellbar ist. Oder andere gesundheitliche Beschwerden, wie Nierenfunktionsstörungen oder Herzbeschwerden, treiben die Werte anfallsartig in die Höhe. Aufgrund der selbstgemessenen Daten kann sich der Arzt ein besseres Bild von der gesundheitlichen Verfassung seines Patienten machen.

Situation 3 Wenn der Patient bereits blutdrucksenkende Medikamente erhält.

Jeder Mensch reagiert unterschiedlich auf Medikamente. Beim einen senken Diuretika den Blutdruck, beim anderen helfen nur Betablocker; wieder andere kommen mit ACE-Hemmern am besten zurecht. Viele Patienten brauchen auch eine Kombinationstherapie aus zwei oder mehr Medikamenten.

Doch wie kann der Arzt feststellen, welches Präparat im Einzelfall am besten geeignet ist?

Auch hier ist das Selbstmessen die beste Methode, um genaue Informationen darüber zu erhalten, wie der Patient auf unterschiedliche Medikamente in unterschiedlichen Dosen reagiert. Damit wird die medikamentöse Feineinstellung sehr erleichtert. Ohne Selbstmessen würden etwaige Besonderheiten in der Reaktion des Patienten nicht vollständig berücksichtigt, seine Gesundheit wäre möglicherweise sogar gefährdet.

Ein Fall aus der Praxis eines Kollegen soll Ihnen das verdeutlichen: Sein Patient, ein Pilot einer zivilen Luftfahrtgesellschaft, fürchtete, den jährlichen Gesundheitstest nicht zu bestehen, weil seine Blutdruckwerte mit 170/110 bis 180/120 mm Hg viel zu hoch lagen. Der Arzt verordnete ihm hohe Dosen eines Diuretikums. Kurz darauf klagte der Patient über Schwächezustände und starke Müdigkeit.

Weil dies typische Symptome einer Hypotonie sind, empfahl ihm der Arzt, einen Tag lang seinen Blutdruck selbst zu messen, und zwar tagsüber viertelstündlich und nachts stündlich. Dazu sollte der Pilot ein oszillometrisches Gerät verwenden, das den Blutdruck automatisch auswertet und aufzeichnet. Am Tag darauf ließ der Arzt die gespeicherten Blutdruckwerte von einem Computer ausdrucken und stellte fest: Die Blutdruckwerte seines Patienten waren durch die Diuretikumtherapie von den ursprünglichen 180/120 mm Hg auf durchschnittlich 115/65 gesunken, mit einzelnen Tiefstwerten um die 105/55. Diese Tiefstwerte hatten die Hypotoniebeschwerden ausgelöst.

Sofort reduzierte der Arzt die tägliche Medikamentendosis. Binnen kürzester Zeit normalisierte sich der Blutdruck des Patienten, Müdigkeit und Schwächegefühl verschwanden.

Dieses Beispiel zeigt klar und deutlich, daß das Selbstmessen ein äußerst wichtiger Bestandteil der Zusammenarbeit von hochdruckkranken Patienten und ihrem Arzt ist.

Im folgenden finden Sie nun einige praktische Hinweise für den Fall, daß Sie sich ein eigenes Blutdruckmeßgerät anschaffen wollen oder bereits angeschafft haben:

▷ Für das Selbstmessen gelten grundsätzlich dieselben Regeln wie für das Blutdruckmessen in der Arztpraxis. Das bedeutet: Beobachten Sie Ihren Arzt, lassen Sie sich von ihm in die Technik einweisen. Am besten bringen Sie Ihr Meßgerät mit. Legen Sie den Arm, an dem Sie messen wollen, stets in Herzhöhe auf eine stabile Unterlage; vermeiden Sie jegliche Muskelanspannung; bleiben Sie mindestens fünf Minuten ruhig und entspannt sitzen, bevor Sie zum erstenmal messen.

▷ Befolgen Sie genauestens die Gebrauchsanweisung des Geräts, denn die verschiedenen Typen unterscheiden sich hinsichtlich der Handhabung bisweilen recht deutlich.

So reagieren elektronische oszillometrische Geräte meist sehr viel empfindlicher als die klassischen mechanischen Blutdruckmesser. Deswegen muß die Manschette elektronischer Geräte exakt auf der Arterie auf der Innenseite des Oberarms plaziert sein. Außerdem dürfen Sie den Arm während des Messens auf keinen Fall bewegen. Andernfalls stimmen die Meßwerte nicht.

▷ Vergleichen Sie die Meßgenauigkeit Ihres Geräts mit dem Ihres Arztes. Dazu haben Sie verschiedene Möglichkeiten:

1. Sie können Ihr Gerät in einem Geschäft für medizinisch-technischen Bedarf überprüfen lassen. Möglicherweise hat auch Ihr Arzt eine solche Vorrichtung, um beide Geräte aufeinander abzustimmen.

2. Für einen etwas gröberen Vergleich reicht auch ein praktischer Vergleich beider Geräte in der Arztpraxis aus: Dabei mißt der Arzt Ihren Blutdruck gleichzeitig mit beiden Geräten, pro Arm ein Gerät. Das funktioniert aber nur so lange, wie der Blutdruck in beiden Armen identisch ist. Benutzen Sie oder der Arzt ein klassisches Gerät mit Quecksilbersäule für die Anzeige, und geht diese Säule in der Ruhephase des Herzens auf 0 zurück und hinterläßt im Glasröhrchen keine Schlieren, dann dürfte dieses Gerät das genaueste sein.

3. Eine weitere, ebenfalls nicht exakte Vergleichsmöglichkeit ist das Messen mit beiden Geräten am selben Arm. Dabei wird kurz hintereinander gemessen.

▷ Grundsätzlich sollten Sie die Meßgenauigkeit Ihres Geräts alle

sechs bis zwölf Monate überprüfen, es sei denn, Sie und Ihr Arzt benutzen einen Blutdruckmesser mit Quecksilbersäule desselben Typs. Diese Geräte werden bereits bei der Herstellung geeicht. Eine Neueichung ist unnötig, solange 1. die Quecksilbersäule genau auf 0 sinkt, wenn die Manschette erschlafft ist, und 2. das Glasröhrchen der Säule sauber bleibt.

Benutzen Sie ein Meßgerät mit Stethoskop, aber ohne Quecksilberskala, reicht eine Überprüfung pro Jahr aus. Verwenden Sie dagegen ein elektronisches oszillometrisches Gerät, sollten Sie es mehrmals pro Jahr kontrollieren lassen.

▷ Wenn Sie ein mechanisches Gerät mit Stethoskop benutzen, sollten Sie von Ihrem Arzt überprüfen lassen, ob Sie die Zeitpunkte für das Einsetzen und Nachlassen des Blutstroms wirklich richtig erfassen.

Auch bei einem automatischen Gerät sollte der Arzt kontrollieren, ob Sie die Gebrauchsanweisung tatsächlich befolgen – zum Beispiel, ob Sie die Manschette richtig plazieren.

▷ Geraten Sie nicht in Panik, wenn Ihre selbstgemessenen Werte im Tagesablauf zwischen 5 und 20 Punkten schwanken. Informieren Sie Ihren Arzt darüber, aber überlassen Sie ihm die Bewertung – und denken Sie daran, daß solche Schwankungen ziemlich normal sind.

▷ Wenn Sie Ihren Blutdruck messen sollen, um Ihre Reaktionen auf ein Medikament zu kontrollieren, dann messen Sie bitte stets zur selben Tageszeit.

Die Qual der Wahl –
welches Gerät ist für Sie das beste?

Wer sich heutzutage ein Blutdruckmeßgerät für den Hausgebrauch anschaffen möchte, steht vor einer recht großen Auswahl. Weit über fünfzig Geräte im Preis zwischen ca. 150 und 600 Mark wurden 1990 auf dem deutschen Markt angeboten, wobei allerdings einige baugleich sind.

Grundsätzlich gibt es derzeit, wie bereits zu Beginn dieses Kapitels beschrieben, zwei Arten von Meßgeräten: Die klassischen Blutdruckmesser, die nach der sogenannten Korotkow-Methode funktionieren, und die oszillometrischen. Der Unterschied zwischen diesen beiden Gerätetypen besteht darin, daß bei den Korot-

koff-Geräten der Pulsschlag über ein Stethoskop oder ein Mikrofon abgehört wird, während bei den oszillometrischen Geräten in der Manschette »versteckte« Mikroprozessoren die durch die Pulswellen verursachten Druckschwankungen aufzeichnen und automatisch auswerten. Funktionierten früher die Korotkoff-Geräte auf rein mechanischer Basis, so arbeiten heute die meisten zumindest halbelektronisch. Das bedeutet vor allem: Die Geräte zeigen die Blutdruckwerte auf einer digitalen Anzeige an. Der Patient braucht keine besondere Skala mehr zum Abgleichen, was eine große Erleichterung für die Handhabung bedeutet und vor allem die Meßgenauigkeit erhöht.

Die Meßgenauigkeit ist ohnehin das wichtigste Kriterium beim Kauf eines Blutdruckmessers. Versprach man sich von der Einführung der oszillometrischen Geräte eine größere Präzision als bei den Korotkoff-Geräten, so hat sich das nach Feststellung der Stiftung Warentest nicht bewahrheitet*. Die Stiftung veröffentlichte zuletzt im Frühjahr 1990 einen umfassenden Test von siebenunddreißig verschiedenen Blutdruckmeßgeräten**. Danach stehen auch die elektronischen Korotkoff-Geräte den oszillometrischen in puncto Meßgenauigkeit nicht nach. Allerdings erwarten Branchenkenner, daß die Zukunft dennoch bei den oszillometrischen Geräten liegen wird, da diese, wenn mit einem speziellen Datenspeicher ausgestattet, auch gut zur Langzeitüberwachung des Blutdrucks zu Hause verwendet werden können. Außerdem lassen sie sich an einen Rechner mit angeschlossenem Drucker koppeln, so daß die Auswertung eines Rund-um-die-Uhr-Monitoring sehr vereinfacht wird.

Ein weiteres wesentliches Kriterium beim Kauf ist natürlich wie bei fast allen Anschaffungen der Preis. Auch bei Blutdruckmeßgeräten gilt inzwischen, wie ebenfalls die Testergebnisse der Stiftung Warentest zeigen, daß das teuerste Modell nicht unbedingt auch das beste ist. Auch preiswerte Geräte in der Klasse zwischen 150 und 250 Mark liefern präzise Meßergebnisse und sind leicht zu handhaben. Allerdings ist die Frage der Handhabung eine sehr individuelle Frage. Der eine Patient kommt besser mit einem Korotkoff-Modell zu 200 Mark zurecht, der andere bevorzugt dagegen ein oszillometrisches, das vielleicht 400 oder gar 600 Mark kostet.

---

* *Test*, Zeitschrift der Stiftung Warentest, Heft 3, März 1990, Seite 65-66.
**dito, Seite 65-72.

Am sinnvollsten ist es daher, im Sanitätsfachhandel einfach verschiedene Modell auszuprobieren und auch den Hausarzt zu befragen, ob er bestimmte Gerätetypen empfehlen kann. Eine wertvolle Hilfe bei der Entscheidung bieten auch die Testergebnisse der Stiftung Warentest. Dabei ist jedoch zu beachten, daß einige Hersteller inzwischen geänderte Modelle auf den Markt gebracht haben und bringen werden, die die Kritikpunkte der Stiftung berücksichtigen. Grundsätzlich empfiehlt sich: Nicht sofort kaufen, sondern sich zunächst rundum informieren. Das gilt auch für die Preise; sie schwanken bisweilen für ein und dasselbe Modell innerhalb einer Stadt recht deutlich.

Übrigens: Sogenannte Zeigefinger-Blutdruckmesser, die vor allem aus Japan stammen, sind in der Bundesrepublik nicht zugelassen, da ihre Meßgenauigkeit bislang zu wünschen übrig läßt.

Das »Arztkittel-Phänomen«

Für eine Reihe meiner Patienten ist nach eigener Aussage der Besuch bei mir das größte Streßerlebnis des Jahres. Diese große seelische Belastung äußert sich oft in hohen Blutdruckwerten. Beim Anblick des Arztes ziehen sich die Arterien des Patienten zusammen, das Ergebnis ist erhöhter Blutdruck. Deswegen spricht man auch etwas salopp vom »Arztkittel-Phänomen«.

Studien haben ergeben, daß bei vielen Patienten der Blutdruck nur beim Arztbesuch in die Höhe schnellt, ansonsten nie.

So untersuchte Thomas Pickering mit seinem Team vom Zentrum für Herzgefäßkrankheiten im New York Hospital-Cornell University Medical Center 292 Patienten mit einem unbehandelten »grenzwertigen« Bluthochdruck. Zur Erinnerung: Unter die Kategorie »grenzwertig« fallen diastolische Blutdruckwerte zwischen 90 und 104 mm Hg.

Die Forscher fanden heraus, daß 21 Prozent der Patienten keineswegs unter Bluthochdruck litten. Eine Überprüfung ihrer Blutdruckwerte in verschiedensten Alltagssituationen ergab völlig normale Blutdruckwerte. Diese Patienten waren Opfer des Arztkittel-Phänomens.

Ferner stellten Pickering und seine Kollegen fest, daß vor allem junge magere Patientinnen der untersuchten Gruppe besonders häufig das Arztkittel-Phänomen zeigen. Daß diese Blutdrucksteige-

rungen direkt etwas mit der Anwesenheit des Arztes zu tun haben, zeigte sich daran, daß bei Messungen durch Arzthelferinnen die Steigerungen deutlich geringer ausfielen. Dieselben Patienten ließen sich übrigens durch Streß am Arbeitsplatz nicht aus der Ruhe bringen.

Und noch ein interessantes Resultat: Im Tagesdurchschnitt wurden sowohl bei Grenzwerthypertonikern als auch bei Patienten mit einem permanenten (essentiellen oder primären) Bluthochdruck die höchsten Blutdruckwerte in der Arztpraxis gemessen. Im einzelnen:

Maß ein Arzt den Blutdruck bei Grenzwertpatienten, betrug der Durchschnittswert 150/96 mm Hg. Bediente eine Arzthelferin das Gerät, sank der durchschnittliche Wert auf 140/95 mm Hg. Selbstmessungen mit automatischen Geräten ergaben Durchschnittswerte von 121/79 mm Hg im Schlaf und 143/97 mm Hg am Arbeitsplatz.

Die Reaktionen der Patienten mit schwerem Bluthochdruck waren fast dieselben: Maß der Arzt, betrug der Durchschnittswert 168/111 mm Hg, maß die Arzthelferin, sank er auf 154/105 mm Hg. Bei Selbstmessung reichten die Durchschnittswerte von 120/81 mm Hg im Schlaf bis zu 152/101 mm Hg am Arbeitsplatz.

Das Arztkittel-Phänomen ist also sehr eindeutig identifizierbar. Was aber ist seine genaue Ursache?

Dazu gibt es mehrere Antworten: Die Hauptursache ist wahrscheinlich Angst vor dem Arzt. Die Ergebnisse der Pickering-Studie, wonach der höchste Tageswert in der Arztpraxis gemessen wurde, bestätigen diese Annahme.

Doch Pickerings Ergebnisse legen auch den Schluß nahe, daß die Blutdrucksteigerung auch Ergebnis eines »erlernten Reflexes« ohne Vorhandensein von Angst oder Besorgnis sein können. Das bedeutet, daß sich der Patient vielleicht bei den ersten beiden Besuchen ängstlich fühlte, was seinen Blutdruck in die Höhe trieb. Danach verschwand die Angst, doch der Patient nimmt weiter an, bewußt oder unbewußt, daß er stets höhere Blutdruckwerte haben müsse – und genau diese hohen Werte stellt der Arzt dann auch fest.

Und nicht zuletzt scheint das Arztkittel-Phänomen auch eine geschlechtsspezifische Komponente zu beinhalten, weil Frauen besonders häufig betroffen sind. Mit anderen Worten: Diese Frauen sehen im Arzt sozusagen den Typus der männlichen Autorität verkörpert und geraten prompt unter Anspannung.

Doch was immer die Gründe auch sein mögen, das Arztkittel-Phänomen wird noch viele Patienten durch ihr Leben begleiten. Müssen sich die Betroffenen deswegen Sorgen um ihre Gesundheit machen?

In einem Vorwort für das *American Journal of Cardiology* zitiert Norman Kaplan einige andere Studien zum Arztkittel-Phänomen, in denen außerordentlich hohe Blutdrucksteigerungen beobachtet wurden: Bis zu 70 mm Hg für den systolischen und bis zu 30 mm Hg für den diastolischen Wert. Dazu meint Kaplan: »Die Arztpraxis scheint für einige Patienten der einzige Ort zu sein, wo ihr Blutdruck erhöht ist.«

Andererseits verweist Kaplan aber auf einige Forschungsergebnisse, wonach Opfer des Arztkittel-Phänomens ein etwas größeres Risiko haben, an permanentem Bluthochdruck oder einer anderen Herz- oder Gefäßkrankheit zu erkranken. Allerdings ist eine medikamentöse Behandlung dieser Patienten nur in sehr seltenen Fällen notwendig; denn der Schlüssel für die Diagnose »Hypertonie« sind nicht einzelne hohe Werte, sondern das Langzeitniveau des Blutdrucks.

Als einzige Ausnahme läßt Kaplan die Patienten gelten, bei denen das Arztkittel-Phänomen gefährlich hohe Blutdruckwerte erzeugt, die eine sofortige Notfallbehandlung erfordern. In solchen Fällen muß der Arzt auf der Stelle entscheiden, ob er die Notfallbehandlung selbst übernimmt oder den Patienten in die Obhut eines Kollegen (meist im Krankenhaus) übergibt.

Abschließend läßt sich sagen: Im Durchschnitt werden auch die Menschen, deren Blutdruck nur in der Arztpraxis in die Höhe schnellt, wahrscheinlich später wirklich Probleme mit ihrem Blutdruck bekommen. Allerdings ist ihr Risiko deutlich geringer als das der Patienten, die auf verschiedene Situationen mit Blutdruckerhöhung reagieren. Für die Therapie ist es außerordentlich wichtig, Patienten mit dem »Arztkittel-Phänomen« von den anderen Patienten mit tatsächlich erhöhtem Blutdruck zu unterscheiden; denn die erste Gruppe braucht höchstens in Ausnahmefällen eine Behandlung.

Zwei Fallbeispiele

Fall 1: »Mein ganzes Leben lang war ich vor wichtigen Ereignissen nervös und angespannt«, gestand mir ein Kollege, der auch mein Patient ist. »Während meiner Schul- und Collegezeit konnte ich zum Beispiel am Tag vor sportlichen Wettkämpfen aus Anspannung nicht mehr richtig schlafen und essen.«

Diese Streßempfindlichkeit begleitete meinen Kollegen auch während seiner Ausbildung zum Arzt: »Im ersten Studienjahr mußte ich mich selbst einer körperlichen Untersuchung unterziehen, was mich furchtbar nervös machte.«

Die Untersuchung ergab einen Blutdruck von 170/60 mm Hg – also einen ziemlich normalen diastolischen Wert, der systolische Wert erreichte jedoch die Kategorie »isolierter Hochdruck«.

Der untersuchende, sehr erfahrene Arzt sagte daraufhin: »Mein Sohn, du kannst glücklich sein, wenn du vierzig Jahre alt wirst.«

Das war vor fünfunddreißig Jahren. Doch glücklicherweise leidet mein Kollege bislang noch immer nicht unter Bluthochdruck. Erst kürzlich untersuchte ich ihn gründlich, um sicherzugehen, daß wir auch kein Anzeichen übersehen hatten: Dabei ließ ich ihn zwei Tage lang jeweils rund um die Uhr seinen Blutdruck selbst messen. Das Ergebnis: ein durchschnittlicher Wert von nur 116/70 mm Hg.

Für Menschen mit dieser Art von Arztkittel-Phänomen oder »vaskulärer Reaktion«, wie es die Mediziner nennen, haben sich zwei Strategien als sehr hilfreich erwiesen:

1. Legen Sie sich etwa zehn Minuten vor dem Examen oder der erwarteten Streßsituation hin, entspannen Sie sich mit Hilfe von Entspannungstechniken und verbannen Sie alle besorgniserregenden Gedanken aus Ihrem Kopf. Diese Methode bringt in mehr als der Hälfte der Fälle den Blutdruck wieder auf das normale Niveau.
2. In der letzten Stunde vor der Streßsituation 15 bis 20 Minuten langsam joggen. (Diese Übung ist natürlich nur für Menschen geeignet, die regelmäßig laufen.)

Die zweite Empfehlung mag Ihnen auf den ersten Blick etwas fragwürdig erscheinen, weil ich bislang immer vor körperlichen Anstrengungen vor einer Untersuchung gewarnt habe. Trotzdem: Langsames Joggen widerspricht dieser Warnung nicht, wie Ihnen die folgenden Erläuterungen zeigen werden:

So bezieht sich das Verbot körperlicher Anstrengungen vor allem auf isometrische Übungen, wozu Dehnungsübungen der Muskeln und Training mit Gewichten ohne weitere körperliche Bewegung zählen. Beim Joggen handelt es sich dagegen um Bewegungen, die das Herz-Kreislauf-System aktivieren.

Bei den meisten gymnastischen Übungen erhöht sich der systolische Druck, während der diastolische nahezu gleich bleibt. Nach Ende des Trainings sinkt der Blutdruck rapide – was erklären kann, warum Bewegungstraining so gut zum Überwinden von Streß geeignet ist. Deswegen sage ich auch immer:»Bewegung ist das beste natürliche Beruhigungsmittel.«

Aber warum reagiert der Blutdruck in dieser Weise?

Auch hier gibt es mehrere Antworten: Zunächst arbeitet das Herz während eines Bewegungstrainings natürlich härter, es pumpt fester und befördert pro Schlag mehr Blut als gewöhnlich durch die Schlagadern. Dadurch erhöht sich der Druck auf die Arterienwände und damit der systolische Druck.

Dagegen ändert sich der diastolische Druck, also der Druck in den Arterien in der Ruhephase des Herzens, während Bewegungsübungen nur wenig. Das liegt daran, daß die Gefäßwände während der Pumpphase gedehnt werden und sich auch während der Ruhephase nicht wieder zusammenziehen. Damit hat das größere Blutvolumen in der Ruhephase mehr Platz in den Arterien, der Druck bleibt nahezu unverändert.

Und schließlich sinkt die Herzaktivität etwa zehn Minuten nach Ende des Trainings wieder ab, wohingegen die Gefäße noch weiter gedehnt bleiben. Weil aber weniger Blut durch die Arterien gepumpt wird, verringert sich der Druck auf die Gefäßwände und sinkt manchmal sogar unter den normalen Blutdruck des betreffenden Menschen. Und genau deswegen kann eine Viertelstunde Joggen einem gut trainierten Menschen helfen, das Arztkittel-Phänomen zu überwinden.

Aber nicht nur das: Viele Menschen schätzen das angenehme Gefühl von Entspannung und leichter Müdigkeit, das sich oft nach einem Ausdauertraining einstellt. Neben den eben beschriebenen Reaktionen bewirkt ein solches Training vermutlich auch die Verbrennung der gefäßverengenden Hormone. Wer weniger dieser körpereigenen Substanzen – einschließlich der Katecholamine und Neurotransmitter, die unter anderem für die Aktivierung der Muskelspannung in Streßsituationen zuständig sind – besitzt, der fühlt

sich nicht so nervös. Und das kann sich in einem niedrigeren Blutdruck ausdrücken.

Viele Menschen wissen also aus eigener Erfahrung, daß die Blutdruckwerte im Tagesablauf erheblich schwanken können. Doch es gibt auch andere Menschen, bei denen der Blutdruck sehr viel stabiler bleibt – wie bei Larry, ebenfalls einer meiner Patienten.

Fall 2: Larry, ein Patient, der jährlich zur Untersuchung kam, hatte einen ziemlich stabilen Blutdruck. Deswegen bat ich ihn, an einem kleinen Experiment teilzunehmen.

Zunächst maß ich seinen Blutdruck unter ganz normalen Bedingungen, im Stuhl sitzend, den Arm abgestützt. Der Durchschnitt von drei Messungen: 112/68 mm Hg. Anschließend versuchten wir einige andere Stellungen, die ich niemandem empfehlen würde, der seinen richtigen Blutdruck erfahren möchte.

Dazu setzte sich Larry zuerst auf die Kante des Untersuchungstisches und preßte seinen rechten Arm mit aller Kraft auf die Tischplatte. Ergebnis der Messung an diesem Arm: eine leichte Erhöhung auf 118/70 mm Hg. Anschließend ballte er seine rechte Hand zur Faust. Ergebnis: wieder ein leichter Anstieg auf 122/70 mm Hg.

Als nächstes maß ich Larrys Blutdruck im Stehen: Der systolische Wert blieb unverändert bei 122 mm Hg, der diastolische dagegen kletterte auf 80 mm Hg. Diesen Anstieg schrieb ich jedoch der veränderten Körperhaltung zu.

Außerdem trank Larry während unseres Experiments Kaffee, was aber keinen Einfluß auf die Meßergebnisse hatte. (In manchen Fällen führt Koffein jedoch zu einer kurzfristigen Erhöhung des Blutdrucks.) Am Ende dieses Experiments kam ich zu dem Schluß, daß auch die besondere »Testsituation« Larrys Blutdruck nichts anhaben konnte.

Anschließend probierten wir einen richtigen Belastungstest, der Larrys Blutdruck auf die bei höchster Belastung normale Höhe von 190/70 mm Hg brachte. Zehn Minuten nach Ende der Übungen waren die Werte jedoch schon wieder gesunken, und zwar sogar auf ein niedrigeres Niveau als zu Beginn des Tests. Nach einer halben Stunde hatte sein Blutdruck wieder den Ausgangswert von 112/68 mm Hg erreicht.

Wie sind diese Meßergebnisse zu bewerten?

Larry hat einen völlig normalen Blutdruck, der auf äußere Belastung ziemlich unempfindlich reagiert. Körperliche Anspannung,

isometrische Übungen, Koffein und Streß scheinen seine Werte nicht besonders zu beeinflussen. Kurz gesagt: Larry ist ein weiteres Beispiel dafür, wie sehr sich die Reaktionen des Blutdrucks bei uns Menschen unterscheiden – und wie wichtig es für jeden von uns ist, herauszufinden, wie er sich unter verschiedenen Bedingungen verhält.

Jemand wie Larry hat keinen Grund, sich um Bluthochdruck Gedanken zu machen oder seinen Blutdruck zu Hause zu kontrollieren. Doch die Menschen, deren Blutdruck störungsanfälliger reagiert, sollten ihre Werte regelmäßig kontrollieren (lassen).

Dasselbe gilt für die Millionen von Menschen, die bei sich gelegentliche Blutdruckerhöhungen feststellen. Obwohl sie nicht unter Hypertonie leiden, ist ihr Risiko, irgendwann in der Zukunft an permanentem Hochdruck zu erkranken, durch die periodischen Schwankungen ihres Blutdrucks erhöht.

Damit Sie Ihre eigene Situation besser einschätzen können, habe ich ein »Hypertonie-Risiko-Profil« entwickelt, das ich im folgenden Kapitel ausführlich erläutern werde.

3

Das individuelle
Risikoprofil

Alle Menschen mit Bluthochdruck sollten sich grundsätzlich Sorgen um ihre Gesundheit machen. Wie groß Ihre Sorgen sein müssen, richtet sich nach Ihrem individuellen Risiko. Leider läßt sich dieses Risiko nicht so einfach feststellen, weil viele einzelne Faktoren eine Rolle spielen. Grundsätzlich sollten Sie daher

1. soviel wie möglich über die Bedeutung Ihrer aktuellen Blutdruckwerte für Ihre Gesundheit wissen;
2. herausfinden, wie stark Ihre derzeitigen Lebens- und Ernährungsgewohnheiten sowie eventuelle familiäre Belastungen bei Ihnen die Entwicklung von Bluthochdruck begünstigen können;
3. stets im Gedächtnis behalten, daß sich erhöhte Blutdruckwerte und andere Risikofaktoren für Herz- und Gefäßerkrankungen – wie etwa erhöhter Cholesterinspiegel oder Zigarettenrauchen – gegenseitig verstärken.

Damit Sie Ihre ganz persönliche Gefährdung einschätzen können, habe ich ein System zur Feststellung des persönlichen Hypertonie-Risikoprofils entwickelt. Dieses System erfordert ein schrittweises Vorgehen:

Schritt 1: Beurteilung des mit einem oder mehreren erhöhten Meßergebnissen verbundenen Gesundheitsrisikos.

Schritt 2: Bestimmung aller übrigen Risikofaktoren für Herz- und Gefäßerkrankungen (etwa erhöhter Cholesterinspiegel, Zigarettenrauchen, Diabetes oder ungewöhnliche EKG-Werte).

Schritt 3: Bestimmung der individuellen Gefährdung aufgrund des Zusammenwirkens von Bluthochdruck und übriger Risikofaktoren (multiples Risiko).

Auf den folgenden Seiten werde ich diese drei Schritte ausführlich behandeln, damit Sie auch selbst Ihr Hypertonierisiko bestimmen können.

Schritt 1:
Welches Risiko bedeuten erhöhte Blutdruckwerte?

Ernst zu nehmenden Schätzungen zufolge bedroht Bluthochdruck die Gesundheit oder das Leben etwa eines Drittels der erwachsenen US-Bevölkerung. Ähnliche Zahlen gelten auch für die Bundesrepublik. Zu den häufigsten Folgen von Bluthochdruck gehören Nierenstörungen, Schlaganfälle und andere Herz- und Gefäßerkrankungen, die ich in Kapitel 4 genauer erläutern werde. Doch nicht jeder Mensch mit erhöhten Blutdruckwerten ist in demselben Maß gefährdet.

Wie ich bereits in Kapitel 1 erwähnt habe, gelten etwa sechzig Millionen Amerikaner und etwa neun Millionen Bundesbürger als hochdruckkrank. So stellt etwa der Bericht des Nationalen Komitees von 1988 für die USA fest: »Etwa 58 Millionen Amerikaner haben erhöhte Blutdruckwerte (systolischer Wert ...140 mm Hg oder darüber und/oder diastolischer Wert ...90 mm Hg oder darüber) oder nehmen blutdrucksenkende Medikamente ein.«

Eine genauere Analyse dieser Daten ergibt jedoch einige interessante Informationen über unterschiedliche Risiken.

So basieren die Schätzungen über die Gesamtzahl der Hochdruckkranken in der Regel auf den Ergebnissen einer einzigen Blutdruckmessung oder einer einzigen Meßreihe. In vielen Fällen stellt sich jedoch später heraus, daß es sich bei dem erhöhten Blutdruckwert nur um ein einmaliges Ereignis handelte, die Patienten also keineswegs hochdruckkrank sind (vgl. Das »Arztkittel-Phänomen«).

Mein Berater Norman Kaplan, der einige sehr detaillierte Studien über die Verbreitung von Hypertonie verfaßt hat, plädiert deswegen dafür, diese Schätzzahlen neu zu interpretieren.

Im folgenden erfahren Sie, worin sich Kaplans Interpretationen von der derzeit gültigen Lehrmeinung unterscheiden:

Die Verbreitung von Bluthochdruck

Im allgemeinen gehen die Ärzte davon aus, daß etwa 75 Prozent der sechzig Millionen hochdruckkranken Amerikaner an »leichtem« oder »mildem« Hochdruck (diastolische Werte zwischen 90 und 104 mm Hg) leiden. Die entsprechende Zahl für die Bundesrepublik lautet 80 Prozent von neun Millionen Patienten.

Kaplan bewertet diese Zahlen anders: Etwa ein Drittel der Menschen mit zunächst erhöhten diastolischen Werten über 95 mm Hg haben tatsächlich Werte unterhalb von 90 mm Hg, würde man ihren Blutdruck längerfristig überprüfen. Das bedeutet für Kaplan: Die Zahl der wirklich hochdruckkranken Amerikaner liegt wahrscheinlich näher an vierzig als an sechzig Millionen. (Andererseits wissen etwa 50 Prozent der wirklichen Hypertoniker in den USA gar nichts über ihr Problem, weil sie niemals ihren Blutdruck messen ließen. In der Bundesrepublik geht man hier von 30 Prozent aus.)

Das Risiko erhöhter Blutdruckwerte

Die herrschende Lehrmeinung geht davon aus, daß alle Menschen mit erhöhtem Blutdruck, auch wenn der Bewertung nur eine einzige Meßreihe zugrunde liegt, in der Zukunft von Herz- und Gefäßkrankheiten bedroht sind.

Auch das sieht Kaplan anders: Die meisten Menschen mit anfänglich leicht erhöhten Blutdruckwerten haben nach seiner Ansicht kein hohes Risiko. Mehr noch: Für ihn sind die Patienten mit hohem Risiko leicht identifizierbar, wobei sich das Risiko in vielen Fällen durch eine angemessene Therapie verringern lasse.

Ein Beispiel: Ein übergewichtiger Zigarettenraucher mit hohem Cholesterinspiegel und einem leicht erhöhten Blutdruck ist stärker gefährdet als ein schlanker Nichtraucher mit normalem Cholesterinspiegel und nur leicht erhöhtem Blutdruck.

Dabei ist aber zu beachten: Statistisch gesehen weist jeder erhöhte Meßwert für sich genommen auch auf ein erhöhtes Gesundheitsrisiko hin.

Mit anderen Worten: Sie persönlich haben vielleicht keinen Bluthochdruck, obwohl Ihr Arzt zunächst bei Ihnen erhöhte Werte feststellte, aber aufgrund genauerer Untersuchung zu dem Schluß

kam, daß Sie nicht als Hypertoniker einzustufen sind. Trotzdem ist Ihre Gesundheit etwas mehr gefährdet als die eines Menschen, der niemals erhöhte Blutdruckwerte aufwies.

Diese Sichtweise wird auch durch die Ergebnisse der in den USA sehr bekannten *Framingham Heart Study* gestützt. Für diese Studie wurde der Gesundheitszustand mehrerer tausend Einwohner der Stadt Framingham im US-Bundesstaat Massachusetts seit 1948 fortlaufend beobachtet. Dabei stellte sich heraus, daß Männer mit einem leicht erhöhten Blutdruck bei der ersten Untersuchung später öfter an Herzbeschwerden litten als Männer, deren Werte normal gewesen waren.

So stellten sich bei 170 von 10 000 Männern mit einem zunächst leicht erhöhten Blutdruck (zwischen 141/91 und 159/94 mm Hg) innerhalb von acht Jahren Erkrankungen der Herzkranzgefäße ein. In der Vergleichsgruppe von 10 000 Männern mit normalen Blutdruckwerten waren es dagegen nur 86. Frauen schnitten in dieser Studie besser ab, obwohl auch für sie erhöhte Blutdruckwerte ein größeres Risiko bedeuteten: 81 von 10 000 Frauen mit anfänglich leicht erhöhten Werten litten später an Erkrankungen der Herzkranzgefäße im Vergleich zu 41 von 10 000 Frauen mit normalem Blutdruck.

Auch bei Schlaganfällen aufgrund einer Thrombose ergab sich ein ähnliches Bild: 39 von 10 000 Männern mit anfänglich leichtem Bluthochdruck erlitten einen Schlaganfall im Vergleich zu 20 von 10 000 Männern mit normalen Blutdruckwerten. Auch hier schnitten die Frauen wieder besser ab: 16 von 10 000 Frauen mit leichtem Bluthochdruck wurden Opfer dieser Krankheit im Vergleich zu 8 von 10 000 Frauen mit normalen Werten.

Auch die Daten, die die Lebensversicherungsgesellschaften verwenden, dokumentieren vergleichbare Entwicklungen: Sie zeigen zum Beispiel, daß Männer mit diastolischen Werten zwischen 88 und 92 mm Hg potentiell stärker gefährdet sind als Männer mit normalen Werten. So lag die Todesrate bei den Männern mit einem geringen diastolischen Bluthochdruck um ein Drittel höher als die der Männer mit einem über zwanzig Jahre unverändert normalen Blutdruck.

Diese Zahlen zeigen also eindeutig, daß schon leicht erhöhte Blutdruckwerte ein höheres Gesundheitsrisiko bedeuten als normale Werte. Das heißt aber nicht, daß Patienten wegen eines erhöhten Meßwerts in Panik geraten müssen und Ärzte deswegen

sofort schwere medikamentöse Geschütze gegen den vermeintlichen Bluthochdruck auffahren müssen, ohne vorher die Diagnose wirklich durch weitere Meßreihen gründlich abgeklärt zu haben.

Die Therapie von Bluthochdruck

Die herrschende Lehrmeinung hält den Nutzen einer medikamentösen Behandlung von sehr geringem oder leichtem Bluthochdruck für erwiesen.

Auch dem widerspricht Kaplan: Für ihn ist der Nutzen von blutdrucksenkenden Präparaten bei diastolischen Werten unterhalb von 100 mm Hg keineswegs eindeutig gesichert. Deswegen plädiert er bei diesen Patienten für eine nichtmedikamentöse Behandlung, solange sie nur wenige weitere Risikofaktoren aufweisen.

Allerdings ist zu beachten: Wenn es mit den nichtmedikamentösen Verfahren nicht gelingt, den Blutdruck unter 165/95 mm Hg zu senken, dann sind Medikamente notwendig. (Allerdings haben bislang nur etwa ein Drittel aller Hypertoniker ihren Blutdruck mit Medikamenten oder nichtmedikamentösen Therapien unter Kontrolle gebracht, das heißt unter 160/90 mm Hg drücken können. Diese Zahl gilt sowohl für die USA als auch für die Bundesrepublik.)

Unterscheidet sich das Risiko eines erhöhten diastolischen Werts von dem eines erhöhten systolischen?

Zunächst möchte ich einige wichtige Punkte zur Bedeutung der systolischen und diastolischen Blutdruckwerte zusammenfassen.

In den vergangenen Jahren ist die medizinische Wissenschaft dazu übergegangen, eher die diastolischen Werte als diagnostisches »Werkzeug« zu verwenden. So basiert die Diagnose Bluthochdruck immer häufiger einzig auf erhöhten diastolischen Werten.

Neuere Studien – einschließlich der *Framingham-Studie* – deuten jedoch darauf hin, daß die systolischen Werte für die Vorhersage möglicher späterer Risiken besser geeignet sind als die diastolischen.

Dazu möchte ich einige Ergebnisse der Studie *Multiple Risk Factor Intervention Trial – (MRFIT)* (zu deutsch etwa: Studie über die Behandlungsmöglichkeiten bei verschiedenartigen Risikofaktoren) vorstellen. Diese Studie sollte unter anderem Verbindungen zwischen der Höhe der anfänglichen Blutdruckwerte und späteren Erkrankungen der Herzkranzgefäße, Schlaganfällen und anderen Todesursachen feststellen.

Zu Beginn der Studie wurde zunächst der Blutdruck von 317 871 Männern gemessen. Anschließend beobachteten die Forscher, wie sich die Gesundheit der an der Studie Beteiligten innerhalb der folgenden sechs Jahre entwickelte. Starben Teilnehmer während des Untersuchungszeitraums, wurde der Todeszeitpunkt sowie, wenn zu erfahren, auch die Todesursache vermerkt. Die Ergebnisse der Studie waren im März 1988 in der US-Fachzeitschrift *Circulation* zu lesen.

Danach lag die Todesrate bei den Männern mit isoliertem systolischem Bluthochdruck in der Gruppe der über Fünfzigjährigen höher als in jeder anderen Altersgruppe. (In dieser Studie war isolierter systolischer Bluthochdruck definiert als systolische Werte über 160 mm Hg, diastolische Werte unter 90 mm Hg.) Ferner stellte sich heraus, daß isolierter systolischer Bluthochdruck die häufigste Todesursache war – und zwar einschließlich tödlicher Erkrankungen der Herzkranzgefäße.

Das bedeutet: Die Diagnose »isolierter systolischer Bluthochdruck« hat je nach Alter des Patienten eine unterschiedliche Bedeutung.

Heranwachsende oder junge Erwachsene mit einem systolischen Blutdruck über 160 mm Hg laufen auch Gefahr, erhöhte diastolische Werte zu entwickeln. Der Grund dafür könnte eine »hyperdynamische Blutzirkulation« oder eine außerordentlich starke Pumpleistung des Herzens und daraus folgend auch eine außerordentlich hohe Geschwindigkeit des Blutstroms in den Schlagadern sein.

Daher dürften für diese Patienten (auch wenn ihre diastolischen Werte noch im Normbereich liegen) blutdrucksenkende Medikamente angemessen sein.

Menschen über fünfundsechzig Jahre haben häufig einen erhöhten systolischen Blutdruck, weil mit zunehmendem Alter die Spannkraft der Arterien nachläßt, sie starr und unbeweglich wer-

den. Das liegt vor allem an Kalk- und Fettablagerungen an den Innenwänden der Gefäße.

Ich habe bereits die alte Daumenregel erwähnt, wonach der unbedenkliche systolische Blutdruck so hoch wie das Alter des Patienten plus 100 sein darf. Doch allzu ernst sollte man diese Regel angesichts der modernen wissenschaftlichen Erkenntnisse nicht mehr nehmen.

Wenn Sie zum Beispiel sechzig Jahre alt sind und Ihr systolischer Blutdruck 160 mm Hg beträgt, dann wäre nach der alten Regel nichts gegen diese Höhe einzuwenden. Nach den modernen Bewertungskriterien wird jedoch ein permanenter systolischer Wert von 160 mm Hg oder sogar darüber in jeder Altersgruppe als isolierte systolische Hypertonie betrachtet.

Außerdem müssen ältere Menschen nicht notwendigerweise solch hohe Blutdruckwerte entwickeln. Wie die ebenfalls schon erwähnte Untersuchung an unserem Aerobics-Institut in Dallas ergab, können ältere Menschen durchaus Blutdruckwerte wie junge Menschen behalten – wenn sie etwas dafür tun.

So ergab unsere Untersuchung zum Beispiel folgende Durchschnittswerte pro Gruppe:

1400 Männer unter 30 Jahren	120/78 mm Hg
3200 Männer zwischen 50 und 59 Jahren	125/82 mm Hg

Das heißt: Obwohl die Teilnehmer der zweiten Gruppe etwa doppelt so alt waren wie die der ersten, war ihr durchschnittlicher Blutdruckwert nur um wenige Punkte gestiegen. Ein ähnlich günstiges Ergebnis zeigte sich auch in der dritten Gruppe von 1000 Männern über sechzig Jahre mit einem durchschnittlichen Blutdruck von 132/82 mm Hg.

Alle Teilnehmer dieser Studie waren gut durchtrainiert, führten ein gesundes Leben und lagen hinsichtlich ihrer sozioökonomischen Stellung und ihrem Bildungsniveau über dem US-Durchschnitt.

Dieses Ergebnis zeigt: Auch Sie müssen sich im Alter nicht wegen erhöhter systolischer (oder diastolischer) Werte zur Ruhe setzen. Ihre Blutdruckwerte können denen junger gesunder Menschen entsprechen, wenn Sie sorgfältig auf Ihre Ernährung, Bewegung und andere gesunde Lebensgewohnheiten achten, die ich in späteren Kapiteln noch ausführlicher behandeln werde.

Auf keinen Fall aber sind mit dem Alter zunehmende systolische Blutdruckwerte ein Grund für Zufriedenheit. Denn, wie eine weitere Studie zeigt, liegt die Todesrate (alle Todesursachen) bei Menschen mit isoliertem systolischem Bluthochdruck von 160 mm Hg und darüber doppelt so hoch wie bei Menschen mit normalem Blutdruck.

Bei der Behandlung älterer Menschen mit isoliertem systolischem Hochdruck sind einige Besonderheiten zu beachten. So besteht die Gefahr, daß der Blutdruck zu stark abgesenkt wird; eine Hypotonie (zu niedriger Blutdruck) mit den typischen Beschwerden wie Müdigkeit, Benommenheit, Schwindel oder auch Ohnmacht kann die Folge sein. Deswegen müssen die Blutdruckwerte stets langsam abgesenkt werden – es sei denn, die Werte sind lebensbedrohlich hoch.

Inzwischen liegen auch Hinweise dafür vor, daß bei Menschen über siebzig Jahren das Hypertonierisiko abnimmt. Wahrscheinlich liegt das aber daran, daß Menschen, die sehr anfällig für gesundheitliche Störungen infolge von Bluthochdruck waren, bereits vor Erreichen ihres siebzigsten Lebensjahres verstorben sind.

Obwohl also das Risiko in hohem Alter nicht mehr allzugroß ist, ist es vorhanden. Und deswegen sollte man auch nichts unversucht lassen, um hohe Blutdruckwerte zu senken.

Für Kinder gelten die folgenden Blutdruckwerte als obere Grenze:

Alter (Jahre)	Blutdruck (mm Hg)
15-18	135/90
11-14	125/85
6-10	120/80
jünger	110/75

Legt man diesen Maßstab zugrunde, leiden weniger als drei Prozent aller Kinder in den USA an Bluthochdruck einschließlich des isolierten systolischen Hochdrucks. Nichtsdestotrotz sollte auch ein isolierter systolischer Hochdruck im Kindesalter behandelt werden, weil er der Vorreiter für erhöhte diastolische Werte sein kann.

▷ Wie wir gesehen haben, gibt es einige triftige Gründe, zwischen den Folgen erhöhter systolischer und erhöhter diastolischer Werte

zu unterscheiden. Doch im allgemeinen gilt folgende Regel: Das Risiko von Herz- und Gefäßkrankheiten und frühem Tod aufgrund von Bluthochdruck steigt kontinuierlich mit dem Ansteigen der systolischen oder diastolischen Werte. Und: Sind beide Werte erhöht, potenziert sich das Risiko nochmals.

All diese Informationen sollten Sie im Gedächtnis behalten – und ganz besonders die folgenden Punkte –, wenn Sie Ihr persönliches Risikoprofil einschätzen wollen:

▷ Das Gesundheitsrisiko steigt mit der Höhe des Blutdrucks: Je höher die Blutdruckwerte, desto höher das Risiko; je niedriger die Werte, desto niedriger auch das Risiko.
▷ Ein einziger hoher Blutdruckwert bedeutet nicht zwingend, daß Sie an Hypertonie leiden. Ergeben spätere Messungen normale Werte, dann gehören Sie wahrscheinlich zu den Menschen mit einem relativ geringen Risiko.
▷ Dieses relativ geringe Risiko bedeutet jedoch nicht: kein Risiko. Deswegen sollten Sie die in den Schritten 2 und 3 beschriebenen Verfahren zur Verringerung Ihres Risikos beherzigen.
▷ Und schließlich sollten Sie die allgemeinen Bewertungskriterien für Blutdruckwerte, wie in der Tabelle auf Seite 29 dargestellt, in Erinnerung behalten. Wenn Ihr durchschnittlicher Blutdruck unter eines der Hypertoniekriterien fällt, sollte Ihr Arzt Ihren Blutdruck regelmäßig kontrollieren und die notwendigen Maßnahmen ergreifen, um die Werte zu senken.

Schritt 2:
Feststellung der übrigen Risikofaktoren

Neben der Beurteilung Ihrer Blutdruckwerte muß Ihr Arzt mit Ihrer Hilfe auch sehr genau nach möglichen anderen Risikofaktoren fahnden, die in Ihrem Fall die Entstehung einer Hypertonie begünstigen oder beschleunigen könnten.

Die Forschung auf diesem Gebiet kennt inzwischen neun Hauptrisiken, die jedem Patienten bewußt sein sollten: 1. Alter; 2. Vererbung; 3. ethnische Zugehörigkeit; 4. Geschlecht; 5. Salzempfindlichkeit; 6. Übergewicht; 7. Alkoholmißbrauch; 8. Streß und 9. Bewegungsmangel.

Daneben spielen noch eine Reihe anderer Faktoren eine Rolle, obwohl ihr Einfluß auf die Höhe des Blutdrucks nicht so eindeutig gesichert ist wie der der neun Hauptrisikofaktoren. Trotzdem werde ich auf den folgenden Seiten auch dem möglichen Einfluß von Fett, Kalium, Kalzium, Magnesium und Koffein nachgehen.

Risikofaktor Alter

Viele Studien weisen darauf hin, daß der Blutdruck mit zunehmendem Alter des Patienten steigt. Wie ich bereits erwähnte, haben Kinder einen sehr viel niedrigeren Blutdruck als Erwachsene. (Übrigens scheint auch ein Zusammenhang zwischen Blutdruckhöhe und Körperlänge zu bestehen – je länger der Mensch, desto höher auch sein Blutdruck.) Während der frühen Erwachsenenjahre scheint der Blutdruck meist stabil zu sein

Mit fortschreitendem Alter jedoch zeigt sich oft ein schrittweiser Anstieg der Blutdruckwerte. So ergab eine Studie des Subkommittee on Definiton and Prevalence (zu deutsch etwa: Arbeitsgruppe Definition und Verbreitung von Bluthochdruck), daß die Hälfte der über Fünfundfünfzigjährigen unter Hypertonie leidet. Menschen aber, die eine gesunde Lebensweise beherzigen, sind in weitaus geringerem Maß hypertoniegefährdet (wie etwa die Studienteilnehmer aus dem Aerobics-Institut in Dallas).

Risikofaktor Vererbung

Der Einfluß der Vererbung auf die Entstehung von Bluthochdruck im Alter ist sehr stark. Viele Menschen werden mit der Anlage zu einer Altershypertonie geboren, wogegen sie nichts unternehmen können.

Wenn ein Elternteil unter Bluthochdruck leidet oder litt, so verdoppelt sich das Hypertonierisiko im Vergleich zu den Menschen, deren Eltern einen normalen Blutdruck haben oder hatten. Die Wahrscheinlichkeit, daß auch Sie eine Anlage zu Bluthochdruck geerbt haben, erhöht sich außerdem, wenn Ihre Geschwister im Erwachsenenalter bereits mit dieser Krankheit zu kämpfen hatten. Dieses Risiko steigt weiter an, wenn es sich dabei um ein Zwillingsgeschwister handelt (ganz besonders bei eineiigen Zwillingen).

Welcher genetische Mechanismus hinter dieser Anlage steckt, ist noch ungeklärt. So vermuten einige Forscher einen angeborenen Defekt beim Transport von Natrium durch die Zellmembranen; andere suchen nach einer angeborenen Störung der Natriumausscheidung; und wieder andere tippen auf eine genetisch bedingte extreme Streßempfindlichkeit.

Wie dem auch sei: Reagieren Sie nicht fatalistisch, wenn Ihre Familiengeschichte auf ein erhöhtes Hypertonierisiko hinweist. Auch wenn Ihre Eltern oder Geschwister unter Bluthochdruck leiden, heißt das nicht, daß auch Sie zwangsläufig mit Hypertonie zu kämpfen haben werden.

Trotzdem sollten Sie natürlich nicht vergessen, daß Sie aufgrund Ihrer Familiengeschichte stärker gefährdet sind als Menschen ohne diese spezielle familiäre Belastung. Tun Sie deshalb alles, mögliche andere Risikofaktoren, wie etwa einen hohen Natriumkonsum oder Bewegungsmangel, auszuschalten.

Risikofaktoren ethnische Zugehörigkeit und Geschlecht

Die Wahrscheinlichkeit, ob bestimmte Menschen an Bluthochdruck erkranken werden oder nicht, hängt auch von ihrer Zugehörigkeit zu einer bestimmten ethnischen Gruppe und von ihrem Geschlecht ab. So haben Menschen unterschiedlicher ethnischer Herkunft ein verschieden hohes Blutdruckniveau. Auch zwischen Männern und Frauen bestehen in dieser Hinsicht deutliche Unterschiede.

Zum Beispiel ist Hypertonie unter der schwarzen Bevölkerung der USA sehr viel stärker verbreitet als unter der weißen. Nach Angaben des National Institut of Health (vergleichbar etwa der Bundesvereinigung für Gesundheitserziehung in der Bundesrepublik; Anm. d. Übers.) leiden etwa 50 Prozent der farbigen Amerikaner über fünfundsechzig Jahren unter Bluthochdruck im Vergleich zu 40 Prozent der weißen Amerikaner über fünfundsechzig. Auch die Todesrate aufgrund von Bluthochdruck und Folgeerkrankungen liegt für die gesamte schwarze US-Bevölkerung dreimal höher als für die weiße.

Bluthochdruck tritt bei dunkelhäutigen Menschen meist schon früher auf als bei Weißen und nimmt gewöhnlich auch einen

schwereren Verlauf. Zudem steigt mit zunehmendem Alter der Anteil der Schwarzen an der Gesamtzahl der Hochdruckkranken. So sterben in der Gruppe der fünfunddreißig- bis vierundfünfzigjährigen sechsmal so viele farbige Amerikaner an Bluthochdruck und dessen Folgeerkrankungen als weiße. Besonders häufige Todesursachen bei Farbigen sind Schlaganfälle, Nierenversagen, Herzversagen und Linksherzhypertrophie (krankhafte Vergrößerung der linken Herzkammer).

Was aber sind die Ursachen für das häufige Auftreten von Bluthochdruck bei diesen Menschen?

Wahrscheinlich spielen zumindest zum Teil Ernährungs- und soziale Faktoren eine Rolle. Außerdem weisen verschiedene Untersuchungen darauf hin, daß dunkelhäutige Menschen aufgrund genetisch bedingter Eigenheiten der Herzgefäße stärker blutdruckgefährdet sind als hellhäutige. Beispielsweise tendiert der systolische Blutdruck bei Schwarzen dazu, in bestimmten Streßsituationen, wie etwa Konkurrenzbedingungen und niedere Temperaturen, stärker anzusteigen als bei Weißen.

Trotzdem gibt es Hoffnung. In den letzten Jahren ist die Zahl der Todesfälle infolge von Schlaganfällen bei farbigen US-Bürgern gesunken. Und ich bin sicher: Je mehr die schwarze US-Bevölkerung die Bedeutung der Ernährung und anderer Risikofaktoren für Bluthochdruck erkennt, desto mehr werden auch die Todesraten aufgrund von Herz-Kreislauf-Erkrankungen sinken.

Deshalb müssen auch alle farbigen Menschen, wie ihre weißen Mitbürger, mit einem erhöhten Hypertonierisiko alles dafür tun, das Risiko zu senken. Wer die Ernährungshinweise und die anderen Anleitungen für einen gesünderen Lebensstil in diesem Buch beherzigt, verringert die Gefahr, an Bluthochdruck zu erkranken. Und nicht zuletzt gilt für alle: Die regelmäßigen Gesundheitskontrollen beim Arzt nicht vergessen.

Auch zwischen den Geschlechtern bestehen deutliche Unterschiede hinsichtlich des Hypertonierisikos. Das heißt aber nicht, daß Sie als Mann (Frau) grundsätzlich bessere oder schlechtere Aussichten haben als eine Frau (Mann) Ihrer Altersgruppe. Die typischen Unterschiede in der Hypertoniegefährdung zwischen den Geschlechtern zeigen sich nur in den Lebensabschnitten, in denen Sie aufgrund Ihres Geschlechts stärker gefährdet sein könnten.

Im allgemeinen haben weiße Männer in der ersten Lebenshälfte höhere systolische und diastolische Blutdruckwerte als weiße Frauen. Doch ab sechzig holen die Frauen nicht nur auf, sondern überholen zum Teil sogar die Männer.

Für schwarze Frauen gilt nur in etwa das gleiche, denn sie beginnen im Durchschnitt schon ab fünfzig, die Männer einzuholen. Das bedeutet: Bei schwarzen Frauen beginnt der Blutdruck früher anzusteigen als bei weißen. Und das heißt auch: Farbige Frauen und weiße Männer um die Vierzig haben in etwa denselben Blutdruck. Das gilt sowohl für die systolischen als auch die diastolischen Werte (siehe Norman Kaplan, *Clinical Hypertension*, Seite 6).

Was bedeuten nun die unterschiedlichen Blutdruckwerte zwischen den Geschlechtern für die medizinische Praxis?

Gewöhnlich machen dieselben Blutdruckwerte Frauen sehr viel weniger aus als Männern. Deswegen haben bereits einige Experten angeregt, die Grenzwerte für Hypertonie bei Frauen höher anzusetzen als bei Männern.

So schlägt mein Berater Norman Kaplan folgende neue Hypertoniegrenzwerte für Männer und Frauen vor:

▷ Männer unter 45 Jahren: höher als 140/90 mm Hg
▷ Männer über 45 Jahren: höher als 150/95 mm Hg
▷ Frauen jeden Alters: höher als 150/95 mm Hg

Legt man den üblichen Grenzwert von 140/90 mm Hg zugrunde, so stellt sich heraus, daß Frauen aller ethnischen Gruppen bis zum Ende des fünften oder Anfang des sechsten Lebensjahrzehnts deutlich seltener an Bluthochdruck leiden als Männer. Danach überholen die Frauen jedoch, wie schon gesagt, die Männer.

Bislang kann noch kein Forscher mit Sicherheit sagen, warum Frauen in jüngeren Jahren weniger mit Bluthochdruck zu kämpfen haben als Männer und in späteren Jahren dann mehr als sie. Eine weitverbreitete Erklärung dafür ist, daß bei Frauen unter Fünfzig mit regelmäßiger Menstruation das Blutvolumen aufgrund des monatlichen Blutverlustes relativ niedrig bleibe, so daß auch der Blutdruck ein niedriges Niveau aufweise. Nach der Menopause falle diese natürliche Regulierung des Blutvolumens weg, die Blutmenge steige und verursache damit einen Anstieg des Blutdrucks. Allerdings liegt bis heute noch keine Studie vor, die den Einfluß einer

Hysterektomie (Entfernung der Gebärmutter) oder Ovarektomie (Entfernung der Eierstöcke) auf den Blutdruck untersucht hätte. (Eine solche Studie wäre aber notwendig, um herauszufinden, ob die Menstruationsthese zutrifft. Wenn nämlich Frauen, denen beispielsweise die Gebärmutter entfernt wurde und die daher keine Regelblutung mehr haben, erhöhte Blutdruckwerte aufweisen würden, wäre dies zumindest in der Tendenz eine Bestätigung der Menstruationshypothese. Anm. d. Übers.).

Die bislang dargestellten Risikofaktoren (Alter, Vererbung, ethnische Zugehörigkeit und Geschlecht) sind Faktoren, auf die keiner von uns Einfluß nehmen kann. Doch mit der Gefahr, die von ihnen ausgeht, läßt sich leben, wenn wir alle übrigen Risikofaktoren so weit wie möglich ausschalten. Die nun folgenden Risikofaktoren gehören alle in die Gruppe der beeinflußbaren Faktoren.

Risikofaktor Salzempfindlichkeit

Die Hälfte der Hypertoniepatienten reagiert empfindlich auf Salz. Das bedeutet, ihr Blutdruck steigt, sobald sie größere Mengen Natrium zu sich nehmen, er fällt, wenn sie den Natriumkonsum einschränken.

Wichtig: Salz und Natrium sind nicht dasselbe. Natrium ist ein Bestandteil von Salz. Gewöhnlich besteht unser Tafel- oder Kochsalz zu 40 Prozent aus Natrium und zu 60 Prozent aus Chlorid. Wenn Sie also 5 Gramm Salz essen, nehmen Sie 2 Gramm Natrium zu sich. In diesem Buch beziehe ich mich, wenn nicht anders angegeben, immer auf Natrium.

Hinweis für den Alltag: Wenn Sie den Natriumgehalt einer angegebenen Salzmenge (etwa 10 Gramm) bestimmen wollen, multiplizieren Sie die Mengenangabe mit dem Faktor 0,4 (also 10 x 0,4 = 4 Gramm Natrium). Wenn Sie umgekehrt von einer angegebenen Natriummenge (etwa 4 Gramm) auf die Salzmenge schließen wollen, multiplizieren Sie die Mengenangabe mit dem Faktor 2,5 (also 4 x 2,5 = 10 Gramm Salz).

Wie läßt sich nun feststellen, ob jemand auf Salz empfindlich reagiert oder nicht?

Leider gibt es bislang keinen Test, um die Salzempfindlichkeit eines Menschen genau nachzuweisen. Wer aber gewillt ist, zusammen mit seinem Arzt einige Experimente zu machen, der kann einigermaßen genaue Werte darüber erhalten. So können Sie sich zum Beispiel folgendem Experiment unterziehen:

Gehen Sie zum Arzt und lassen Sie Ihren Blutdruck messen. Reduzieren Sie anschließend Ihren gewohnten Natriumkonsum eine Woche lang auf die Hälfte. Wenn Sie beispielsweise bislang täglich 5 Gramm Natrium verbraucht haben, dürfen Sie jetzt nur noch 2 bis 2,5 Gramm zu sich nehmen. Nach Ende der Testwoche gehen Sie wieder zur Blutdruckkontrolle.

Stellt der Arzt fest, daß Ihr Blutdruck – entweder der systolische oder der diastolische Wert, oder auch beide – um mindestens 5 oder mehr mm Hg gesunken ist, dann sind Sie wahrscheinlich salzempfindlich. Je größer der Rückgang Ihrer Werte, desto höher ist vermutlich Ihre Salzempfindlichkeit.

Natürlich ist das kein wissenschaftliches Testverfahren. Aber es wird Ihnen und Ihrem Arzt einen Eindruck geben, wie stark Ihre mögliche Salzempfindlichkeit ausgeprägt ist. Wenn Sie diesen Test mit demselben Ergebnis mehrfach im Verlauf eines Jahres wiederholt haben, dann können Sie davon ausgehen, daß das Ergebnis den Tatsachen entspricht.

Dazu ein Beispiel: Einer meiner Kollegen hatte bei einem achtundsechzigjährigen Patienten über die Jahre einen kontinuierlichen Anstieg des systolischen Blutdruckwerts beobachtet, bis er schließlich die 170/80-mm-Hg-Marke erreicht hatte. Diese Höhe – ein klarer Fall von isoliertem systolischem Hochdruck – bedeutete für den Patienten ein deutlich angestiegenes Risiko, einen Schlaganfall zu erleiden oder andere Gefäßerkrankungen zu entwickeln. Mein Kollege entschied sich daraufhin für einen letzten Versuch mit nichtmedikamentösen Verfahren, bevor er zu Medikamenten greifen wollte.

Der Patient entpuppte sich als ein großer Salzliebhaber: Er aß gern salzige Lebensmittel und salzte auch bei Tisch noch kräftig nach. Weil Menschen mit zunehmendem Alter oft auch empfindlicher auf Salz reagieren, setzte ihn der Arzt auf eine natriumarme Diät. Erlaubt waren nur noch zwei Gramm Natrium täglich (genau die Menge, die auch unsere Menüpläne in Kapitel 9 dieses Buches vorsehen).

Gleichzeitig empfahl mein Kollege seinem Patienten, mehr

Kalium und Kalzium zu sich zu nehmen, da ein verringerter Natriumkonsum zu einem Kalziumdefizit führen kann. (Viele Lebensmittel wie Milch und Käse, die viel Natrium enthalten, sind meist auch sehr kalziumhaltig.)

Schon kurz nach Beginn der natriumarmen Diät fiel der Blutdruck des Patienten auf 155/78 mm Hg. Zwar lag der systolische Wert immer noch höher, als dem Arzt lieb war, doch hatte er jetzt einen sehr viel sicheren Bereich erreicht. Mit einem zusätzlichen Bewegungstraining und einem Programm zur Streßreduzierung sah er jedoch gute Chancen, den Blutdruck weiter zu senken, ohne Medikamente einsetzen zu müssen.

Grundsätzlich empfehle ich jedem Menschen, den Natriumkonsum einzuschränken, und natürlich ganz besonders denjenigen, die bereits unter Bluthochdruck leiden oder gefährdet sind. Die folgenden Informationen sollen dazu anregen, eine natriumarme Ernährung in Betracht zu ziehen:

▷ Mehrere Untersuchungen haben ergeben, daß bei Patienten, die wegen ihrer Hypertonie im Krankenhaus behandelt werden, eine nahezu natriumlose Diät fast immer den Blutdruck senken kann. Natürlich ist ein völliger Verzicht auf Natrium im Alltag nicht praktikabel.
Bei den meisten brauchbaren natriumarmen Diäten – die bei etwa der Hälfte der Hochdruckkranken eine deutliche Senkung des Blutdrucks bewirken – liegt der Natriumkonsum pro Tag bei etwa zwei Gramm. Auch in unseren Menüvorschlägen folgen wir dieser Maxime.
▷ Ältere Hypertoniker und Patienten mit nierenbedingtem Bluthochdruck reagieren ebenfalls mehreren Studien zufolge am besten auf eine natriumarme Diät.
▷ Die Einschränkung des Natriumkonsums führt wahrscheinlich deswegen zur Senkung des Blutdrucks, weil das Blutvolumen des Körpers und der Kalziumgehalt der Zellen verringert wird.
▷ Derzeit existiert noch keine Standarddefinition für Salzempfindlichkeit. Für manche Forscher liegt dann eine solche Empfindlichkeit vor, wenn der Blutdruck infolge einer medikamentös eingeleiteten Entwässerung des Körpers oder einer erhöhten Harnausscheidung um mindestens 10 mm Hg fällt.
Andere Forscher suchten in der Form nach einem Maßstab für

dieses Phänomen, indem sie ihren Patienten eine Extraportion Natrium verabreichten und den daraus resultierenden Blutdruckanstieg ermittelten. Und wieder andere Forscher sprechen dann von einer Salzempfindlichkeit, wenn der Blutdruck infolge einer natriumarmen Diät im Durchschnitt um 5 mm Hg sinkt. Auch ich halte eine Senkung des Blutdrucks um 5 mm Hg für ein brauchbares Maß (siehe das bereits beschriebene Verfahren zur Feststellung der eigenen Salzempfindlichkeit auf Seite 66.

▷ Die meisten Menschen reagieren mit zunehmendem Alter empfindlicher auf Salz.

Risikofaktor Übergewicht

Alice, eine vierzigjährige Hausfrau, hatte über die Jahre hinweg stetig an Gewicht zugenommen. Schließlich wog sie 73,5 Kilogramm, 18 Kilogramm über ihrem Idealgewicht von 55,5 Kilogramm. Und wie so oft bei übergewichtigen Menschen, war auch Alices Blutdruck auf 160/100 mm Hg geklettert.

Ihr Arzt kam nach einer gründlichen Untersuchung zu dem Schluß, daß eine Gewichtsabnahme und ein regelmäßiges Bewegungsprogramm ihren Blutdruck wieder auf Normalniveau bringen würde. Daher verordnete er eine kalorienarme Diät und zunächst ein leichtes Joggingtraining (bei Alice eher ein kräftiges Gehen), drei- bis viermal wöchentlich mindestens 20 Minuten lang.

Um seine Patientin weiter zu motivieren, empfahl ihr der Arzt die Anschaffung eines eigenen Blutdruckmeßgeräts zum Selbstmessen. Die Meßergebnisse sollte sie ihm wöchentlich mitteilen. Beide waren höchst erfreut über die Resultate: Am Ende des ersten Monats hatte Alice fast sieben Kilogramm Gewicht verloren, ihr Blutdruck war auf 150/95 mm Hg gesunken.

Doch dann kam eine Katastrophe: Während eines zweiwöchigen Urlaubs mit der Familie vergaß Alice alle Vorsätze und nahm wieder kräftig zu. Auch nach der Rückkehr blieb sie bei ihren alten Essensgewohnheiten und ließ auch das Bewegungsprogramm ausfallen. Binnen kurzer Zeit hatte sie fast wieder ihr altes Gewicht erreicht, auch ihr Blutdruck zeigte wieder die alte Höhe.

Der Arzt führte daraufhin ein sehr ernsthaftes Gespräch mit ihr. Alice versprach Besserung und hielt sich nun strikt an die ärztli-

chen Vorschriften. Nach fünf Monaten war sie ihr gesamtes Übergewicht von 18 Kilogramm los, mehrere Blutdruckmessungen bestätigten den normalen Wert von 130/85 mm Hg.

Wer soviel Übergewicht verliert wie Alice, der kann ziemlich sicher auch eine Blutdrucksenkung von 10 bis 20 oder sogar mehr Punkten erwarten. Wer aber sein Übergewicht behält – hier definiert als 15 bis 20 Prozent oder mehr über dem idealen Körpergewicht –, der muß mit einem höheren Hypertonierisiko rechnen.

Viele Untersuchungen bestätigen diese Tatsache. So ergab die bereits erwähnte *Framingham-Heart-Studie* für Menschen, deren Gewicht 20 oder mehr Prozent über ihrem Idealgewicht lag, ein achtmal höheres Hypertonierisiko als für Menschen mit Idealgewicht.

Andererseits hat die Forschung aber auch festgestellt, daß Hypertonie aufgrund von Übergewicht weniger gefährlich ist als Hypertonie bei Menschen mit normalem Gewicht. Wie 1987 in der US-Fachzeitschrift *Hypertension* (Bluthochdruck) zu lesen war, lag die Todesrate von übergewichtigen Männern mit Bluthochdruck in einer Langzeitbeobachtung von 15 Jahren deutlich niedriger als in der Vergleichsgruppe von normalgewichtigen hochdruckkranken Männern.

Heißt das, daß wir Übergewichtigkeit als eher unwichtigen Risikofaktor vernachlässigen können?

Keinesfalls! Es kommt nämlich vor allem darauf an, wo das Übergewicht sitzt.

Eine ganze Reihe von Forschungsergebnissen – einschließlich eines 1987 erschienenen Berichts im *Journal of the American Medical Association (JAMA)* – weist darauf hin, daß Übergewicht in der oberen Körperhälfte (definiert als überschüssiges Körperfett in der Bauchgegend und der Brust) häufiger mit der Entwicklung von Bluthochdruck einhergeht als solches in der unteren (besonders um die Hüften und Oberschenkel).

Für den *JAMA*-Bericht hatten Paul T. William und sein Team 76 Männer in mittlerem Alter untersucht und festgestellt, daß ihr Blutdruck mit dem Taillenumfang (im Vergleich zum Hüftumfang) anstieg. So kletterte der durchschnittliche diastolische Blutdruck der Studienteilnehmer bei zunehmendem Taillen-zu-Hüfte-Verhältnis von etwa 66 auf mehr als 80 mm Hg.

Im Rahmen einer eigenen Studie an der Cooper Clinic untersuchten wir 227 männliche Hypertoniepatienten im Alter von dreißig

bis neunundfünfzig Jahren. Dabei verglichen wir unter anderem den Umfang von Brust, Taille und Hüfte der Patienten mit ihren Blutdruckwerten. Um den Anteil an Körperfett zu ermitteln, wogen wir die Patienten unter Wasser. Zudem maßen wir die direkt unter der Haut liegende Fettschicht durch Zusammendrücken der Haut.

Die Auswertung der Daten zeigte, daß weder das Körpergewicht noch der Gesamtanteil an Körperfett so eng mit der Höhe des Blutdrucks zusammenhing wie offensichtlich der Taillenumfang. Zudem fanden wir, daß Männer mit großem Brust- und/oder Hüftumfang ebenfalls zu höheren Blutdruckwerten neigten. Dieses Resultat veranlaßte uns zu der Annahme, daß nicht einfach der Gesamtanteil an Körperfett, sondern die massive Fettspeicherung im Taillenbereich der Hauptrisikofaktor für eine Hypertonie ist.

Übermäßige Fettansammlungen im oberen Körperbereich sind auch Risikofaktoren für andere Erkrankungen, wie etwa:

▷ Diabetes mellitus
▷ Hypertriglyzeridämie (eine erhöhte Konzentration bestimmter Fettsubstanzen, sogenannter Triglyzeride, im Blut)
▷ Niedrige HDL-Spiegel (HDL = high density lipoproteins, sogenanntes »gutes« Cholesterin), die eine Arteriosklerose (Fett- und Kalkablagerungen in den Blutgefäßen) verhindern
▷ Erkrankungen der Herzkranzgefäße

Übergewicht ist also ein eindeutiger Risikofaktor für Bluthochdruck, seine Folgeerkrankungen und eine ganze Reihe anderer Krankheiten. Dabei gilt: Übermäßiges Fett in der oberen Körperhälfte bedeutet ein größeres Risiko als übermäßiges Fett in der unteren Körperhälfte.

Leider gibt es bis heute keine spezielle Diät, mit der man dem Körperfett gezielt zu Leibe rücken könnte. Wer in der oberen Körperhälfte zu dick ist, muß eine ganz normale Reduktionsdiät mit verminderter Kalorienzufuhr wählen. Indem das Gesamtgewicht sinkt, reduziert sich auch das Körperfett im oberen Bereich.

Wer abnimmt, kann mit einem sinkenden Blutdruck rechnen. In welchem Ausmaß er sich reduziert, haben ebenfalls verschiedene wissenschaftliche Studien untersucht. Hier einige Beispiele*:

---

* Ausführliche Quellenangaben finden Sie in Norman Kaplans *Clinical Hypertension*, Baltimore, Williams & Williams, 4. Ausg.

▷ 1978 berichtete das *New England Journal of Medicine* über eine Studie aus Israel, an der 81 Hypertoniker teilgenommen hatten. 79 von ihnen verloren nach einer viermonatigen Reduktionsdiät im Durchschnitt neun Kilogramm Gewicht. Gleichzeitig sank ihr systolischer Blutdruck im Durchschnitt um 30 mm Hg und ihr diastolischer um 20 mm Hg.

▷ Der Hypertonieforscher E. Reisin kam 1983 in einem Bericht der *Archives of Internal Medicine* zu folgendem Schluß: Gewichtsverlust – besonders schneller Gewichtsverlust – kann zu sofortiger Blutdrucksenkung führen. Mehr noch: Der Forscher fand heraus, daß die Blutdrucksenkung unabhängig von dem Natriumgehalt der Diät eintrat. Ein Jahr später berichtete ein anderes Team um M.H. Maxwell in derselben Fachzeitschrift von identischen Forschungsergebnissen.

▷ Andere Studien berichten ebenfalls von starken Blutdrucksenkungen als Folge von Gewichtsverlust: So fand die Dahl-Studie (1958) einen durchschnittlichen Rückgang um 52/32 mm Hg (systolisch/diastolisch); die Maxwell-Studie (1984): 30/21 mm Hg; die Reisin-Studie (1978): 37/32 mm Hg; die Fletcher-Studie (1954): 33/16 mm Hg (siehe Kaplan, *Clinical Hypertension*, Seite 149).

Bislang kann die Forschung jedoch noch nicht genau sagen, auf welche Weise Übergewicht zur Entstehung von Bluthochdruck beiträgt bzw. Gewichtsverlust die Blutdruckwerte senkt. Beispielsweise wäre denkbar, daß mit einer Gewichtszunahme auch das Blutvolumen im Körper zunimmt und damit das Herz beim Pumpen mehr Kraft (Pumpleistung) aufbringen muß, um den Blutkreislauf in Fluß zu halten. Erhöhungen des Blutvolumens und der Pumpleistung treten oft gemeinsam mit Bluthochdruck auf.

Es könnte aber auch sein, daß die mit steigendem Körpergewicht gewöhnlich auch zunehmende Insulinproduktion den Bluthochdruck verursacht. Insulin ist ein Hormon, das von der Bauchspeicheldrüse (Pankreas) produziert und in den Blutkreislauf abgegeben wird, um dort den Blutzuckergehalt zu steuern. Menschen mit überschüssigem Körperfett in der oberen Körperhälfte haben erfahrungsgemäß gewöhnlich höhere Insulinspiegel.

Insulin wirkt aber auch auf den Natriumhaushalt, indem es die Absorbierung von Natrium in den Nieren fördert und damit die Natriumausscheidung über den Urin verringert. Daraus könnte über die Zunahme der Körperflüssigkeiten auch eine Erhöhung des

Blutvolumens resultieren, die wiederum den Blutdruck in die Höhe treibt.

Doch wie gesagt, der genaue Mechanismus, wie Übergewicht den Blutdruck erhöht, ist noch nicht erforscht. Solange dazu keine neuen Erkenntnisse vorliegen, sollten Sie sich an folgendes halten: Übergewicht bedeutet ein erhöhtes Hypertonierisiko, es ist möglicherweise sogar der wichtigste Risikofaktor für Bluthochdruck.

Risikofaktor Alkohol

John, ein sehr aktiver Geschäftsmann Ende Dreißig, arbeitete gewöhnlich sechs, manchmal sogar sieben Tage in der Woche unter starker Anspannung. Trotzdem fühlte er sich nicht krank oder unwohl und war deswegen ziemlich überrascht, als ihm sein Arzt, ein Kollege von mir, nach einer Routinekontrolle die Diagnose Bluthochdruck mitteilte.

Johns durchschnittlicher Blutdruck nach drei Messungen betrug 150/95 mm Hg. Um die Diagnose exakt abzuklären, wurde er zu weiteren Messungen bestellt. Leider bestätigte sich das erste Ergebnis: Johns Blutdruck war einfach zu hoch. Da es sich aber noch nicht um eine besorgniserregende Höhe handelte, entschied sich mein Kollege für eine nichtmedikamentöse Therapie.

Während eines ausführlichen Gesprächs entdeckte der Arzt, daß John sehr viel Alkohol trank.»Ich brauche wirklich einige Drinks in der Nacht, um zu entspannen«, erklärte John. Bei den Drinks handelte es sich um zwei oder drei Cocktails und zwei große Gläser Wein jeden Abend.

Das war aber nicht alles. Auch bei seinen häufigen Geschäftsessen trank John regelmäßig, einmal einige Gläser Bier, ein anderes Mal einige Martinis.

Im Durchschnitt nahm John also fast 112 Gramm reinen Alkohol täglich zu sich! Und manchmal, wenn er am Wochenende auf eine Party ging, war sein Alkoholkonsum noch höher.

Mein Kollege erklärte seinem Patienten daraufhin, daß er seine Trinkgewohnheiten gründlich ändern müsse. Nach den neuesten wissenschaftlichen Erkenntnissen seien für Hypertoniker höchstens 30 Gramm reiner Alkohol pro Tag erlaubt. Diese Menge entspricht etwa zwei Gläsern Wein, zwei Flaschen Bier oder zwei kleinen Whiskys.

John war alles andere als begeistert. Doch sein Bluthochdruck machte ihm noch mehr Sorgen. Und so entschied er sich, den Empfehlungen seines Arztes zu folgen: nicht mehr als 30 Gramm reinen Alkohol pro Tag.

Als John einen Monat später zur Blutdruckkontrolle kam, zeigte das Meßgerät statt der ursprünglichen 150/95 mm Hg nur noch 130/84 mm Hg, also schon einen recht annehmbaren Wert. Eine Reduktionsdiät und ein regelmäßiges Bewegungstraining, entschied mein Kollege, würden ihr übriges tun, um Johns Blutdruck ohne Medikamente auf ein normales Niveau zu bringen.

So wie mein Kollege, raten die meisten Hochdruckforscher zu einem sorgfältigen Umgang mit Alkohol: keinesfalls mehr als 60 Gramm reinen Alkohol am Tag, besser noch: höchstens 30 Gramm. Denn einige ernst zu nehmende Schätzungen weisen darauf hin, daß übermäßiger Alkoholkonsum etwa bei zehn Prozent aller hochdruckkranken Männer und einem Prozent aller hochdruckkranken Frauen die Hauptursache für Hypertonie ist. Und wer völlig mit dem Alkohol Schluß macht, kann mit einer rasanten Senkung seines Blutdrucks rechnen. Studien mit starken Trinkern kamen zu dem Ergebnis, daß etwa 80 Prozent der alkoholabhängigen Hypertoniker dreißig bis sechzig Tage nach ihrem letzten Schluck wieder normale Blutdruckwerte haben. Und das ohne Hilfe von Medikamenten.

Für den durchschnittlichen Hypertoniker gilt: Wer seinen Alkoholkonsum auf 30 Gramm reinen Alkohol am Tag reduziert oder ganz mit dem Trinken aufhört, kann mit einem deutlichen Rückgang seiner Blutdruckwerte rechnen.

Sollten Sie überhaupt Alkohol trinken?

Wenn Sie bislang keinen Alkohol getrunken haben, empfehle ich Ihnen natürlich nicht, jetzt damit zu beginnen. Denn auch der Konsum von nur 30 Gramm reinen Alkohols führt im Durchschnitt zu einem Anstieg des Blutdrucks, und zwar des diastolischen Werts um etwa 2 mm Hg.

Vielleicht haben Sie schon in einem anderen Zusammenhang gelesen, daß der Konsum von 30 bis 60 Gramm reinen Alkohols pro Tag gegen Erkrankungen der Herzkranzgefäße und Schlaganfälle schützen soll. Dazu erzählen japanische Hypertonieforscher häufig die folgende Geschichte:

Shigechiyo Izumi galt als der älteste Mann der Welt – zumindest

als der älteste Mensch mit einer offiziellen Geburtsurkunde. Izumi mochte Alkohol, aber er nahm so gut wie nie mehr als 30 Gramm reinen Alkohols zu sich, bis er 1986 im Alter von 120 Jahren starb. Diese Menge Alkohol entspricht genau der Menge, die eben verschiedene Forscher als Schutz gegen Erkrankungen der Herzkranzgefäße empfehlen.

Für die Japaner beweist die Geschichte von Izumi den großen gesundheitlichen Wert des japanischen Nationalgetränks Sake, einem Reiswein. Sake, so sagen sie, »ist die beste Medizin« oder im Original »Sake hyaku yaku no chyo!« (siehe Kikuo Arakawa in *Seminars in Nephrology*, Seite 171).

Leider ist es mit dem Alkohol aber doch nicht so einfach. Frauen zum Beispiel haben, auch wenn sie nur wenig Alkohol trinken, ein höheres Risiko, einem Schlaganfall aufgrund einer Gehirnblutung zu erliegen.

Außerdem weisen klinische Erfahrungen darauf hin, daß bestimmte Menschen auf Alkohol besonders empfindlich reagieren. Gleichgültig, welche Menge Alkohol sie trinken, ihr Blutdruck steigt sofort deutlich an.

Eine unserer Patientinnen gehörte zu dieser Gruppe. Ihr Lebensstil schien völlig in Ordnung: Sie befolgte eine natriumarme Diät, hielt ihr Idealgewicht und absolvierte regelmäßig ein Bewegungstraining. Trotzdem lag ihr durchschnittlicher Blutdruck unverändert bei 145/93 mm Hg.

Kurz bevor wir uns für eine medikamentöse Therapie entschieden, baten wir sie quasi als letzten Versuch, auf ihr abendliches Glas Wein zu verzichten. Prompt sank ihr Blutdruck auf ein normales Niveau.

Unsere Patientin gehörte also zu den Menschen, die durch ein kleines Glas Wein zu Hypertonikern werden.

Was die Alkoholfrage angeht, so rate ich persönlich meinen Patienten: Wenn Sie bislang keinen Alkohol getrunken haben, dann lassen Sie das auch in Zukunft bleiben. Wenn Sie Alkohol mögen, dann trinken Sie nicht mehr als 30 Gramm reinen Alkohol täglich (= 2 Gläser Wein, 2 Flaschen Bier, 2 kleine Whiskys).

Risikofaktor Streß

Don, ein Börsenmakler Anfang Vierzig, litt bereits seit Jahren an leichtem Bluthochdruck. Was er auch zusammen mit seinem Arzt ausprobierte – natriumarme Ernährung, Bewegungstraining und Verzicht auf Alkohol –, sein Blutdruck betrug stets 150/93 mm Hg. Schließlich riet ihm sein Arzt zu einem Entspannungstraining: Don sollte sich zwei- bis dreimal täglich 20 bis 30 Minuten Zeit nehmen für Muskelentspannungs- und Atemübungen. Während dieser Zeit sollte er zunächst bequem und ruhig sitzen und nacheinander die wichtigsten Muskelgruppen (von den Füßen bis zum Genick) entspannen. Anschließend sollte er sich auf seine Atmung konzentrieren, langsam und regelmäßig ein- und ausatmen. Störende Gedanken – etwa über Arbeits- oder Familienprobleme – sollte er einfach beiseite schieben und sich weiter auf seine Atmung konzentrieren.

Außerdem empfahl der Arzt feste Übungszeiten: 1. morgens sofort nach dem Aufwachen, 2. in der Mittagspause, 3. abends zu Hause. Manchmal schob Don sogar noch eine vierte Übung auf dem Nachhauseweg im Zug ein. Das Ergebnis: Innerhalb weniger Wochen sank sein Blutdruck auf 138/84 mm Hg.

Viele Ärzte empfehlen ihren Patienten auch kürzere Übungszeiten, etwa zweimal 10 bis 20 Minuten am Tag.

Herbert Benson, Kardiologe an der Harvard-Universität, nennt den beruhigenden Effekt von Entspannungsübungen auf das sympathische Nervensystem den »Entspannungsreflex«. Wie er in seinem Buch *The Relaxation Response and Your Maximum Mind* beschreibt, konnte er mit seinem Ansatz (siehe Kapitel 10 dieses Buches) bei vielen Hypertoniepatienten überraschende Erfolge erzielen.

Viele Menschen glauben jedoch, ein regelmäßiges Entspannungstraining in ihrem Tagesablauf nicht unterbringen zu können, etwa weil sie keine Zeit dafür finden oder einfach nicht diszipliniert genug sind.

Nicht so Don. Er war sehr motiviert, vor allem weil er keine Medikamente einnehmen wollte. Auch hatte er bislang seine natrium- und cholesterinarme Diät sorgfältig befolgt und war auch regelmäßig zum Sport gegangen. Außerdem hatte er auf eigene Faust einige populäre Selbsthilfeprogramme zur Verringerung von Streß am Arbeitsplatz ausprobiert.

Daher waren auch drei oder vier Übungstermine am Tag für ihn kein Problem. Binnen kurzer Zeit stellte er fest, daß er sich gelöster und entspannter fühlte, wenn es in seinem Beruf hart auf hart ging. Der Streß konnte ihm also nichts mehr anhaben, sein Blutdruck sank.

Wenn wir Menschen unter Streß geraten – also Belastungssituationen erleben, die bei uns Angst oder Ärger hervorrufen –, läßt unser sympathisches Nervensystem automatisch mehr von bestimmten Hormonen ausschütten. Dazu gehört auch das bereits als Streßhormon bekannte Adrenalin, das von der Nebennierenrinde produziert wird. Neben anderem bewirkt Adrenalin den sogenannten Angriff-Flucht-Reflex als Antwort auf Streßsituationen: Das Herz schlägt schneller, der Muskeltonus steigt, der Mensch beginnt zu schwitzen und fühlt sich »wie auf dem Sprung«. Gleichzeitig verengt Adrenalin die Blutgefäße und führt dadurch zu einem Anstieg des Blutdrucks.

Leider endet die Wirkung von Adrenalin nicht mit dem Verschwinden der Streßsituation. Meistens bleibt die körperliche Aktivierung einschließlich des erhöhten Blutdrucks noch bestehen, auch wenn schon längst wieder Ruhe eingekehrt ist. Das kann bis zu einer Stunde oder länger dauern – und so lange haben etliche Menschen Blutdruckwerte, die als hypertonisch zu bewerten sind. Mehr noch: Inzwischen gehen die meisten Hypertonieforscher davon aus, daß regelmäßiger Adrenalinausstoß aufgrund von wiederkehrenden Streßsituationen bei manchen Menschen zu andauerndem Bluthochdruck führen kann.

Welche Beweise gibt es bislang für diese Annahme? Im folgenden finden Sie einige Ergebnisse neuerer Studien zum Thema Streß und Bluthochdruck:

▷ Fluglotsen sind aufgrund ihrer beruflichen Anspannung fünfeinhalbmal stärker hypertoniegefährdet als nach Alter und sonstigen körperlichen Merkmalen vergleichbare Piloten ziviler Verkehrsmaschinen. (Andererseits ergab eine andere Studie, daß Fluglotsen nach zehnjähriger Berufstätigkeit ein geringeres Hypertonierisiko haben als die männliche Durchschnittsbevölkerung.)
▷ Menschen, die von überschaubaren, sicheren und ruhigen Orten in hektische Großstädte umziehen, bekommen aufgrund höherer Belastung oft Bluthochdruck. Mehrere Forscher haben darauf hingewiesen, daß zwischen dem Verlust der »heimatlichen Wurzeln«

und dem Auftreten von Bluthochdruck eine enge Verbindung besteht.

▷ Auch Männer, die regelmäßig starkem Lärm ausgesetzt sind, reagieren mit Blutdruckanstieg. Unter ihnen wurden deutlich mehr Hypertoniker gefunden als in der männlichen Durchschnittsbevölkerung.

Obwohl noch weitere Forschungen notwendig sind, um die Zusammenhänge zwischen Streß und Hypertonie genau zu klären, gilt Streß heutzutage als eindeutiger Risikofaktor für Bluthochdruck. In Kapitel 10 werden Sie einige Techniken kennenlernen, wie Sie Ihren ganz persönlichen Streß besser in den Griff bekommen. Denn es ist nicht der Streß als solcher, sondern der Umgang mit ihm, der krank machen kann. Dons Geschichte ist kein Einzelfall!

Risikofaktor mangelnde Bewegung

Der Zusammenhang zwischen körperlicher Fitneß und Bluthochdruck kommt in dem folgenden Zitat von M.L. Slattery und D.R.Jacobs, entnommen aus einem Bericht über eine Studie des *American Journal of Epidemiology*, besonders gut zum Ausdruck. »Die Ergebnisse (unserer) Studie zeigen, daß wenig durchtrainierte Männer mittleren Alters... ein höheres Risiko haben, an Erkrankungen der Herzkranzgefäße, Herz-Kreislauf-Erkrankungen und anderen Krankheiten zu sterben. Das erhöhte Risiko ist zum größten Teil Resultat hoher Blutdruckwerte.«

Diese Wertung entspricht der inzwischen allgemein akzeptierten Einschätzung: Je durchtrainierter ein Mensch, desto geringer sein Risiko, an Bluthochdruck zu erkranken. Oder umgekehrt: Je weniger trainiert, desto größer das Risiko, an Hypertonie zu erkranken.

Ausdauerübungen (auch aerobische Übungen genannt) haben sich als beste Trainingsform zur Senkung des Blutdrucks erwiesen. Dazu gehören vor allem Joggen, Langstreckenlauf, Radfahren und zügiges Gehen. Wer damit Erfolg haben will, muß aber mindestens drei- bis viermal wöchentlich 20 bis 30 Minuten investieren. Nicht geeignet ist Muskeltraining, wie etwa Gewichtheben, weil diese Übungen den Blutdruck aufgrund der starken körperlichen Anstrengung eher in die Höhe treiben. Wer hypertoniegefährdet ist, sollte deswegen auf Muskeltraining verzichten.

Wie steht es denn nun genau mit den Erfolgsquoten von Ausdauerübungen? Die US-Fachzeitschrift *Hypertension* schrieb 1988 über eine Konferenz zum Thema Sport, Fitneß und Gesundheit in Toronto: »Menschen mit essentieller (primärer) Hypertonie können ihre systolischen und diastolischen Blutdruckwerte durch regelmäßiges Ausdauertraining um jeweils etwa 10 mm Hg senken.«

Allerdings wies die Konferenz ausdrücklich darauf hin, daß Patienten mit Blutdruckwerten über 160/105 mm Hg nur unter ärztlicher Aufsicht und während einer medikamentösen Behandlung trainieren sollten.

Ich persönlich betrachte eine unkontrollierte Hypertonie, das heißt Blutdruckwerte ab 175/110 mm Hg und höher, trotz medikamentöser Behandlung als eine absolute Gegenanzeige für sportliche Übungen. Denn Ausdauertraining kann den Blutdruck bei schwerer Hypertonie bis zum akuten Schlaganfallrisiko in die Höhe treiben.

In Kapitel 8 dieses Buchs werden Sie ein spezielles Trainingsprogramm für Hypertoniker und hochdruckgefährdete Menschen kennenlernen.

Sonstige Risikofaktoren

Zwar ist die Wissenschaft noch einer ganzen Reihe möglicher weiterer Risikofaktoren auf der Spur, die Forschungen sind aber noch nicht abgeschlossen. Im folgenden finden Sie einen Überblick über den gegenwärtigen Stand.

Hohe Kreatininspiegel: Beim Kreatinin handelt es sich um eine Substanz, die immer dann entsteht, wenn der Körper Muskelgewebe abbaut, über das Blut abtransportiert und über den Urin ausscheidet. Kreatinin ist also ein Ausscheidungsprodukt. Hohe Kreatininspiegel im Blut zeigen an, daß die Niere nicht in der Lage ist, das Blut richtig zu reinigen.

Einem Bericht der US-Fachzeitschrift *Hypertension* vom Mai 1989 zufolge eignen sich die Kreatininspiegel im Blut – ihre Ermittlung ist relativ einfach – gut als Frühwarnsignal für Schlaganfall und Herzinfarkt bei Hypertonikern.

So stellten die zitierten Forscher fest, daß Menschen mit hohem

Kreatininspiegel fünfmal häufiger an Schlaganfall oder Herzinfarkt starben als Menschen mit niedrigem Kreatininspiegel. Außerdem ließen sich Todesfälle aufgrund von Herz-Kreislauf-Erkrankungen anhand der Kreatininwerte wesentlich genauer vorhersagen als durch die Risikofaktoren hohe Cholesterinwerte, Rauchen, bereits bestehende oder überwundene Herzerkrankungen und Diabetes mellitus.

Hinweis: Ein normaler Kreatininspiegel liegt zwischen 0,57 und 1,5 Milligramm/Deziliter (neue Einheit: 50 bis 110 Mikromol/Liter). Menschen mit hohem Blutdruck sollten ihre Kreatininwerte mindestens einmal pro Jahr überprüfen lassen. Liegt das Ergebnis über dem Normbereich, sollte der Arzt auf jeden Fall etwas dagegen unternehmen. Bisweilen weisen hohe Kreatininspiegel auf grundlegende Störungen der Nierenfunktion hin, die sich manchmal (aber leider nicht immer) durch eine spezielle Therapie beheben oder zumindest kontrollieren lassen.

Koffein: Koffein kann vorübergehend blutdruckerhöhend wirken, das heißt, der Blutdruck steigt für einen kurzen Zeitraum um 5 bis 15 mm Hg. Dieser Anstieg erfolgt gewöhnlich, wenn er überhaupt eintritt, eine Viertelstunde nach dem Genuß von zwei oder drei Tassen Kaffee. Nach einer Stunde sinken die Werte jedoch meist wieder auf ihr Ausgangsniveau.

Bislang liegen keine Beweise dafür vor, daß Koffein andauernden Bluthochdruck verursachen könnte. Allerdings ergab eine französische Studie aus dem Jahr 1983, daß Menschen, die fünf und mehr Tassen Kaffee täglich trinken, auf Dauer leicht erhöhte Blutdruckwerte aufweisen.

Rauchen: Nikotin kann wie Kaffee zwar vorübergehend blutdruckerhöhend wirken, es verursacht aber ebenfalls keine andauernde Blutdrucksteigerung. Obwohl also der Verzicht auf das Zigarettenrauchen den Blutdruck nicht senken kann, sollte jeder Raucher zugunsten seines allgemeinen Gesundheitszustandes künftig die Finger von den Glimmstengeln lassen.

Fette: Eine 1989 vor dem American Heart Association's Council of High Blood Pressure Research (zu deutsch etwa: Sitzung der Amerikanischen Herz-Gesellschaft zum Thema Hypertonieforschung)

vorgetragene Studie zeigt einen klaren Zusammenhang zwischen bestimmten Blutfetten (insbesondere Cholesterin und Triglyzeriden) und Bluthochdruck. So berichtete Roger William von der Universität Utah, einer der Autoren, daß ein Drittel der untersuchten Hypertoniker erhöhte LDL-Cholesterinwerte aufwies; und zwei Drittel zeigten sogar verringerte oder abnorm niedrige HDL-Cholesterinwerte. Zudem hatten sich bei der Hälfte der untersuchten Patienten erhöhte Triglyzeridspiegel gezeigt.

Wie gut mehrfach ungesättigte Fette zur Senkung des Blutdrucks geeignet sind, zeigt eine finnische Studie: Patienten, die 1. ihren täglichen Fettkonsum (von 108 auf 50 Gramm) verringerten und 2. hauptsächlich mehrfach ungesättigte Fette (statt 27 Prozent nunmehr 98 Prozent des gesamten Fettkonsums) zu sich nahmen, erlebten mit 13/10 mm Hg eine deutliche Senkung ihrer systolischen und diastolischen Werte. Auch bei den Kontrollpersonen mit normalem Blutdruck sanken die Werte um durchschnittlich 7/5 mm Hg.

Auch bei einfach ungesättigten Fetten, wie etwa Olivenöl, entdeckte die Forschung ähnlich erfreuliche Eigenschaften: So berichtete Paul T. William vom Stanford Center für Research in Disease Prevention (zu deutsch etwa: Zentrum zur Präventivforschung der Universität Stanford) über seine Studienergebnisse: »...ein steigender Konsum von einfach ungesättigten Fetten verhält sich umgekehrt zur Blutdruckhöhe. Allerdings muß die Eindeutigkeit dieses Ergebnisses noch bewiesen werden.« Einfach ausgedrückt bedeutet das: Je mehr einfach ungesättigte Fette Sie essen, desto niedriger dürfte Ihr Blutdruck sein.

Wie die letzte Studie anmerkt, ist die genaue Ursache für diese Wirkung bislang noch nicht identifiziert, weitere Forschungen werden notwendig sein. Allerdings läßt sich heute schon sagen: Wer gesättigte Fette durch einfach oder mehrfach ungesättigte Fette ersetzt, beugt damit Bluthochdruck, weiteren Herz-Kreislauf-Erkrankungen und Krebs vor.

Vegetarische Ernährung: Einige Studien haben ergeben, daß Vegetarier einen niedrigeren Blutdruck haben als Menschen, die Fleisch essen. So wird von Hypertonikern berichtet, die nach einer sechswöchigen ausschließlich vegetarischen Diät im Durchschnitt 5 mm Hg niedrigere systolische Werte aufwiesen.

Auch hier ist der Wirkungszusammenhang noch nicht eindeutig

geklärt. Möglicherweise spielt aber der höhere Anteil an mehrfach ungesättigten Fetten sowie der höhere Kalium- und Ballaststoffgehalt der vegetarischen Ernährung die ausschlaggebende Rolle.

Ballaststoffe: Bislang haben drei Untersuchungen gezeigt, daß eine ballaststoffreiche Ernährung (30 bis 45 Gramm Ballaststoffe pro Tag) ohne und zusammen mit einer fett- und natriumarmen Ernährung den Blutdruck um 5 bis 10 mm Hg senken kann.

Kalium: Eine 1987 in der US-Fachzeitschrift *New England Journal of Medicine* veröffentlichte Untersuchung von Kay-Tee Khaw und Elizabeth Barrett-Connor betont, daß »klinische, experimentelle und epidemiologische Daten einen engen Zusammenhang zwischen einer kaliumreichen Ernährung und niedrigem Blutdruck erkennen lassen«.

Die Forscherinnen hatten 859 Männer und Frauen im Alter zwischen fünfzig und siebenundneunzig Jahren in Kalifornien über einen Zeitraum von zwölf Jahren beobachtet. Nachdem sie die Umstände von 24 Todesfällen nach Schlaganfall genauer untersucht hatten, formulierten sie ihre Hypothese, wonach eine kaliumreiche Kost vor tödlichen Schlaganfällen schützen kann. Ferner stellten sie fest, daß eine Extraportion von kaliumreichem Obst oder Gemüse pro Tag »das Risiko um 40 Prozent senken konnte«. Außerdem zeigte sich die gesundheitsfördernde Wirkung der Extragaben Kalium unabhängig von der aktuellen Blutdruckhöhe.

Im Rahmen einer anderen Studie wurden Versuchspersonen mit normalem Blutdruck auf eine kaliumarme Diät gesetzt. Bei fast allen war ein deutlicher Blutdruckanstieg die Folge.

Die Forschungen dauern an. Doch schon heute kann man mit einiger Berechtigung sagen: Eine kaliumreiche Ernährung kann tatsächlich vor Bluthochdruck und Schlaganfall schützen.

Kalzium: Obwohl keine Beweise dafür vorliegen, daß eine kalziumarme Ernährung Bluthochdruck verursacht, hilft manchen Menschen mit leicht oder mäßig erhöhtem Blutdruck eine orale Kalziumersatzstofftherapie.

Eine Vergleichsstudie an Hypertonikern und Kontrollpersonen mit normalem Blutdruck ergab, daß eine achtwöchige Einnahme von 1000 Milligramm Kalziumkarbonat oder 1000 Milligramm Kalziumzitrat bei den Hochdruckkranken sich positiv auswirkte:

Anschließende Messungen im Liegen ergaben eine durchschnittliche Senkung des systolischen Blutdruckwerts um 3 mm Hg; im Stehen war die Verringerug des systolischen Werts mit 5,6 mm Hg noch größer; und auch die Messung des diastolischen Werts im Stehen ergab eine Senkung von durchschnittlich 2,3 mm Hg gegenüber dem Ausgangswert.

Bei den Kontrollpersonen mit normalem Blutdruck wurden dagegen keinerlei Veränderungen der systolischen Werte festgestellt, weder im Liegen noch im Stehen. Der diastolische Wert im Liegen zeigte jedoch mit 3 mm Hg eine durchaus erwähnenswerte Veränderung.

Die Autoren dieser Studie, D.A. McCarron und C.O. Morris, schlossen aufgrund dieser Ergebnisse, daß eine achtwöchige Kalziumersatzstofftherapie bei einer Tagesdosis von 1000 Milligramm eine sichere, nichtmedikamentöse Behandlung von leichtem bis mäßigem Bluthochdruck bei bestimmten Patienten darstellen kann.

Leider wurden diese Ergebnisse bislang nicht durch andere Forschungen bestätigt. Im Gegenteil: In manchen Studien zeigte sich bei den Versuchspersonen nach Einnahme von Kalziumersatzstoffen eine deutliche Erhöhung des Blutdrucks (L.M. Resnick in *Annals of Internal Medicine*)!

Sie haben jetzt die häufigsten und die etwas weniger häufigen Risikofaktoren für Hypertonie kennengelernt. Jeder dieser Faktoren kann im Einzelfall eine Schlüsselrolle bei der Entstehung von Bluthochdruck spielen. Deswegen sollten Sie Ihr Augenmerk wirklich auf jeden einzelnen Risikofaktor richten und alles dafür tun, seine negativen Auswirkungen für Ihre Gesundheit so gering wie möglich zu halten.

Lassen Sie uns nun zu Schritt 3 bei der Ermittlung Ihres individuellen Hypertonierisikos kommen, der Bestimmung des »multiplen Risikos«, das dann eintritt, wenn sich zu einer Hypertonie noch andere Risikofaktoren für Herz- und Gefäßkrankheiten hinzugesellen.

Schritt 3:
Die Bestimmung des multiplen Risikos

Wer wissen will, wie sehr Bluthochdruck seine Gesundheit schädigt, muß nicht nur die negativen Folgen der Hypertonie kennen. Er muß sich auch im klaren darüber sein, welche zusätzlichen Gefahren entstehen, wenn zu einer Hypertonie noch andere Gesundheitsrisiken hinzukommen.

Schon die Krankheit Bluthochdruck ist, gelinde ausgedrückt, eine große Bedrohung für die Gesundheit. William B. Kannel, Professor am Boston University Medical Center (Zentrum für Medizin der Universität Boston) und Mitautor der *Framingham-Heart-Studie* schrieb 1987 in der Fachzeitschrift *American Heart Journal*: »Systolischer oder diastolischer Bluthochdruck trägt bei Männern und Frauen in jedem Alter in gewaltigem Maß zur Entwicklung von Herz- und Gefäßkrankheiten bei« (*American Heart Journal*, 1987, Seite 213).

Die folgende Tabelle, die von Joseph Stokes, William B. Kannel und anderen Autoren der Framingham-Studie zusammengestellt wurde, zeigt den Einfluß verschiedener Risikofaktoren auf die Entstehung von Herz- und Gefäßkrankheiten bei Männern im Alter von 35 bis 64 und 65 bis 94 Jahren.

---

[1] KHK = Koronare Herzkrankheit = Krankhafte Verengung oder Verschluß von Herzkranzgefäßen führen zu verminderter Durchblutung und damit eingeschränkter Sauerstoffversorgung des Herzmuskels. Krankheitsbild: Angina pectoris, Herzinfarkt und Linksherzinsuffiziens. Ursache meist Arteriosklerose der Herzkranzgefäße (Anm. d. Übers.).

[2] TIAs = transiente Ischämie-Attacken = leichte und kurzfristige Durchblutungsstörungen des Gehirns, die oft einem Schlaganfall vorausgehen. Daher oft auch »kleiner Schlaganfall« genannt (Anm. d. Übers.).

Der Einfluß des Alters auf ausgewählte Risikofaktoren bei Männern mit verschiedenen Herz- und Gefäßerkrankungen Eine Verlaufsstudie über dreißig Jahre im Rahmen der Framingham-Heart-Studie
(Quelle: *Circulation*, Bd.75, Suppl. V, Juni 1987, Seite 71)

	KHK[1]		Schlaganfall und TIAs[2]		Claudicatio intermittens[3]		Summe HGK[4]	
Altersgruppe / **Risikofaktor**	35–64	65–94	35–64	65–94	35–64	65–94	35–64	65–94
systolische Hypertonie	+++	+++	++++	+++	+++	+	+++	+++
Cholesterin	+++	+/–	–	–	++	+	+++	–
Glukose	–	++	–	+/–	++	++	++	++
Übergewicht	++	+/–	–	–	––––*	+/–	+	+/–
Zigarettenrauchen	+++	–	+++	+/–	++++	–	+++	+/–
Hämatokrit	+/–	+/–	+++	+/–	++	++	+/–	+/–
Eingeschränkte Leistungsfähigkeit*	–	+/–	+/–	+	–	+/–	+	+/–
Herzrate	–	+	+/–	+/–	+/–	–	+	+
Linksherzerweiterung/ EKG	+	++	++	++	–	–	+	++

[3] Claudicatio intermittens: Periodisch auftretende stechende Schmerzen beim Gehen in den Waden, die den Patienten zum Stehenbleiben zwingen. Oft auch »Schaufensterkrankheit« genannt, weil die Betroffenen das Verschwinden der Schmerzen vor einem Schaufenster abwarten. Ursache: arterielle Verschlußkrankheiten in den Beinen (Anm. d. Übers.).

[4] HGK = Herz- und Gefäßkrankheiten

* inverse Beziehung

Ein Minuszeichen (—) in der Tabelle bedeutet, zwischen Risikofaktor und jeweiliger Erkrankung besteht nur eine geringe Beziehung. Ein Pluszeichen (+) zeigt eine deutliche Verbindung an. Drei Minuszeichen (———) bezeichnen die stärkste inverse (umgekehrte) oder negative Beziehung, das heißt, zwischen Risikofaktor und jeweiliger Krankheit besteht überhaupt kein Zusammenhang, im Gegenteil, der Risikofaktor schützt vor der Krankheit. Vier Pluszeichen (++++) zeigen dagegen die stärkste positive Beziehung an, das heißt, der Risikofaktor ist eine wesentliche Ursache für die jeweilige Krankheit. Die dazwischenliegenden Bewertungen wie ++, +, +/—, —, —— zeigen graduelle Abstufungen.

Welchen Stellenwert nimmt der Bluthochdruck in der Tabelle ein? Dazu die Autoren: »Bei der systolischen Hypertonie handelt es sich im Vergleich zu allen anderen Risikofaktoren durchweg um den Risikofaktor mit der höchsten Signifikanz bei der Entwicklung aller Ausprägungen von Herz- und Gefäßkrankheiten... Sie ist zudem der wichtigste Risikofaktor für Schlaganfälle und transiente Ischämieattacken (TIAs), die oft einem Schlaganfall vorausgehen« (Joseph Stokes u.a., in *Circulation*, Juni 1987, Seite 66).

So erhielt die systolische Hypertonie als Risikofaktor für die koronare Herzkrankheit in beiden Altersgruppen drei Pluszeichen (+++). Bei Schlaganfällen und ihnen oft vorausgehenden leichten Durchblutungsstörungen des Gehirns stellte Bluthochdruck in der Altersgruppe der 35- bis 64jährigen Männer sogar das höchste Risiko und bekam deswegen die Höchstbewertung von vier Pluszeichen (++++). In der Altersgruppe der 65- bis 94jährigen bedeutete Bluthochdruck ein etwas geringeres Risiko und wurde mit drei Pluszeichen (+++) bewertet.

Auch für die Entwicklung einer Claudicatio intermittens, der sogenannten Schaufensterkrankheit, stellte die Hypertonie ein signifikantes Risiko dar: in der Altersgruppe der 35- bis 64jährigen mit drei Pluszeichen (+++), in der Altersgruppe der 65- bis 94jährigen mit einem Pluszeichen (+) bewertet.

Insgesamt erreichte Bluthochdruck in der Altersgruppe der 35- bis 64jährigen mit drei Pluszeichen (+++) dieselbe Bewertung wie hohe Cholesterinspiegel und Zigarettenrauchen. In der Altersgruppe der 65- bis 94jährigen erreichte außer dem Bluthochdruck kein weiterer Risikofaktor die hohe Bewertung von drei Pluszeichen (+++). Damit bildet Hypertonie für ältere Männer die größte Gesundheitsgefahr.

Zusammenfassung: Nach den vorliegenden Erkenntnissen scheint Bluthochdruck die schlimmste Bedrohung für das Herz-Gefäß-System des Menschen zu sein.

Der hohe Stellenwert von Bluthochdruck als Risikofaktor wird noch gewichtiger, wenn man ihn zusammen mit anderen Risikofaktoren betrachtet, um das multiple Risiko für die Gesundheit zu bestimmen.
Auch hier liefert die *Framingham-Heart-Studie* wichtiges Datenmaterial. Über einen Zeitraum von acht Jahren beobachteten die Autoren, wann bei Patienten mit einem oder mehreren Risikofaktoren Erkrankungen der Herzkranzgefäße auftraten. Aus den gewonnenen Daten entwickelten die Forscher anschließend ein typisches Risikoprofil für einen vierzigjährigen Mann. Dieses Profil enthält fünf Hauptrisikofaktoren:

1. hoher systolischer Blutdruck (195 mm Hg)
2. hoher Cholesterinspiegel (335 mg/dl)
3. Glukoseintoleranz (kann zu Diabetes mellitus führen)
4. Zigarettenrauchen
5. abnormale EKG-(Elektrokardiogramm-)Werte oder Linksherzhypertrophie (Linksherzerweiterung oder Erweiterung der linken Herzkammer).

Dieses Profil bedeutet: Ein vierzigjähriger männlicher Nichtraucher mit normalen Blutdruck-, Cholesterin- und EKG-Werten, normaler Herzgröße und normalem Glukosestoffwechsel hat nur ein geringes Risiko, eine Erkrankung der Herzkranzgefäße zu bekommen. Je höher jedoch die Zahl der vorhandenen Risikofaktoren, desto größer die Gefahr einer koronaren Herzkrankheit. Dabei wächst das Risiko nicht linear, sondern exponentiell, das heißt, die einzelnen Risikofaktoren verstärken (potenzieren) sich in ihrer negativen Wirkung.
Ein Beispiel: Ein erhöhter Cholesterinspiegel (335 mg/dl statt des normalen Werts von 185 mg/dl) vervierfacht das durchschnittliche Erkrankungsrisiko. Kommen die übrigen vier Risikofaktoren hinzu, also hoher Blutdruck, Glukoseintoleranz, Rauchen und etwa Linksherzerweiterung, dann beträgt das Erkrankungsrisiko das Hundertfache (Levy und Kannel, *American Heart Journal*, Seite 270f.)!

Die Wahrscheinlichkeit, mit der eine koronare Herzerkrankung unter bestimmten Bedingungen auftritt, läßt sich sogar in konkreten Zahlen ausdrücken.

Angenommen, ein vierzigjähriger Mann hat außer einem erhöhten Blutdruck von 195 mm Hg keine weiteren Risikofaktoren, dann werden bei ihm mit einer Wahrscheinlichkeit von 4,6 Prozent in den nächsten acht Jahren ernsthafte Herzbeschwerden auftreten. Liegen jedoch alle beschriebenen Risikofaktoren vor, erhöht sich die Wahrscheinlichkeit einer schweren Herzerkrankung auf 70,8 Prozent (Norman Kaplan, *Annals of Internal Medicine*).

Ein anderes Beispiel für die Auswirkungen der Risikofaktoren Zigarettenrauchen, hoher Cholesterinspiegel (310 mg/dl) und erhöhter systolischer Blutdruck (165 mm Hg): Nehmen wir einen fünfundvierzigjährigen Mann mit normal großem Herzen, der im Hinblick auf Herz- und Gefäßkrankheiten nicht familiär belastet ist, sein Idealgewicht hält, normale EGK-Werte aufweist und nicht an Diabetes mellitus leidet.

Lassen Sie uns zuerst davon ausgehen, daß dieser Mann keinen der zuvor genannten drei Risikofaktoren aufweist, das heißt, er raucht nicht, sein Cholesterinspiegel beträgt 185 mg/dl und sein systolischer Blutdruck 120 mm Hg. Unter diesen Umständen würde die Wahrscheinlichkeit einer ernsthaften Herzerkrankung innerhalb der nächsten sechs Jahre bei nur 1,8 Prozent liegen.

Handelt es sich bei unserer Versuchsperson jedoch um einen Raucher (alle anderen Risikofaktoren ausgeschlossen), würde sich die Gefahr einer ernsthaften Herzerkrankung innerhalb der nächsten sechs Jahre auf 2,7 Prozent erhöhen. Wäre auch noch sein Cholesterinspiegel mit 310 mg/dl erhöht, würde sich das Herzrisiko mit 8,8 Prozent mehr als verdreifachen.

Käme noch der dritte Risikofaktor, der erhöhte systolische Blutdruckwert von 165 mm Hg hinzu, würde die Wahrscheinlichkeit, daß unser Patient innerhalb der nächsten sechs Jahre ernsthafte Herzbeschwerden bekommt, auf 14,5 Prozent klettern (William Kannel u.a., *Hypertension: The Patient at Risk*, Seite 5).

Wir sehen also: Jeder weitere Risikofaktor verbindet sich mit den bereits vorhandenen Faktoren zu einem noch größeren Risiko. Und auch hier stellt, wie wir bereits gesehen haben, Bluthochdruck das Risiko Nummer eins dar. Das bedeutet: Wer die Gefahren für sein Herz-Gefäß-System abwehren will, der muß besonders auf seinen Blutdruck achten.

Das individuelle
Hypertonie-Risikoprofil

Die Bestimmung des individuellen Risikoprofils ist kein leichtes Unterfangen; denn einfache Tabellen oder Fragebogen, die man nur ankreuzen muß, um das persönliche Risiko herauszufinden, gibt es bislang nicht. Statt dessen müssen Sie zusammen mit Ihrem Arzt folgende Fragen beantworten:

▷ Was bedeuten Ihre systolischen und diastolischen Blutdruckwerte?
▷ Welche Zusammenhänge bestehen in Ihrem Fall zwischen Lebensstil, Ernährung und familiärer Belastung?
▷ Wie steht es mit Ihrem multiplen Risiko?

So kompliziert diese drei Fragen auch zu beantworten sein mögen, eines ist einfach: Wenn Sie feststellen, daß Sie auch nur in einem Bereich einen hohen Risikowert erreichen, dann unternehmen Sie schleunigst etwas dagegen.

Ich habe schon viele Patienten sagen hören: »Na ja, mein systolischer Wert ist ein bißchen erhöht« oder »Mein einziges Problem ist meine Vorliebe für Salz«, oder »Ich muß mich ja nur ein bißchen um leichten Bluthochdruck und etwas erhöhte Cholesterinspiegel sorgen, ansonsten bin ich ja in Ordnung«. Wie wir jetzt wissen, darf man solche Probleme aber keinesfalls ignorieren oder herunterspielen. Denn bei manchen Menschen braucht es nur einen oder zwei Risikofaktoren, um ernsthafte Herz- und Gefäßerkrankungen, etwa einen Schlaganfall, auszulösen.

Die folgenden Checklisten sollen Ihnen dabei helfen, Ihr persönliches Risiko zu ermitteln. Beachten und beobachten Sie wirklich alle der im folgenden genannten Faktoren, denn jeder einzelne kann zur Entwicklung einer Hypertonie beitragen.

Bestimmung des individuellen Hypertonierisikos

Schritt 1: Legen Sie sich einen eigenen Blutdruckpaß an. Pro Meßergebnis brauchen Sie drei Zeilen: eine Datumszeile, eine für das aktuelle Meßergebnis und eine für die Bewertung, die Sie aus der Tabelle auf Seite 29 dieses Buches entnehmen.

Datum: _____

Aktueller Blutdruck: _____

Bewertung des Risikos: _____

Schritt 2: Beantworten Sie den folgenden Fragebogen. Wenn Sie später feststellen, daß ein Risikofaktor weggefallen ist, korrigieren Sie Ihre Eintragung.

Lesen Sie die Bewertung der Risiken auf den entsprechenden Seiten dieses Buches nochmals nach.

Risikofaktor	signifikantes Risiko ja/nein
genetischer Faktor (familiäre Belastung)	_____
ethnischer Faktor (schwarze Hautfarbe)	_____
männliches Geschlecht	_____
hoher Natriumkonsum (mehr als 2 Gramm Natrium täglich)	_____
Übergewicht (mehr als 15 Prozent über dem Idealgewicht)	_____
übermäßiger Alkoholkonsum (mehr als 30 Gramm reiner Alkohol täglich)	_____
sehr streßreicher Lebensstil	_____
mangelnde Bewegung	_____

Schritt 3: Überprüfen Sie anhand der folgenden Checkliste die Existenz möglicher anderer Risikofaktoren für Herz- und Gefäßkrankheiten. Nicht vergessen: Je weniger Risikofaktoren, desto geringer auch das gesamte Herz-Gefäß-Risiko.

Risikofaktor	signifikantes Risiko ja/nein
Rauchen	_____
erhöhter Cholesterinspiegel (über 200 mg/dl)	_____
Diabetes mellitus (Blutzuckerspiegel über 120 mg/dl) – nüchtern gemessen	_____
abnorme EGK-Werte	_____
Linksherzerweiterung (Erweiterung der linken Herzkammer)	_____

Ihr Ziel: Versuchen Sie, soweit wie möglich alle angekreuzten Risikofaktoren auszuschalten oder zu minimieren. Manchen werden Sie nicht völlig loswerden können, wie etwa die genetischen Einflüsse. Indem Sie jedoch die anderen beeinflußbaren Faktoren ausschalten, verringern Sie das Gesamtrisiko – und steigern Ihre Chancen, die Entwicklung von Bluthochdruck zu verhindern oder eine bestehende Hypertonie in den Griff zu bekommen.

Wer Bluthochdruck wirksam vorbeugen oder behandeln will, muß *alle* dargestellten Schritte befolgen und *alle* Risikofaktoren beachten. Arbeiten Sie bitte eng mit Ihrem Arzt zusammen, um alle Probleme oder Faktoren, die bei Ihnen zur Entwicklung von Bluthochdruck beitragen können, beherrschen zu lernen oder auszuschalten. Nur wenn Sie die gesamte Spannbreite im Blick behalten, werden Sie auch wirklich Erfolge erzielen.

4

Der lautlose Mörder
Bluthochdruck

Bluthochdruck wird oft als »lautloser Mörder« bezeichnet, weil er sein tödliches Werk über Jahre hinweg im verborgenen vorbereitet – sichtbare Symptome sind selten.
Wie vollzieht sich dieser mörderische Prozeß nun genau?
Eine Hypertonie entsteht in einem »geschlossenen System«, zu dem mehrere Teile des Körpers gehören:

1. Das Herz, das durch ständiges Pumpen Organe und Gewebe mit Blut versorgt.
2. Die Blutgefäße, die sich aufgrund vielfältiger Signale verengen und weiten.
3. Die Nieren, die den Flüssigkeitshaushalt des Körpers regulieren.
4. Verschiedene Gehirn-, Nerven- und hormonelle Funktionen.

Diese vier organischen Netzwerke arbeiten ständig zusammen, um den Blutdruck auf einem normalen Niveau zu halten. Leider schleichen sich manchmal Fehler in dieses innere System ein: Das Ergebnis sind dann Abweichungen der Blutdruckwerte vom Normalniveau in Richtung zu hoher oder zu niedriger Blutdruck.
Sinkt der Blutdruck sehr stark ab, kann eine Hypotonie auftreten. Sie macht sich, wie wir noch in einem späteren Kapitel ausführlich erläutern werden, durch Müdigkeit, Schwindel oder Ohnmachtsanfälle unangenehm bemerkbar.
Eine sehr viel stärkere Bedrohung für die Gesundheit stellt jedoch ein zu hoher Blutdruck, eine Hypertonie dar. Gewöhnlich zeigen sich, wie schon gesagt, zunächst überhaupt keine Symptome. Erst in späteren Krankheitsstadien treten die typischen starken Morgenkopfschmerzen und Organstörungen auf – aber auch das nicht immer.
Über Jahre, ja sogar Jahrzehnte richtet ein unbehandelter Bluthochdruck lautlos und schrittweise seine irreversiblen Schäden in

Organen und Geweben an. Besonders gefährdet sind das Gehirn, die Blutgefäße, die Nieren und das Herz. Am Ende stehen dann nur allzuoft Schlaganfall, fortgeschrittene Gefäßerkrankung, Herzinfarkt, Nierenstörungen und vorzeitiger Tod.

Glücklicherweise muß man heutzutage diese Folgen nicht mehr einfach hinnehmen. Die Medizin kennt inzwischen etliche Verfahren, um einen Bluthochdruck in den Griff zu bekommen. Dazu gehören:

▷ Änderung der Herzleistung (Pumpleistung)
▷ Öffnung der Blutgefäße
▷ Steuerung der Nierenfunktion
▷ Beeinflussung der Hormon- und Nervenfunktionen

Die in diesem Buch beschriebenen medikamentösen und nichtmedikamentösen Behandlungsmethoden können sehr viel dazu beitragen, Ihren Blutdruck zu senken und damit auch das Risiko für Ihre Gesundheit zu mindern. Doch um ein engagierter und mündiger Patient sein zu können, müssen Sie mit dem medizinischen Grundlagenwissen über Bluthochdruck vertraut sein. Insbesondere sollten Sie verstehen, wie bestimmte Behandlungsverfahren wirken und warum manchmal eine Kombination verschiedener Therapien notwendig ist.

Wie entsteht Bluthochdruck?

Wie ich bereits zu Beginn dieses Kapitels ausgeführt habe, spielen das Herz, die Blutgefäße, die Nieren und das Gehirn-Nerven-Hormon-Netzwerk die Schlüsselrolle im Blutkreislauf. Zur Illustration vergleiche ich die Funktionen der einzelnen Faktoren oft mit der Arbeitsweise einer Fahrradpumpe:

▷ So erinnert mich die Arbeit des Herzens an die Tätigkeit von Händen, Armen und Pumpe beim Aufpumpen eines Fahrradreifens: Nachdem ich den Reifen stabilisiert habe, indem ich einen Fuß zwischen seine Speichen stelle, bewege ich den Griff der Pumpe mit den Händen und Armen rhythmisch auf und ab. Je schneller ich pumpe, desto mehr Luft presse ich in den Reifen – und desto schneller ist der Reifen prall gefüllt.

Das Herz arbeitet ähnlich: Es schlägt und ruht sich aus, schlägt und ruht sich aus. Mit jedem Schlag preßt es das Blut in die Blutgefäße. Und je schneller und kräftiger es schlägt, desto mehr steigt der Druck im Kreislaufsystem.

▷ Die Blutgefäße, die es in vielfältiger Ausführung und Größe gibt, erinnern mich an zwei Dinge: Erstens an das Gummiröhrchen am Ausgang der Pumpe und zweitens an den Gummischlauch des Fahrradreifens, den ich aufpumpen will. Anhand der Spannung des mit Luft gefüllten Gummischlauchs kann ich den Reifendruck bestimmen. Genauso bestimmt auch die Spannung der mit Blut gefüllten Gefäße das Blutdruckniveau.

▷ Die Nieren lassen mich an das Ventil des Fahrradreifens denken. Die Luft wird durch dieses Ventil in den Reifen gepumpt, überschüssiger Druck durch dieselbe Öffnung wieder abgelassen. Die Nieren arbeiten ähnlich, wenn sie Natrium und Wasser ausscheiden oder zurückhalten, um den Blutdruck zu regulieren.

▷ Das Gehirn-Nerven-Hormon-Netzwerk vergleiche ich mit dem Fahrradbesitzer. So überprüfe ich wie jeder aufmerksame Besitzer eines Fahrrads ständig den Druck meiner Reifen und flicke sie, wenn ich ein Loch entdeckt habe. Oder kaufe einen neuen Reifen, wenn sich eine Reparatur nicht mehr lohnt.

Die Spannung in den peripheren Blutgefäßen wird ebenfalls durch eine Art »Fahrradbesitzer« reguliert, nämlich durch das autonome (genauer: sympathische) Nervensystem und das Gehirn, die wiederum die verschiedensten Hormonfunktionen steuern, die für die Dehnung und Verengung der Blutgefäße zuständig sind.

Wenn ein Fahrrad funktionieren soll, muß der Reifendruck von Zeit zu Zeit überprüft werden. Ein zu niedriger Druck ist oft Folge vorzeitiger Materialermüdung des Schlauchs; ist der Druck zu hoch, ist das Rad schwerer zu steuern, seine Fahrweise wird holprig und damit die Gefahr eines Platten recht hoch.

Probleme mit den Reifen haben meist folgende Ursachen:

1. Der Fahrradbesitzer kann mit der Luftpumpe nicht richtig umgehen.
2. Das Reifenventil ist defekt oder hält zuviel Luft im Reifen, weil der Besitzer nicht weiß, daß man das Ventil zum Regulieren des Drucks benutzt.

3. Der Reifen ist schon älter und daher porös oder zerschlissen.

4. Der Fahrradbesitzer hat die regelmäßige Kontrolle des Reifendrucks vergessen und kümmert sich auch sonst nicht um den Zustand seines Fahrrads.

Probleme mit dem Blutdruck entstehen auf ähnliche Weise. Das folgende Beispiel einer Patientin, die ich Liz nennen möchte, wird das illustrieren:

Als Kind und junge Erwachsene hatte Liz keinerlei Probleme mit Bluthochdruck. Allerdings lebte sie mit einigen Risikofaktoren, die erhöhte Aufmerksamkeit verlangten: Sie war übergewichtig, familiär belastet – ihr Vater und ihre Großmutter mußten blutdrucksenkende Medikamente einnehmen –, und auch ihr eigener Blutdruck lag stets etwas höher als der Durchschnittswert ihrer Altersgruppe. (Eine Reihe von Studien hat gezeigt, daß Kinder mit überdurchschnittlich hohen Blutdruckwerten – aber noch keinem Bluthochdruck – als Erwachsene stärker hypertoniegefährdet sind.)

Liz hatte also ein höheres Hypertonierisiko als andere Menschen ihres Alters. Bis zu ihrem dreißigsten Lebensjahr blieb ihr Blutdruck jedoch mit 135/88 mm Hg im Normbereich. Danach kletterte er langsam in den Bereich des leichten oder mäßigen Hochdrucks. Zuerst lagen die Meßwerte nur zeitweise über dem Grenzwert von 140/90 mm Hg. Doch als Liz die Vierzig überschritten hatte, blieben ihre Blutdruckwerte konstant über dem Grenzwert, sie schwankten zwischen 140/90 und 150/95 mm Hg.

Bis zu diesem Zeitpunkt hatte sich die beginnende Hypertonie niemals durch irgendwelche Beschwerden bemerkbar gemacht. Still und heimlich richtete sie im verborgenen ihr zerstörerisches Werk an. Nur regelmäßige Blutdruckkontrollen konnten Liz zeigen, daß sie langsam krank wurde.

Liz' Fall ist typisch für viele Menschen, bei denen sich langsam eine Hypertonie entwickelt. Bestimmte Risikofaktoren zeigten schon früh an, daß Liz mit hoher Wahrscheinlichkeit in späteren Jahren an Bluthochdruck leiden würde. Und genau das trat ein.

In den meisten Fällen vollzieht sich die Entwicklung genauso wie bei Liz. Der Patient hat zwar einen höheren Blutdruck als in seiner Altersgruppe üblich, die Werte liegen aber noch im normalen Bereich. Mit zunehmendem Alter steigt dann auch der Blutdruck, bis zwischen dem dreißigsten und fünfzigsten Lebensjahr plötzlich die Diagnose Bluthochdruck gestellt wird.

Gewöhnlich dauert es dann nochmals zehn bis zwanzig Jahre, bis die Hypertonie schwere Organschäden angerichtet hat. Und meist zeigen sich auch während dieser Zeit kaum Beschwerden, bis schließlich ein Schlaganfall oder schwere Nierenstörungen Alarm geben.

Natürlich nimmt eine Hypertonie nicht immer einen solchen asymptomatischen Verlauf, doch sind eventuelle Beschwerden oft nur sehr schwer einzuordnen. So berichtete 1973 die US-Fachzeitschrift *New England Journal of Medicine* über eine Studie zur Identifizierung möglicher Frühsymptome einer Hypertonie. Die Autoren dieser Studie hatten Patienten mit diastolischen Blutdruckwerten zwischen 90 und 99 mm Hg und spürbaren Beschwerden untersucht. Ergebnis:

▷ 21 Prozent klagten über Kopfschmerzen.
▷ 21 Prozent waren schon einmal in Ohnmacht gefallen.
▷ Ein geringerer Prozentsatz erlebte wiederkehrende Schwindelgefühle, Ohrensausen, Nasenbluten und andere kleinere Beschwerden.

Der Vergleich mit den Angaben von Patienten, deren diastolischer Blutdruck über 100 mm Hg lag, ergab dieselben Prozentsätze für dieselben Beschwerden.

Doch das überraschendste Ergebnis erbrachte der Vergleich mit Kontrollpersonen, deren diastolischer Blutdruck unter 90 mm Hg und damit im normalen Bereich lag. Auch sie klagten in fast demselben Maß über solche Beschwerden wie die Hochdruckpatienten. Man sieht: Beschwerden sind keineswegs der beste Indikator für die Höhe des Blutdrucks.

Morgenkopfschmerzen und einige andere der oben erwähnten Beschwerden werden immer wieder mit Hypertonie in Verbindung gebracht. Doch niemand sollte sich auf diese Symptome oder ihr Fehlen verlassen! Der einzige Weg, um festzustellen, ob sich Ihr Blutdruck in Richtung Hochdruck entwickelt, sind regelmäßige Blutdruckkontrollen.

Lassen Sie uns nun wieder zu Liz zurückkehren. Was ging in ihrem Körper vor sich, während sich die Hypertonie langsam über die Jahre entwickelte?

97

Ein angeborenes Herzleiden?

Als Liz ein kleines Kind war, hatten die Ärzte festgestellt, daß ihr Herz mehr leistete als normal.* Ihr Herz schlug fester und schneller, als ihrem Alter entsprach. Als Liz erwachsen war, sank ihre Herzleistung, gleichzeitig aber begann ihr Blutdruck langsam in den Hypertoniebereich zu steigen.

Über die Rolle eines überaktiven Herzens bei der Entstehung von Bluthochdruck herrschen noch viel Unsicherheit und Meinungsverschiedenheiten in der Forschung. Ein etwas schnellerer Herzschlag gilt als relativ häufiges Phänomen, bevor der Blutdruck in die Höhe klettert. Allerdings liegt das Volumen der Körperflüssigkeiten und des Blutplasmas bei Hypertonikern niedriger als bei Menschen mit normalem Blutdruck. Diese Tatsache steht der Annahme entgegen, daß ein erhöhtes Blutvolumen Ursache für eine Hypertonie sein könne.

Andere Studien haben demgegenüber ergeben, daß selbst eine im Vergleich zum Durchschnitt verringerte Herzleistung oder ein verringertes Flüssigkeitsvolumen bei Hypertonikern oft für den jeweiligen Blutdruck immer noch zu hoch sind. Mit anderen Worten: Je höher der Blutdruck eines Menschen (aufgrund besonders starken Drucks in den peripheren Blutgefäßen), desto geringer braucht das Blutvolumen zu sein. Bei Hypertonikern liegt dieses Blutvolumen gewöhnlich höher als notwendig.

Außerdem speichern das Gewebe und die Gewebezwischenräume bei Menschen mit Bluthochdruck oft mehr Flüssigkeit als normal. (Die Medizin spricht dann von Ödembildung, Anm. d. Übers.) Das kann daran liegen, daß aufgrund der höheren Herzleistung mehr Blut über die Schlagadern und Kapillaren in das Gewebe gepreßt wird.

Letztendlich stellt sich bei Patienten mit ständig steigender Herzleistung über die Jahre oft eine sogenannte Autoregulation ein. Sobald zuviel Blut zirkuliert, meldet der Körper aufgrund des übermäßigen Nährstoffangebots: »Genug ist genug! Ich bin satt und brauche nichts mehr.«

Physiologisch gesehen verengen sich die Blutgefäße, um weniger Blut hindurchzulassen und damit Blutvolumen und Nährstoffange-

---

*Herzleistung = Schlagvolumen (Menge des pro Schlag gepumpten Blutes multipliziert mit der Anzahl der Herzschläge pro Minute).

bot in Einklang mit dem tatsächlichen Bedarf des Körpers zu bringen. Müssen sich die Gefäße aber ständig verengen, um die zu große Herzleistung abzufangen, besteht die Gefahr, daß sie mit der Zeit verdicken und ihre Elastizität verlieren. Das Ergebnis ist dann meist eine permanente Hypertonie.

Genau das war bei Liz passiert. Ihre erhöhte Herzleistung in jungen Jahren war das Ergebnis einer erhöhten Herzschlagfrequenz und eines leicht erhöhten Blut- und Flüssigkeitshaushalts. Im Laufe der Zeit verdickten ihre Blutgefäße, da sie ständig die erhöhte Herzleistung abfangen mußten. Trotzdem gelangte etwas von der überschüssigen Flüssigkeits- und Blutmenge in das Gewebe und die Gewebezwischenräume. Dadurch sank schließlich das Blutvolumen der Patientin unter das normale Niveau. Gleichzeitig kletterte ihr Blutdruck infolge der permanenten Gefäßverengung stetig nach oben.

Die Nieren und der Natriumhaushalt

Lassen Sie mich nochmals kurz auf mein Beispiel des Fahrradreifens eingehen. Jeder Reifen hat ein Ventil, um überschüssige Luft abzulassen. Eine ähnliche Funktion haben auch die Nieren, sie sind sozusagen das Ventil zur Regulierung der Flüssigkeits- und Blutmenge in den Gefäßen. Dabei machen sie sich die Schlüsselrolle des Natriumhaushalts bei der Bindung von Flüssigkeit zunutze (je mehr Natrium, desto mehr Flüssigkeit, je weniger Natrium, desto weniger Flüssigkeit).

Bei Menschen mit normalem Blutdruck sinkt die Flüssigkeitsmenge im Körper, sobald der Blutdruck ansteigt. Ursache dafür ist, daß die Nieren automatisch mehr Natrium und Wasser ausscheiden, um den Blutdruck auf sein normales Niveau zu bringen.

Doch bei Menschen mit hohem Blutdruck, wie bei Liz, ist diese Ventilfunktion der Nieren manchmal gestört: Sie halten dann zuviel Natrium und Wasser zurück; Blut- und Flüssigkeitsmenge bleiben größer als für die aktuellen Blutdruckwerte notwendig, so daß der Blutdruck auf seinem erhöhten Niveau verharrt.

Um diesen Prozeß zu illustrieren, hat mein Berater Norman Kaplan das folgende Szenario entworfen. Beachten Sie bitte, daß die Forschungen in diesem Bereich noch nicht abgeschlossen sind und die Meinungen über die Rolle der Nieren und des Natrium-

haushalts bei der Entstehung von Bluthochdruck immer noch sehr auseinandergehen.

1. Ein Mensch ißt zu viele natriumhaltige Speisen. Wie der deutsche Durchschnittsbürger nimmt er täglich 2,5 bis 3,1 Gramm Natrium zu sich.* Die Amerikaner sind übrigens noch größere Salzliebhaber. Im Durchschnitt verbrauchen sie täglich 10 Gramm Salz, das entspricht 4 Gramm Natrium.

2. Aufgrund eines angeborenen Fehlers halten seine Nieren ein bißchen zuviel Natrium zurück, das (gebunden an Wasser) in den Blutstrom gelangt.

3. Dadurch wird die Flüssigkeitsmenge im Körper extrem erhöht.

4. Ein »natriuretisches« Hormon, das auf die Ausscheidung von Natrium spezialisiert ist, tritt in Aktion. (Die Forschung hat zwar bislang etliche Hinweise auf ein solches Hormon gefunden, seine Existenz ist aber bislang nicht bestätigt.)

5. Die »Natriumpumpe« des Körpers, die Natrium von Zelle zu Zelle transportiert, schränkt aufgrund der verstärkten Natriumausscheidung ihren Betrieb ein.

6. Auch die anderen Mechanismen zum Natriumtransport einschließlich des Huckepackverkehrs von Natrium und Kalium zwischen den Zellen setzen teilweise aus. Der Salzaustausch zwischen den Zellen sinkt auf ein noch niedrigeres Niveau.

7. Infolge des verringerten Natriumtransports zwischen den Zellen beginnt sich in den Zellen immer mehr Natrium anzusammeln.

8. Dadurch wird gleichzeitig die Konzentration von Kalzium in den Zellen gefördert.

9. Das überschüssige Kalzium veranlaßt die Gefäße, sich zusammenzuziehen. Bei Menschen mit normalem Blutdruck liegt der Anteil des überschüssigen Kalziums allerdings niedrig, bei Hypertonikern dagegen hoch. (Denken Sie daran, wenn wir im Therapiekapitel über Kalziumblocker sprechen.)

Hinweis: Wie bereits erwähnt, haben einige Studien bei bestimmten Patienten einen paradoxen Prozeß beobachtet: Bei ihnen sank der Blutdruck nach Einnahme von Kalziumersatzstoffen – doch keiner weiß, warum.

---

*Deutsche Gesellschaft für Ernährung, Ergänzungsband zum Ernährungsbericht 1988, Seite 14-16.

10. Aufgrund der ständigen Verengung verdicken sich die Gefäß-wände, sie lassen weniger Blut und Flüssigkeit hindurch. Gleichzei-tig reagieren die verdickten Gefäßwände empfindlicher auf bestimmte Streßhormone, die der Körper ausschüttet. Eine erhöhte Streßempfindlichkeit kann jedoch, wie wir ebenfalls gese-hen haben, die Entwicklung von Bluthochdruck begünstigen.

11. Sobald die Gefäße über einen längeren Zeitraum verengt und verdickt bleiben, steigt der Blutdruck – bis schließlich eine Hyper-tonie entsteht.

Wir sehen also: Ist die Regulierung des Natriumhaushalts durch die Nieren gestört, treten sehr komplizierte Vorgänge auf. Sie sind um so schwieriger zu verstehen und zu bewerten, je unsicherer sich die Wissenschaft über die einzelnen Schritte dieses Prozesses ist.

Ähnlich komplex sind auch die Zuammenhänge zwischen dem Gehirn-Nerven-Netzwerk und der Entstehung von Bluthochdruck.

Ein Fehler im sympathischen Nervensystem

Das sympathische Nervensystem, ein Teil des gesamten Gehirn-Nerven-Hormon-Komplexes des menschlichen Körpers, kontrol-liert die unbewußten Prozesse des Körpers, so zum Beispiel die Kontraktionen der Blutgefäße. Es gehört zum vegetativen oder autonomen (weil vom Willen nicht beeinflußbaren) Nervensystem.

Das sympathische Nervensystem arbeitet automatisch, doch lei-der nicht immer so, wie wir es von ihm erwarten.

Auch hier ist Liz' Krankengeschichte typisch: Ihr sympathisches Nervensystem machte »Überstunden«, um bestimmte Hormone, sogenannte Katecholamine, zu produzieren. Zwischen diesen Hor-monen und Blutdrucksteigerungen besteht ein enger Zusammen-hang.

So ließ Liz' Nervensystem übermäßig viel von dem Streßhormon Adrenalin produzieren. Dieses Hormon, das auch für den soge-nannten Angriff-Flucht-Reflex in Streßsituationen zuständig ist, führt zu einer sofortigen Blutdrucksteigerung, die eine Stunde oder länger anhalten kann. Viele Fachleute sind der Ansicht, daß eine ständige Überproduktion von Adrenalin letztendlich eine perma-nente Hypertonie herbeiführt.

Außerdem besteht zwischen dem sympathischen Nervensystem

und den Nieren eine enge Verbindung, die ebenfalls bei der Entstehung von Bluthochdruck eine wichtige Rolle spielen kann.

So verursachen die Katecholamine auch eine Verengung der kleinen Arterien, der sogenannten Arteriolen, in den Nieren. Dadurch wird der Natriumtransport zwischen den Zellen verlangsamt und die Speicherung von Natrium und Kalzium in den Zellen angeregt.

Die Probleme, die ein überaktives sympathisches Nervensystem hervorrufen kann, spielen auch in ein weiteres System hinein, in das sogenannte Renin-Angiotensin-System.

Lassen Sie sich nicht von diesem etwas esoterisch klingenden Begriff verunsichern. Wenn Sie die neuen wichtigen Entwicklungen in der Therapie von Bluthochdruck verstehen wollen, dann müssen Sie auch etwas über dieses Netzwerk wissen.

Die Rolle des Renin-Angiotensin-Systems bei der Entstehung von Bluthochdruck

Wie wir jetzt wissen, waren einige sehr komplizierte Vorgänge für das langsame Entstehen der Hypertonie bei Liz verantwortlich. Die Sache wird aber noch komplizierter, wenn wir uns den übrigen Hormonen sowie den sonstigen körpereigenen chemischen Substanzen und Sekreten zuwenden, die ebenfalls eine wichtige Rolle spielen.

Alle diese Substanzen wirken einerseits direkt auf den Blutdruck, sie beeinflussen andererseits aber auch bestimmte Prozesse in den Nieren, im Kreislauf und im Gehirn-Nerven-Netzwerk. Das Ganze ist dermaßen kompliziert, daß wir hier mit unserem einfachen Modell von der Fahrradluftpumpe nicht mehr weiterkommen – es sei denn, wir beschäftigen uns mit der chemischen Zusammensetzung des Gummischlauchs oder mit den Bewegungen der Luftmoleküle im Innern des Reifens.

Bei dem Renin handelt es sich um ein Enzym, das von den Nieren ausgeschüttet wird. Seine Aufgabe besteht darin, ein bestimmtes Eiweiß im Blut aufzuspalten. Das Ergebnis ist die hormonähnliche Substanz Angiotensin I, die für sich genommen aber gar nichts bewirkt. Allerdings schlummert in ihr ein mächtiges Potential, das durch ein anderes Enzym, das sogenannte Angiotensin converting enzym (ACE), aktiviert wird. ACE spaltet das Angiotensin I eben-

falls auf und verändert es zu Angiotensin II, das eine außerordentlich starke gefäßverengende Wirkung hat. In der medizinischen Fachsprache wird Angiotensin II daher als Vasokonstriktor* bezeichnet.

Wie wir noch im nächsten Kapitel ausführlich besprechen werden, spielt das ACE bei der Therapie von Bluthochdruck eine wichtige Rolle. So versucht man seine Tätigkeit zu unterbinden, die entsprechenden Medikamente heißen deswegen auch ACE-Hemmer. Wird nämlich das ACE blockiert, kann das für sich genommen unwirksame Angiotensin I nicht mehr in Angiotensin II umgewandelt werden, der gefäßverengende Effekt bleibt aus. Infolgedessen muß das Blut weniger Druck auf die Gefäßwände ausüben, um den Gefäßwiderstand zu überwinden, der Blutdruck sinkt.

Angiotensin ist also ein Schlüsselfaktor für die Steigerung des Blutdrucks und die Entstehung von Bluthochdruck. Daher bietet es sich an, die Menge an vorhandenem Renin, also der Ausgangssubstanz für den Steigerungsprozeß, als Indikator für eine Hypertoniegefährdung zu verwenden.

Doch leider sind die Forschungsergebnisse bislang nicht sehr ermutigend. Denn es stellte sich heraus, daß alle Patienten, gleichgültig, ob ihre Reninspiegel niedrig, normal oder erhöht waren, an Hypertonie leiden können. Dafür gelang aber der Forschung inzwischen, vier Wegweiser zur Orientierung im Dschungel des Renin-Angiotensin-Systems und möglicher Therapieansätze zu benennen:

Wegweiser 1: Reninproduktion in den Nieren
Die Ausschüttung von Renin scheint durch das sympathische Nervensystem angeregt zu werden, insbesondere durch die Ausschüttung der Katecholamine. Um Angiotensin I und II herstellen zu können, braucht der Körper Renin.

Wenn man also die zugehörigen Nervenfunktionen blockieren könnte, ließe sich die Ausschüttung von Renin und damit die Produktion von Angiotensin II regulieren. Eine Senkung des Blutdrucks wäre die Folge.

---

*Vaso = Gefäß, Konstriktor = Zusammenzieher (Anm. d. Übers.)

Wegweiser 2: Reninkreislauf im Blut

Weil Renin das Potential besitzt, den Vasokonstriktor Angiotensin II zu produzieren, ist es, wie gesagt, für die Hochdrucktherapie so interessant.

Gelänge es, bereits zirkulierendes Renin durch Medikamente zu binden und damit unschädlich zu machen, könnte der Blutdruck reguliert werden. Zwar bemüht sich die Forschung inzwischen intensiv, doch die bislang entwickelten Medikamente befinden sich größtenteils noch im Erprobungsstadium.

Wegweiser 3: Verbindung zwischen Angiotensin I und dem Angiotensin converting enzym (ACE)

Das Zusammenspiel von Angiotensin I und ACE ist ein äußerst wichtiger Vorgang für die Höhe des Blutdrucks. Denn ACE verwandelt Angiotensin I in das gefäßverengende Angiotensin II.

Würde das Zusammentreffen dieser beiden Substanzen verhindert, würde auch die Produktion von Angiotensin II unterbunden. Die Gefäße blieben durchgängiger, der Blutdruck würde sich auf einem niedrigeren Niveau einpendeln. Die bislang entwickelten ACE-Hemmer leisten bereits gute Dienste.

Wegweiser 4: Angiotensin II

Angiotensin II wirkt gefäßverengend und damit blutdrucksteigernd.

Wenn es gelänge (ähnlich wie beim Renin), bereits zirkulierendes Angiotensin II durch Medikamente zu binden und damit unschädlich zu machen, würde der gefäßverengende Effekt ausbleiben und damit der Blutdruck gesenkt werden.

Außer den hier dargestellten Systemen und Netzwerken spielen bei der Entstehung von Bluthochdruck noch weitere Faktoren eine wichtige Rolle. Dazu gehören die im vorangegangenen Kapitel ausführlich erläuterten Risikofaktoren Übergewicht, Alkoholmißbrauch und mangelnde Bewegung.

Immer sind es ein oder mehrere Risikofaktoren, die eine Hypertonie entstehen lassen. Trotzdem läßt sich, neuesten Untersuchungen zufolge, in 90 bis 95 Prozent aller Fälle nicht mit letzter Gewißheit feststellen, was im Einzelfall nun wirklich die Hypertonie verursacht hat. Daher spricht die Medizin von essentiellem oder primärem Bluthochdruck, was nichts anderes bedeutet, als daß

wohl eine eindeutige Hypertonie vorliegt, die genauen Ursachen aber nicht identifizierbar sind.

Dagegen kennt die Medizin aber sehr genau das zerstörerische und oft tödliche Werk, das eine unerkannte Hypertonie über die Jahre hinweg anrichtet.

Lassen Sie uns daher zu unserer Patientin zurückkehren und sehen, mit welchen Konsequenzen Liz rechnen muß, wenn sie nichts gegen ihren Hochdruck unternimmt.

Das Ende vom Lied?

Genausowenig wie sich in den meisten Fällen die genaue Ursache für die Hypertonie ermitteln läßt, kann man auch genau vorhersagen, zu welchen Schäden und Komplikationen diese Krankheit im Einzelfall führen wird. Allerdings lassen sich anhand epidemiologischer wie auch klinischer Studien sehr deutlich die möglichen Folgen und die Wahrscheinlichkeit, mit der sie gewöhnlich auftreten, bestimmen.

So können wir zum Beispiel mit Gewißheit sagen, daß schon ein leichter oder mäßiger Bluthochdruck, ja Werte um den Grenzwert, Gesundheitsschäden und schlimmstenfalls den vorzeitigen Tod verursachen können. Natürlich erhöht sich dieses Risiko mit steigenden systolischen und diastolischen Blutdruckwerten.

Schon ein kurzer Überblick über die Folgen eines unbehandelten Bluthochdrucks ist sehr ernüchternd. Nach statistischen Berechnungen haben nämlich Patienten mit einem unbehandelten (vor allem nicht mit Medikamenten behandelten) Bluthochdruck im Vergleich zu Patienten mit gut eingestellter Hypertonie ein dreimal höheres Risiko, an einer koronaren Herzkrankheit zu erkranken; das Risiko für Herzstörungen aufgrund von Überlastung liegt sechsmal höher; und das Schlaganfallrisiko ist um das Siebenfache erhöht.

Und niemand ist dagegen gefeit: Zum Beispiel bekommen Frauen zwischen fünfundvierzig und vierundsiebzig Jahren mit einem diastolischen Blutdruck zwischen 100 und 104 mm Hg doppelt so viele Herzkrankheiten als gleichaltrige Frauen mit diastolischen Werten zwischen 75 und 79 mm Hg. Auch sind Frauen mit erhöhten Blutdruckwerten dreimal stärker schlaganfallgefährdet als Frauen mit normalen Werten.

Wie wir alle wissen, lassen sich Statistiken fast beliebig interpretieren. Doch was den Bluthochdruck angeht, treffen wir immer wieder auf die übereinstimmende Aussage: Bluthochdruck ist der Hauptrisikofaktor bei den 500 000 Schlaganfallerkrankungen in den USA pro Jahr (fast 200 000 der Patienten überleben ihren Schlaganfall nicht). Auch bei den 1,5 Millionen US-Bürgern, die jährlich einen Herzinfarkt erleiden (ein Drittel von ihnen stirbt den Herztod), spielt die Hypertonie eine wichtige Rolle.

Ferner ist Bluthochdruck ein großer Risikofaktor für Herzversagen aufgrund von Überlastung, Nierenstörungen, Aneurysmen (Schwächung und Erweiterung der Gefäßwände) in der Aorta, der großen Schlagader, die von der linken Herzkammer ausgeht, und Erkrankungen der peripheren Blutgefäße.

Dazu einige Zahlen:

▷ Der Hochdruckforscher G.A. Perera beobachtete für seine 1955 veröffentlichte Langzeitstudie 500 unbehandelte Hypertoniker mit diastolischen Blutdruckwerten von 90 mm Hg und darüber bis zu ihrem Tod. Als die Hypertonie auftrat, waren die Studienteilnehmer im Durchschnitt zweiunddreißig Jahre alt. Im Mittel lebten sie danach noch zwanzig Jahre.

Unter anderem stellte Perera fest, daß 74 Prozent der Patienten ein vergrößertes Herz hatten (Diagnose anhand einer Röntgenaufnahme); 50 Prozent entwickelten Herzbeschwerden aufgrund von Überlastung, 12 Prozent erlitten einen Schlaganfall und bei 42 Prozent zeigten Laboranalysen Eiweißspuren im Urin, was oft auf Nierenstörungen hindeutet. **Hinweis:** Diese Studie wurde zu einer Zeit durchgeführt, als es noch keine blutdrucksenkenden Medikamente gab.

▷ Bei der Erprobung verschiedener blutdrucksenkender Medikamente im Rahmen großangelegter Studien in den Jahren 1967, 1970 und 1972, der sogenannten *VA-Studie* (Veterans Administration Cooperativ Study Group on Antihypertensiv Agents), ergaben sich ebenfalls deutliche Hinweise auf vielfältige Komplikationen eines unbehandelten Bluthochdrucks. So stellten die Forscher nach einer im Durchschnitt nur 3,3 Jahre langen Beobachtungszeit pro Patient mit schwerer diastolischer Hypertonie (115 bis 129 mm Hg) folgende Komplikationsraten fest:

▷ Fast 25 Prozent der Patienten bekamen Gehirnblutungen, schwere Herzödeme oder Nierenstörungen.

▷ Bei 6 Prozent traten Rupturen (Einrisse) der Aortenaneurysmen auf.

▷ Weitere 9 Prozent erlitten Herzinfarkte (Myokardinfarkt), Gehirnembolien, leichte Herzödeme oder »kleine« Schlaganfälle, sogenannte transiente Ischämieattacken (TIAs).

Innerhalb von nur drei Jahren stellten sich also bei fast 40 Prozent aller Patienten mit diastolischer Hypertonie schwere Gesundheitsprobleme ein!

Dieselben VA-Studien ergaben ferner, daß auch Patienten mit gemäßigtem diastolischem Bluthochdruck (90 bis 114 mm Hg) mit schweren Gesundheitsstörungen rechnen müssen. In dieser Gruppe, die ebenfalls 3,3 Jahre lang beobachtet wurde, starben 10 Prozent der Untersuchten an Schlaganfällen, Rupturen der Aortenaneurysmen, Herzinfarkten oder unbekannten Ursachen.

Insgesamt erlitten 15 Prozent der unter fünfzigjährigen Patienten mit leichtem Bluthochdruck schwere hypertoniebedingte Gesundheitsstörungen; in der Altersgruppe der Fünfzig- bis Neunundfünfzigjährigen lag dieser Prozentsatz bereits bei 28 Prozent; und bei den Sechzigjährigen und älteren Patienten waren es 63 Prozent.

Als das mit Abstand größte Gesundheitsrisiko erwies sich in allen Altersgruppen der Schlaganfall – ein Risiko, das mit steigendem Alter zunahm.

▷ Über eine weitere großangelegte Untersuchung der Folgen von Bluthochdruck, das sogenannte Australian Therapeutic Trial, berichtete 1980 die medizinische Fachzeitschrift *The Lancet*. Für diese Studie waren 1600 Erwachsene mit diastolischem Hochdruck (95 bis 109 mm Hg) über einen Zeitraum von durchschnittlich drei Jahren beobachtet worden.

In diesem Zeitraum stellten die Forscher bei den Patienten mit unbehandeltem diastolischem Hochdruck unter 100 mm Hg keinen nennenswerten Anstieg der Erkrankungs- oder gar Todesrate fest. Schwere Gesundheitsstörungen zeigten sich nur bei den Patienten mit höheren diastolischen Werten (über 100 mm Hg).

Leser mit leicht erhöhten diastolischen Blutdruckwerten werden jetzt vielleicht aufatmen. Doch hüten Sie sich vor vorschnellen Schlüssen, denn mein Berater Norman Kaplan sieht keineswegs Anlaß für Entwarnung: »Die Ergebnisse des Australian Therapeutic Trial bedeuten kurzfristig eine positive Prognose für Patienten ohne bisherige Herzerkrankungen und diastolische Werte unter

100 mm Hg. Diese Wertung leugnet aber nicht die langfristigen Risiken auch nur minimaler Blutdruckerhöhungen...« (Norman Kaplan, *Clinical Hypertension*, Seite 130).

Auch die übrigen, hier nicht näher beschriebenen Studien und Experimente über die Folgen von Hypertonie weisen in dieselbe Richtung: Jede Form von Bluthochdruck erhöht das Risiko, eine Vielzahl von Gesundheitsstörungen einschließlich irreversibler Schädigungen von Organen zu erleiden oder vorzeitig zu sterben. Was zerstört denn nun der Bluthochdruck genau? Um diese Frage zu beantworten, müssen wir wissen, wie die Hypertonie auf die Blutgefäße einwirkt.

Wie Hypertonie die Blutgefäße schädigt

Obwohl auch hier wieder kein Wissenschaftler mit letzter Gewißheit sagen kann, wie Bluthochdruck die Gefäße zerstört, gibt es eine Reihe allgemein akzeptierter Hypothesen.

▷ **Starke Blutdrucksteigerung** Wenn der Blutdruck infolge äußerer Einflüsse, etwa Streß, plötzlich und vor allem stark in die Höhe schnellt, sind größere Schäden zu erwarten als bei langsamer und schrittweiser Steigerung. Tatsächlich weisen auch mehrere Studien darauf hin, daß geringe Steigerungsraten, trotz Überschreiten der Hochdruckgrenze und schnellem Puls, nicht notwendigerweise Gefäßschäden verursachen.

Das liegt daran, daß bei schnellem und starkem Blutdruckanstieg die Gefäßwände durch den erhöhten Blutstrom stärker gedehnt und damit geschwächt werden. Die Folge sind dann eben Verletzungen und Narbenbildung, in denen sich Plaque (Ablagerungen hauptsächlich aus Kalk und Fett) ansiedeln kann.

▷ **Zerstörung der inneren Gefäßwände** Hoher Blutdruck sowie vorübergehende starke und schnelle Blutdrucksteigerung führen leicht zu einer Überdehnung der Gefäßwände und Verschiebung der Gewebestruktur. Infolgedessen verlieren die Gefäßwände ihre Elastizität, sie werden starrer und büßen damit auch ihre Fähigkeit ein, bestimmte Hormone und andere Substanzen freizusetzen, die die Gefäße locker und entspannt halten.

▷ **Begünstigung von Arteriosklerose** Die durch starke Blutdrucksteigerungen verletzten Muskeln und Zellen der Gefäßwände regenerieren sich gewöhnlich, zurück bleiben jedoch Narben und Verdickungen. Und dadurch taucht ein neues Problem auf: die Arteriosklerose.

Die Arteriosklerose – Plaqueansiedlungen an den Gefäßwänden, meist auf der Basis von Fetten wie Cholesterin – verengen die Gefäßdurchgänge und verringern die Elastizität der Gefäßwände. Schlimmstenfalls kommt es dadurch zu einer völligen Blockade des Blutstroms. Tritt eine solche Blockade in den Herzkranzgefäßen, die das Herz mit Blut versorgen, auf, wird die Sauer- und Nährstoffversorgung des Herzens unterbrochen, die Folge ist ein Herzanfall.

▷ **Wucherungen von vernarbtem Gewebe in den Gefäßen**
Durch diese Wucherungen kommt es ebenfalls zu Verdickungen und Starrheit der Gefäßwände, der Gefäßwiderstand steigt und damit auch der Blutdruck.

▷ **Aneurysmen in den kleineren Arterien des Gehirns** Bei einem Aneurysma handelt es sich, wie schon gesagt, um eine Ausweitung der Gefäßwände. Alterungsprozeß und erhöhter Druck können zu Rissen in diesen geschwächten Bereichen führen. Die Folge sind Blutungen, die das umliegende Gewebe zerstören. Treten derartige Blutungen im Gehirn auf, spricht man von einem Gehirnschlag oder einem Schlaganfall, der bestimmte Gehirnfunktionen auslöscht und zum Tod führen kann.

Bei langandauerndem Bluthochdruck besteht bei grundsätzlich jedem Patienten die Gefahr, daß sich solche Aneurysmen in den kleinen Gehirnarterien oder den -arteriolen bilden.

Alle diese Schäden und Zerstörungen der Blutgefäße bedeuten für den Hochdruckkranken eine erheblich erhöhte Gefahr, schwere Organschäden zu entwickeln oder sogar vorzeitig zu sterben. Verantwortlich dafür sind, wie wir gesehen haben, im wesentlichen 1. Einrisse vorgeschädigter Gefäßbereiche oder 2. Blockaden des Blutkreislaufs durch verengte oder verschlossene Gefäße.

Am stärksten sind gefährdet das Gehirn (Schlaganfall), die Nieren, die peripheren Blutgefäße und das Herz.

Was die Nieren anbelangt, dauert es (wie bei vielen anderen Organen) oft zehn bis zwanzig Jahre, bis sich die Schäden bemerk-

bar machen. Sind die Nieren völlig zerstört, kommt es zu einer Urämie, einer Vergiftung des Blutes aufgrund von Nierenversagen, die ohne Dialysebehandlung oder Nierentransplantation zum Tod führt.

Bevor wir uns im nächsten Kapitel der medikamentösen Therapie von Bluthochdruck zuwenden, lassen Sie mich noch auf einen letzten wichtigen Aspekt hinweisen: Obwohl Einigkeit darüber besteht, daß die Hypertonie ein gefährlicher Risikofaktor für Herz- und Gefäßkrankheiten ist, streiten sich manche Wissenschaftler darüber, in welchem Maß Bluthochdruck direkt für die koronare Herzkrankheit verantwortlich ist.

So meint etwa der 1988er Bericht des Nationalen Komitees zur Frage des Nutzens blutdrucksenkender Medikamente bei koronarer Herzkrankheit:»Insgesamt gesehen lassen die vorliegenden klinischen Untersuchungen darauf schließen, daß eine blutdrucksenkende Behandlung auf die Verbreitung tödlicher und nichttödlicher Herzinfarkte oder tödlicher Erkrankungen der Herzkranzgefäße bestenfalls einen bescheidenen Einfluß hat.«

Daher empfiehlt der Report, eher auf die übrigen Risikofaktoren für Herz- und Gefäßerkrankungen zu achten, wie etwa Rauchen, hoher Cholesterinspiegel und Diabetes mellitus.

Andere Fachleute, so Dean Mason, Chef der Abteilung für Herz und Gefäßmedizin der Universität von Kalifornien in Davis, betonen die wichtige Rolle von Bluthochdruck als unabhängigen Risikofaktor für die koronare Herzkrankheit – und damit auch die wichtige Rolle einer entsprechenden Behandlung.

So verweist Mason auf eine großangelegte Studie unter Federführung des National Institut of Health, wonach die Behandlung von Patienten mit anfänglichen diastolischen Blutdruckwerten zwischen 90 und 104 mm Hg »einen Rückgang der Todesrate aufgrund von Herz- und Gefäßerkrankungen von insgesamt 26 Prozent innerhalb der fünfjährigen Studiendauer zur Folge hatte« (Mason und Cutler, 1980, Pfizer Monograph, Seite 1).

Ferner verweist Mason auf weitere Untersuchungen des National Instituts of Health, wonach die blutdrucksenkende Therapie eine Verringerung der Todesrate nach Herzinfarkt um 46 Prozent und nach Schlaganfall um 45 Prozent bewirkt habe.

Faßt man die Ergebnisse verschiedener Langzeitstudien zu diesem Thema zusammen, ergibt sich eine Verringerung der Todesrate aufgrund von Schlaganfall um 36 Prozent, während der Rück-

gang bei tödlichem Herzinfarkt bei nur 8 Prozent liegt (Quelle: Dr. William Kannel, Vortrag bei einer Fachkonferenz im August 1989 in Dallas/Texas).

Was ist von diesen unterschiedlichen Einschätzungen zu halten? Erstens müssen wir uns vergegenwärtigen, daß wir noch nicht alles über die Zusammenhänge zwischen Bluthochdruck und Erkrankungen der Herzkranzgefäße wissen. Die Uneinigkeit zwischen den Experten resultiert nicht zuletzt daraus, daß viele von ihnen an einmal aufgestellten Thesen hängen.

Zweitens müssen wir wissen, daß die Verbindung zwischen Bluthochdruck und schweren Erkrankungen wie Schlaganfall und Nierenstörungen enger sind als zwischen Bluthochdruck und koronarer Herzkrankheit.

Das kann daran liegen, daß blutdrucksenkende Medikamente, wie etwa die Hydrochlorothiazide (Dyazide, Aldactazide und Hydrodiuril), die in den meisten Studien verwendet wurden, eine signifikante Erhöhung der Triglyzeridspiegel sowie der gesamten und Low-density-Lipoproteine (LDLs oder »schlechtes Cholesterin«) bewirken. Diese Erhöhung verstärkt nämlich das Risiko einer Erkrankung der Herzkranzgefäße (siehe Thomas Pollare u.a., »A Comparison of the Effects of Hydrochlorothiazide and Captopril on Glucose and Lipid Metabolism in Patient with Hypertension«, in: *The New England Journal of Medicine*, Bd. 321, Sept. 28, 1989, Seite 868-873).

Drittens scheint Bluthochdruck ein größerer Risikofaktor zu sein, wenn gleichzeitig noch andere Faktoren wie Rauchen und hohe Cholesterinwerte hinzukommen. Sie werden sich sicherlich an das multiple Risiko erinnern, das wir im vorherigen Kapitel erläuterten.

Doch abgesehen von allen Unsicherheiten, auch Bluthochdruck muß wie Rauchen und hohe Cholesterinwerte als wichtiger Risikofaktor für koronare Erkrankungen angesehen werden. Das folgt zwingend aus den bislang vorliegenden Erkenntnissen.

Zusammenfassung: Mehr als 50 Prozent der Patienten mit koronarer Herzkrankheit und Herzinfarkt, mehr als 75 Prozent der Patienten mit verschiedenen Erkrankungen der Gehirngefäße einschließlich Schlaganfällen und mehr als 90 Prozent der Patienten mit eingerissenen Aneurysmen der Aorta litten auch an Bluthochdruck.

Tritt Bluthochdruck zusammen mit Cholesterinwerten über 150 mg/dl auf, dann wird die Entstehung von Arteriosklerose mit ihren zerstörerischen Folgen eindeutig gefördert. Das heißt: Menschen mit niedrigeren Blutdruckwerten können in dieser Hinsicht mit geringeren Problemen rechnen (siehe William C. Roberts, »Frequency of Systemic Hypertension in Various Cardiovascular Diseases«, in: *The American Journal of Cardiolgy*, Bd. 60, Sept. 18, 1987, Seite 1E-8E).

5

Medikamentöse Behandlung

Ab welchem Stadium muß eine Hypertonie mit Medikamenten behandelt werden? Im allgemeinen reichen bei einer schwachen, grenzwertigen oder Borderline-Hypertonie (Blutdruckwerte von 140/90 bis 159/94 mm Hg) die nichtmedikamentösen Therapieformen aus. Bei höheren Werten müssen die nichtmedikamentösen Strategien in der Regel durch Medikamente ergänzt werden. Allerdings gibt es auch bei geringem Bluthochdruck Ausnahmen, die eine Behandlung mit Medikamenten sinnvoll erscheinen lassen oder sogar erfordern.

Etwa 40 Prozent aller Patienten mit diastolischem Hochdruck weisen Werte zwischen 90 und 94 mm Hg auf, also einen schwachen diastolischen Hochdruck. Das betrifft in den USA zum Beispiel etwa 25 Millionen Menschen. Die meisten Ärzte befürworten in solchen Fällen zunächst eine nichtmedikamentöse Behandlung. Diese sollte mindestens einige Monate oder ein Jahr dauern. (Nichtmedikamentöse Therapien, wie etwa Umstellung der Ernährungsgewohnheiten, Bewegungsprogramme, Entspannungsübungen und Änderung des Lebensstils werden ausführlich in Kapitel 8 behandelt.) Bleiben die diastolischen Werte trotz der nichtmedikamentösen Behandlung unverändert, scheiden sich die Geister, was den nächsten Behandlungsschritt anbelangt.

Einige Experten raten in einer solchen Situation grundsätzlich zu medikamentöser Therapie, um den Blutdruck auf Werte unter 140/90 mm Hg zu senken. Andere, zu denen auch ich gehöre, empfehlen die Weiterbehandlung mit nichtpharmakologischen Methoden unter Verzicht auf blutdrucksenkende Medikamente (in der medizinischen Fachsprache als Antihypertonika oder Antihypertensiva bezeichnet), selbst wenn der Blutdruck niemals wieder normale Werte erreichen sollte. In diesem Fall müssen die betreffenden Patienten aber regelmäßig ihren Blutdruck kontrollieren lassen, damit sichergestellt ist, daß sich aus der schwachen nicht eine gemäßigte oder gar schwere Hypertonie entwickelt.

Der 1988er Report des Nationalen Komitees faßt diese Sichtweise mit den folgenden Worten zusammen: »Ärzte, die bei Patienten mit diastolischen Blutdruckwerten zwischen 90 und 94 mm Hg auf eine medikamentöse Behandlung verzichten, müssen die weitere Entwicklung des Blutdrucks aufmerksam beobachten, denn bei einigen Patienten klettern die Werte in höhere Bereiche, die ohne Zweifel den Einsatz von Medikamenten erfordern.«

Auch Patienten, bei denen einer oder mehrere der folgenden Risikofaktoren vorliegen, müssen eventuell blutdrucksenkende Mittel einnehmen, selbst wenn ihr Blutdruck mit 140/90 bis 159/94 im Bereich der schwachen Hypertonie liegt:

▷ männliches Geschlecht
▷ erhöhte Cholesterin- oder andere Lipidwerte (etwa Triglyzeride)
▷ Rauchen
▷ Nieren- und Herzschäden oder Störungen anderer Organe
▷ Abweichungen des Elektrokardiogramms (EKG) von den Normalwerten (Ruhe- und Belastungs-EKG)
▷ Diabetes mellitus
▷ Übergewicht
▷ übermäßiger Alkoholkonsum
▷ sehr streßreicher Lebensstil
▷ Auftreten von Herzerkrankungen in der Familie

Liegen bei Ihnen ein oder mehrere dieser Risikofaktoren vor, und ist Ihr Blutdruck leicht erhöht, muß Ihr Arzt entscheiden, ob Sie ohne Arzneimittel auskommen können oder nicht. Rät er zur Einnahme von Medikamenten, sollten Sie sich über diese Therapieform genau informieren. Im folgenden wollen wir Sie mit den Grundlagen der medikamentösen Hochdrucktherapie bekannt machen.

Die wichtigsten blutdrucksenkenden Medikamente – und wie sie wirken

Jede Diskussion über blutdrucksenkende Medikamente muß mit einigen Gedanken zur sogenannten Compliance* beginnen. Bei

---

* Compliance bedeutet Bereitschaft des Patienten zur Mitarbeit und Kooperation mit seinem Arzt (Anm. d. Übers.).

einer medikamentösen Behandlung bezieht sich die Compliance vor allem auf die Bereitschaft des Patienten, die verordneten Medikamente in der vorgeschriebenen Dosis regelmäßig einzunehmen. Grundsätzlich gilt: Ohne Compliance kein Therapieerfolg. Studien haben gezeigt, daß bis zur Hälfte aller Patienten, denen erstmals Antihypertonika verordnet wurden, innerhalb eines Jahres eigenmächtig ihre Medikamente absetzten.

Und nicht nur das: Zwei Studien über den Gesundheitszustand und die Ernährungsgewohnheiten der US-Bevölkerung in den Jahren von 1960 bis 1962 und 1976 bis 1980 ergaben, daß nur vier von fünf unter medikamentöser Behandlung stehender Hypertoniepatienten ihren Blutdruck wirklich unter Kontolle haben. Der Hauptgrund: Die Patienten nehmen ihre Medikamente nicht regelmäßig ein, weil sie sie einfach vergessen, die Anweisung ihres Arztes nicht verstehen oder meinen, sie wüßten es besser.

Zu den wichtigsten Gründen für die mangelnde Compliance bei der medikamentösen Hochdrucktherapie gehören folgende:

▷ Eine Hypertonie verursacht zunächst keinerlei Beschwerden, so daß die Patienten denken, Medikamente seien unnötig.
▷ Auch besondere Lebensumstände der Patienten können die Compliance stören: So werden manche Menschen vergeßlich, weil sie den Kopf mit anderen Problemen voll haben. Auch ständiges Reisen und andere Störungen der täglichen Routine erschweren die regelmäßige Medikamenteneinnahme.
▷ Die Nebenwirkungen der Antihypertonika, wie etwa Impotenz, Kopfschmerzen, Verdauungsstörungen oder Müdigkeit, veranlassen etliche Patienten, auf ihre Arznei zu verzichten.
▷ Haben Arzt und Patient ein schlechtes Verhältnis zueinander, kann die mangelnde Compliance des Patienten auch schlicht eine Rebellion gegen die Autorität des Arztes sein.
▷ Auch andere Probleme, etwa lange Wartezeiten auf den Arzttermin, halten einige Patienten vom regelmäßigen Gang zum Arzt ab.

Gleichgültig, welche Gründe Sie auch für sich finden mögen, kein Hochdruckpatient sollte »Doktor spielen« und eigenmächtig auf die Medikamente verzichten. Wie wir später sehen werden, gibt es einige Situationen, in denen Patienten die medikamentöse Therapie unterbrechen können, doch nur in Absprache mit ihrem Arzt und unter seiner Aufsicht.

Kommen wir nun zu den drei wichtigsten Medikamentengruppen für die Hochdrucktherapie:

1. Die Diuretika regulieren den Flüssigkeitshaushalt.
2. Die Sympatholytika steuern die Tätigkeit des sympathischen Nervensystems und hemmen insbesondere die Ausschüttung aktivierender Hormone (Adrenalinhemmer).
3. Die Vasodilatatoren oder Vasodilatanzien öffnen die Gefäße.

Die Wirkungsweise jeder Medikamentengruppe läßt sich wieder vereinfacht anhand des Beispiels der Fahrradpumpe darstellen.

Die Medikamente der Gruppe 1, die Diuretika, senken den Blutdruck, indem sie die Ausscheidung unnötiger Flüssigkeit anregen und damit den Druck auf die Gefäßwände verringern. Dies ist vergleichbar mit dem Ablassen von Luft aus einem zu prallen Fahrradreifen.

Die Medikamente der Gruppe 2, die Sympatholytika, wirken auf mehreren Ebenen. So verringern sie zum Beispiel die Schlagrate des Herzens und damit die Entstehung von zu hohem Blutdruck – genauso wie langsameres Pumpen die Entstehung eines zu hohen Reifendrucks verhindert.

Die Medikamente der Gruppe 3, die Vasodilatatoren oder Vasodilatanzien, verringern den Blutdruck, indem sie die Gefäße weiten und damit den Gefäßwiderstand senken. Je geringer der Gefäßwiderstand, desto geringer auch der notwendige Blutdruck, um diesen Widerstand zu überwinden. Beim Fahrrad entspräche das einem Auswechseln der Reifen: Wenn man einen breiteren Reifen nehmen, die Luftmenge aber nicht verringern würde, wäre das Resultat ein geringerer Reifendruck.

Damit Sie erfahren, welcher Medikamententyp für Sie am besten geeignet ist, müssen wir noch mehr ins Detail gehen. So werden Sie zunächst die Hauptmerkmale der verschiedenen Gruppen kennenlernen, anschließend folgen die Informationen über Nebenwirkungen und verschiedene Therapieschemata.

Im Verlauf der Erörterung werden Sie vielleicht die folgende Liste verwenden können, die die empfohlenen Tagesdosen für die einzelnen Wirkstoffe enthält. Sie wurde dem 1988er Report des Nationalen Komitees entnommen (»The 1988 Report of the Joint National Committee On Detection, Evaluation, and Treatment of High Blood Pressure, Seite 1028).

Blutdrucksenkende Medikamentenwirkstoffe und deren empfohlene Tagesdosis

Wirkstoff	Dosis (mg/Tag)* minimum	maximum	Wirkstoff	Dosis (mg/Tag)* minimum	maximum
Diuretika			Kalium-sparende Diuretika		
Thiazide und verwandte Sulfonamide			Amilorid	5	10
Bendro-flume-thiazid	2,5	5	Spirono-lacton	25	100
Benzthiazid	12,5-25	50	Triamteren	50	150
Chloro-thiazid	125-250	500	**Sympatho-lytika**		
Chlor-thalidon	12,5-25	50	Beta-(β-) Rezeptoren-blocker (c)		
Cyclothiazid	1	2			
Hydrochloro-thiazid	12,5-25	50	Acebutolol	200	1200
			Atenolol	25	150
Hydroflume-thiazid	12,5-25	50	Metoprolol	50	200
Indapamid	2,5	5	Nadolol	40	320
Methyclo-thiazid	2,5	5	Penbutolol-sulfat	20	80
Metolazon	1,25	10	Pindolol (b)	10	60
Polythiazid	2	4	Propranolol-hydro-chlorid (b)	40	320
Quinethazon	25	100			
Trichlor-methiazid	1-2	4	Propra-nolol, lang-wirkend	60	320
Schleifen-diuretika (a)			Timolol (b)	20	80
Bumet-anid (b)	0,5	5			
Ethacrin-säure (b)	25	100			
Furo-semid (b)	20-40	320			

Wirkstoff	Dosis (mg/Tag)* minimum maximum		Wirkstoff	Dosis (mg/Tag)* minimum maximum	
Zentral-wirkende adrenergene Blocker (Sympa-thomi-metika)			Alpha-(α-) Rezeptoren-blocker Doxazosin-mesilat (e)	1	16
Clonidin (b)	0,1	1,2	Indoramin-hydro-chlorid (e)	50	200
Clonidin TTS (Pflaster) (d)	0,1	0,3	Prazosin-hydro-		
Guanabenz (b)	4	64	chlorid (b) Terazosin-	1-2	20
Guanfacin-hydro-chlorid	1	3	hydro-chlorid	1-2	20
Methyl-dopa (b)	250	2000	Uripidil (e)	30-60	180
Peripher-wirkende andren-ergene Blocker (Antisympa-thonika)			Kombinierte Alpha-Beta-(α-β-) Rezeptoren-blocker labetalol (b)	200	1800
Guanadrel-sulfat (b)	10	100	**Vasodila-tatoren**		
Guanethidin-monosulfat	10	150	Hydra-lazin (b)	50	300
Rauwolfia-Alkaloide Rauwolfia (ganze			Minoxidil (b)	2,5	80
Wurzel)	50	100			
Reserpin	0,1	0,25			

Wirkstoff	Dosis (mg/Tag)*	
	minimum	maximum
ACE-Hemmer (Angiotensin converting enzym)		
Captopril (b)	25-50	300
Enalapril-maleat	2,5-5	40
Lisinopril (f)	5	40
Perin-dopril (e)	2-4	8

Wirkstoff	Dosis (mg/Tag)*	
	minimum	maximum
Kalzium-antago-nisten		
Diltiazem-hydro-chlorid (g)	60	360
Nifedipin	30	180
Nitrendipin	5	40
Gallopamil-hydro-chlorid (e, g)	75	200
Vera-pamil (g)	120	480
Vera-pamil SR (lang-wirkend)	120	480

* Die Dosishöhe kann von den Empfehlungen der Packungsaufschrift oder der pharmazeutischen Handbücher leicht abweichen.
(a) Bei Patienten mit Nierenstörungen können höhere Dosen von Schleifendiuretika erforderlich sein.
(b) Die Tagesdosis wird gewöhnlich in zwei Einzeldosen gegeben.
(c) Atenolol, Metoprolol und Acebutolol wirken kardioselektiv; Pindolol und Acebutolol haben zum Teil antagonistische Wirkungen (Betablocker).
(d) Als Pflaster einmal pro Woche.
(e) Wirkstoffe bereits in der Bundesrepublik zugelassen, Dosisempfehlungen aus *Die Rote Liste 1990*, Hrsg. Bundesverband der Pharmazeutischen Industrie, Aulendorf 1990.
(f) Dieser Wirkstoff ist in der Bundesrepublik nicht im Handel.
(g) Die Tagesdosis wird gewöhnlich auf drei bis vier Einzeldosen verteilt.

Diuretika

Medikamente, die die Flüssigkeitsmenge im Körper verringern, werden Diuretika (Entwässerungsmittel) genannt. Sie spielen bei der Bluthochdrucktherapie unangefochten die Hauptrolle. So werden in den USA jährlich schätzungsweise 60 Millionen Rezepte ausgestellt. Für die Bundesrepublik errechnete der *Arzneiverordnungsreport* für das Jahr 1989 rund 12,2 Millionen Verordnungen.*

Diuretika entwässern den Körper, indem sie den Harnfluß vergrößern. Im Durchschnitt fließen pro Minute etwa 148 Kubikzentimeter Flüssigkeit durch die Nieren eines Menschen. Das bedeutet: Pro Tag filtern die Nieren täglich etwa 210 Liter Flüssigkeit. **Hinweis:** Die Funktion der Nieren besteht darin, Verunreinigungen, Abfallprodukte und Wasser aus dem Blut zu filtern, die dann als Urin ausgeschieden werden.

Trotz dieses riesigen Flüssigkeitsumsatzes der Nieren scheidet ein Mensch im Durchschnitt täglich nur ein bis zwei Liter als Urin aus. Die restliche Menge wird nach der Filterung wieder an den Flüssigkeitskreislauf zurückgegeben.

Bei der Hochdruckbehandlung haben die Diuretika die Aufgabe, den Flüssigkeitshaushalt des Körpers ein wenig einzuschränken. Das tun sie, indem sie die Rückresorption von Natriumchlorid in den Nieren hemmen: Das zurückgehaltene Natriumchlorid wird über den Urin ausgeschieden. Da aber Natrium Wasser bindet, steigt die tägliche Urinmenge.

Sie werden wahrscheinlich überrascht sein, daß schon eine kleine Verringerung der Flüssigkeitsmenge ausreicht, um deutliche Blutdrucksenkungen zu bewirken:

In den ersten drei Tagen nach Beginn einer Diuretikatherapie scheiden die Nieren täglich etwa einen Liter Urin mehr aus, so daß der Körper zunächst also insgesamt etwa drei Liter Flüssigkeit verliert. Anschließend pendelt sich ein neues Gleichgewicht ein, das etwa zwei Liter unterhalb des Ausgangsniveaus liegt. Damit verliert der Körper auf längere Sicht etwa 5 bis 8 Prozent seines Flüssigkeitshaushalts. Wird die Diuretikatherapie unterbrochen, stellt sich innerhalb kürzester Zeit wieder das Ausgangsniveau ein.

---

*U. Schwabe/D. Paffrath (Hrsg.): *Arzneiverordnungsreport '90*, Stuttgart/New York 1990, Seite 191.

Wie wirkt die Diuretikatherapie auf den Blutdruck?

Mit sinkendem Flüssigkeitsvolumen verringert sich auch der Druck auf die Gefäße, die Herzleistung sinkt langsam. Außerdem gewinnen besonders die peripheren Blutgefäße wieder an Elastizität. Alle Prozesse zusammen ergeben eine Senkung des Blutdrucks.

Bei den meisten Patienten beginnen die systolischen und/oder diastolischen Blutdruckwerte meist sofort nach Beginn der Diuretikatherapie zu sinken. Innerhalb von vier Wochen sind die Werte im Durchschnitt 10 mm Hg niedriger als zuvor. Bei bestimmten Patienten, etwa übergewichtigen, farbigen und älteren Menschen, fällt der Blutdruck noch stärker.

Nach Angaben der bereits erwähnten VA-Studie aus dem Jahr 1962 sowie weiterer Untersuchungen im gleichen Zeitraum bewirken Thiaziddiuretika Blutdrucksenkungen zwischen 8/4 und 19/11 mm Hg.

Viele Patienten verspüren zu Beginn einer Diuretikatherapie großen Durst – ein Signal des Körpers, daß er mehr Flüssigkeit und Natrium braucht. Daher trinken diese Patienten dann auch mehr, mit dem Ergebnis, daß sie oft auch nachts aufstehen müssen, um zur Toilette zu gehen. Allerdings gewöhnt sich der Körper innerhalb kurzer Zeit an den verstärkten Natrium- und Flüssigkeitsverlust, Durst und starker Harndrang verschwinden bald wieder von selbst.

Im folgenden finden Sie eine kurze Beschreibung der verschiedenen Diuretika. Die empfohlenen Tagesdosen entnehmen Sie bitte der Tabelle auf Seite 117 dieses Buches.

▷ **Thiazide** greifen in den Filterungsprozeß der Niere ein und verhindern die Rückresorption, sozusagen den Rücktransport von Natrium und Chloriden in das Blut. Wie Sie aus der Tabelle ersehen, gibt es zwar eine ganze Reihe von Thiaziden, am bekanntesten ist jedoch das Hydrochlorothiazid. Dieser Wirkstoff wurde in vielen Studien einschließlich der *HDFP*- und der *MRFIT-Studien* zur Untersuchung der Verbindung zwischen Bluthochdruck und Herz-Gefäß-Krankheiten verwendet.

Gewöhnlich reichen schon geringe Dosen aus, um mit Thiaziden eine signifikante Blutdrucksenkung zu bewirken. So genügt beispielsweise bei alleiniger Verwendung von Hydrochlorothiazid eine Tagesdosis von 50 mg, verteilt auf zwei Einzeldosen, um die maximal mögliche Blutdrucksenkung zu erreichen.

▷ **Schleifendiuretika** haben eine sehr viel stärkere Wirkung und sind daher besonders für die Patienten geeignet, die auf mildere Diuretika nicht reagieren. Diese Stoffe – sie verhindern die Natriumrückresorption in der sogenannten Henle-Schleife der Niere, daher ihr Name – bewirken eine Ausscheidung bis zu 20 Prozent des von der Niere gefilterten Salzes. Zum Vergleich: Bei Thiaziden beträgt diese Menge etwa 5 bis 8 Prozent.

Um ihre Wirkung voll entfalten zu können, müssen die Schleifendiuretika in die Henle-Schleife der Niere gelangen. Ist ihnen der Weg dorthin versperrt, etwa durch hohe Säurekonzentration oder schlechte Durchblutung der Niere, bleiben sie wirkungslos.

In der Bundesrepublik werden heute vor allem die Wirkstoffe Furosemid (Handelsnamen*: Furosemid-..., durafurid, Lasix, Sigasalur), Piretanid (Arelix) und Bumetanid (Fordiuran) verwendet.

▷ **Kaliumsparende Diuretika** verhindern den Kaliumverlust, der bei einer Entwässerungstherapie auftritt, wenn Kalium gleichzeitig mit Natrium über den Urin ausgeschieden wird. Zu den kaliumsparenden Diuretika gehören die Wirkstoffe Spironolaton, Triamteren und Amilorid.

Bei starken Kaliumverlusten kann eine sogenannte Hypokaliämie (zu geringer Kaliumspiegel) auftreten: Sie macht sich bemerkbar durch Nierenstörungen, Herzbeschwerden einschließlich Herzrhythmusstörungen, Verringerung der Muskelspannung und des Gefäßwiderstandes, Absinken der Glukosetoleranz bis in scheinbar diabetische Bereiche. Im schlimmsten Fall kommt es zu Lähmungen, schweren Muskelschmerzen, Koma und Tod.

Kaliumsparende Diuretika werden in der Bundesrepublik sehr häufig verordnet. Nach Berechnungen des Arzneimittelreports** machten sie 1989 etwa 67 Prozent der verordneten Tagesdosen aus (einschließlich Kombinationspräparate mit Thiaziden).

Kaliumsparende Diuretika sind vor allem für die Patienten geeignet, bei denen die normalen Diuretika starke Kaliumverluste verur-

---

* Die Auflistung der deutschen Handelsnamen ist nicht vollständig, insbesondere wurde auf die Angabe der zahlreichen Kombinationspräparate verzichtet (Anm. d. Übers.).

**Arzneiverordnungsreport '90*, a.a.O., Seite 195.

sachen. Auch die – zahlenmäßig allerdings kleine – Gruppe der Patienten mit einem Aldosteronimus sollten kaliumsparende Diuretika einnehmen; denn diese Patienten weisen infolge eines Tumors in der Nebennierenrinde manchmal sehr niedrige Kaliumwerte auf, die mit Lähmungen und einer schweren Hypertonie einhergehen. Aldosteron ist, nebenbei bemerkt, ein Hormon aus der Nebennierenrinde, das den Natrium- und Kaliumstoffwechsel steuert.

Sympatholytika

Die Sympatholytika senken den Blutdruck, indem sie das sympathische Nervensystem in mehrfacher Hinsicht beeinflussen.

Wie wir bereits wissen, ist das sympathische Nervensystem für die Steuerung der automatischen Nervenreaktionen zuständig, die wiederum beispielsweise Änderungen des Blutdrucks, der Herzrate und der Schweißabsonderung verursachen. Die Hauptrolle in diesem System spielen bestimmte Hormone und Neurotransmitter (Substanzen, die für die Informationsübertragung zwischen den Nerven zuständig sind; Anm. d.Übers.), wie Adrenalin und Noradrenalin, die beide zur Gruppe der Katecholamine gehören.

Adrenalin und Noradrenalin spielen aber nur dann eine Rolle für die Höhe des Blutdrucks, wenn sie mit den Rezeptoren auf der Oberfläche der Gefäßzellen verbunden sind, sozusagen »angedockt haben«. Erst dann können sie ihre Informationen an die Zellen weitergeben und damit die Gefäße veranlassen, sich zusammenzuziehen oder zu entspannen. Das Ergebnis ist ein Anstieg oder eine Senkung des Blutdrucks.

Die medizinische Forschung unterscheidet zwischen zwei großen Gruppen von Rezeptoren, den sogenannten Alpha-(α-) und den Beta-(β-)Rezeptoren. Manchmal arbeiten diese beiden Gruppen zusammen, manchmal auch gegeneinander.

So erhöhen zum Beispiel bestimmte β-Rezeptoren die Schlagfrequenz des Herzens, öffnen die Herzkranzgefäße oder andere Arterien oder erhöhen die Schlagkraft des Herzens. Dagegen sind bestimmte α-Rezeptoren für die Kontraktion der Blutgefäße in den Bronchien der Lungen zuständig.

Mit Hilfe der Sympatholytika lassen sich bestimmte Rezeptoren blockieren oder hemmen, diese reagieren dann nicht mehr auf die Signale der Katecholamine. Darüber hinaus können die Sympatho-

lytika auch noch auf andere Weise in die Steuerung des sympathischen Nervensystems eingreifen.

Im folgenden erfahren Sie die wichtigsten Details über die Wirkung bestimmter Sympatholytika auf die Blutgefäße.

▷ **Die peripherwirkenden adrenergenen Blocker (Antisympathonika)** unterbinden den Transport von Noradrenalin von den Nervenenden zu den Blutgefäßen. Dadurch läßt sich die Spannkraft der Gefäße einschränken. Gleichzeitig können diese Wirkstoffe auch die Herzrate (Schlagfrequenz) verringern. Peripherwirkende andrenergene Blocker gehören zu den ältesten Antihypertonika. Nach Angaben des Arzneiverordnungsreports* geht ihr Anteil an der Gesamtmenge der verordneten Antihypertonika jedoch stetig zurück.

Reserpin, ein Rauwolfia-Alkaloid, ist der heute am häufigsten verwendete Wirkstoff in dieser Gruppe. Die langjährige Praxis hat gezeigt, daß kleine Dosen völlig ausreichen, um maximalen Erfolg zu erreichen. Bei alleiniger Gabe von Reserpin wird eine Tagesdosis von 0,25 mg empfohlen. Bei Kombination mit einem Diuretikum (sogenannte Kombinationspräparate) reicht ein Fünftel dieser Menge, also 0,05 mg pro Tag.

Reserpin allein bewirkt eine Blutdrucksenkung von durchschnittlich nur 3/5 mm Hg. Bei Kombination mit einem Diuretikum, etwa einem Thiazid, sinkt der Blutdruck im Durchschnitt jedoch um 14/11 mm Hg.

Bevor Reserpin in den Mittelpunkt trat, wurden andere peripherwirkende adrenergene Blocker verwendet, die auch heutzutage noch bei sehr resistenter Hypertonie eingesetzt werden. Dazu gehört zum Beispiel der Wirkstoff Guanethidin (Handelsname Ismelin).

▷ **Die zentralwirkenden Sympatholythika,** besser bekannt als zentrale Alphaagonisten, zentrale Agonisten oder zentrale Sympathomimetika, regen die Aktivität der Alpharezeptoren im Hirnstamm (der zentralen Verbindungsstelle zwischen Gehirn und Rückenmark) an. Der Begriff Agonist bedeutet in diesem Zusammenhang einfach »Stimulator« (Anreger).

Arzneiverordnungsreport '89, a.a.O., Seite 75.

Die Anregung der Alpharezeptoren im Gehirn verringert die Aktivität des sympathischen Nervensystems. Für den Blutdruck bedeutet das: 1. Die Spannung der Gefäßwände und damit der Gefäßwiderstand lassen nach. 2. Der Herzschlag wird langsamer. Bei vielen Patienten führt das letztlich zu einer Senkung des Blutdrucks.

Die am weitesten verbreiteten Medikamente aus dieser Gruppe beinhalten die Wirkstoffe Methyldopa (Handelsname Methyldopa, Presinol, Sembrina), Clonidin (Clonidin, Catapresan), Guanabenz (Wytensin) und Guanfacin (Estulic-Wander). Von diesen vier bevorzugt mein Berater Norman Kaplan das dritte, Guanabenz; und zwar aus zwei Gründen. Zum einen haben mehrere Studien ergeben, daß Guanabenz zusätzlich den Cholesterinwert im Blut um 5 bis 10 Prozent verringern kann, zum anderen, weil es nur eine geringe Harnverhaltung verursacht.

Abgesehen von seinen blutdrucksenkenden Eigenschaften hat sich der Wirkstoff Clonidin auch als hilfreich bei der Raucherentwöhnung erwiesen.

▷ **Die Alphablocker** blockieren die Tätigkeit der Alpharezeptoren im Gefäßgewebe und verringern über die Gefäßspannungen den Gefäßwiderstand. Sie haben keinerlei Wirkung auf die Herztätigkeit.

Alphablocker sind besonders für jüngere Hochdruckpatienten geeignet, die weiterhin sportlich sehr aktiv bleiben wollen; denn diese Medikamente lassen intensives Training zu, ohne daß die Betroffenen sich um eine Überlastung ihres Herzens Sorgen machen müßten. Zudem führen Alphablocker zu einer Erhöhung des Blutvolumens, wodurch sich die dehydrierende (austrocknende) Wirkung von gleichzeitig verabreichten Diuretika vermeiden läßt, was besonders für Sportler, die bei heißem Wetter trainieren, wichtig ist.

In der Bundesrepublik sind derzeit fünf (peripherwirkende) Alphablocker auf dem Markt: Prazosin (Prazosin, duramipress, Eurex, Minipress), Terazosin (Heitrin), Indoramin (Wydora), Doxazosin (Cardular, Diblocin) und Urapidil (Ebrantil).

Falls Ihnen Ihr Arzt einen Alphablocker verschrieben hat, sollten Sie auf einige besondere Eigenschaften dieses Medikaments achten: So wird die erste Dosis Ihren Blutdruck ziemlich jäh absinken lassen, vor allem, wenn Sie bereits mit Diuretika behandelt wer-

den. Ihr Blutdruck kann so stark abfallen, daß typische Hypotoniebeschwerden (zu niedriger Blutdruck) auftreten: Müdigkeit,
Benommenheit, Schwindel und Ohnmachtsanfälle. (Auf die Hypotonie werden wir in Kapitel 6 ausführlich eingehen.)

Insgesamt überwiegen bei den Alphablockern jedoch in aller
Regel die positiven Wirkungen die negativen Begleiterscheinungen. Abgesehen davon, daß diese Medikamente weiterhin intensives sportliches Training erlauben, verringern sie die Cholesterin-
gesamtwerte und senken die Triglyzeridspiegel. Und nicht nur das:
Bei vielen Patienten verursachen sie einen Anstieg der HDL-Werte
(High Density Lipoprotein), des »guten« Cholesterins also, das
gegen Arteriosklerose und Herzgefäßkrankheiten schützt.

Außerdem hat sich zumindest der Alphablocker Minipress
(Wirkstoff Prazosin) als hilfreich bei der Behandlung einer gutarti-
gen Vergrößerung der Prostata erwiesen.

▷ **Die Betablocker,** die nach den Diuretika am häufigsten in der
Hochdrucktherapie verwendeten Medikamente, haben ein sehr
breites Wirkungsspektrum. Dabei steht die Verringerung des Blutdrucks im Mittelpunkt.

1. Die alleinige Gabe von Betablockern (Monopräparat, keine
weiteren Medikamente) blockiert die Betarezeptoren im Herz, die
normalerweise bei der Erhöhung des Herzschlags eine wichtige
Rolle spielen. Durch die medikamentöse Blockade der Rezeptoren
wird der Erhöhung des Herzschlags Grenzen gesetzt, die maximale
Herzrate reduziert sich. Das Ergebnis ist eine Senkung des Blutdrucks.

2. Betablocker hemmen die Produktion von Renin in den Nieren.
Wie Sie bereits aus Kapitel 4 wissen, ist die Ausschüttung von Renin
die erste Stufe bei der Produktion des gefäßverengenden und
blutdruckerhöhenden Angiotensin II. Wird das Angebot an verfüg-
barem Renin eingeschränkt, bleibt der Blutdruck niedriger.

3. Betablocker stehen auch im Verdacht, die Ausschüttung von
Noradrenalin verringern zu können, wodurch die Tätigkeit
bestimmter Alpharezeptoren gedämpft würde. Auch hier wäre das
Ergebnis wieder eine Senkung des Blutdrucks. Die Forschungen in
diesem Bereich dauern jedoch noch an.

Betablocker gehören zu den wirksamsten Medikamenten für
junge weiße Patienten. Bei älteren oder farbigen Patienten sind sie
dagegen nicht sehr hilfreich. Das liegt zum Teil daran, daß diese

Menschen gewöhnlich ohnehin geringere Reninwerte aufweisen. Dadurch reduziert sich aber der Wirkungsbereich dieser Therapie. Auch sehr aktive junge Patienten, etwa Sportler, werden Betablocker als ungeeignet empfinden. Der Grund dafür ist, daß sie die maximale Herzrate beschränken und damit auch der körperlichen Fitneß enge Grenzen setzen; denn intensives Training, das eine maximale Aktivität des Herzens erfordert, ist mit einer medikamentös regulierten Herzrate nicht mehr möglich.

Das heißt aber nicht, daß alle Patienten unter Betablockertherapie auf sportliches Training und damit körperliche Fitneß verzichten müssen. Nur den Leistungsstandard von Topathleten werden sie nicht mehr erreichen können. (In Kapitel 8, in dem ich das Bewegungsprogramm erläutere, stelle ich auch eine einfache Berechnungsformel für die maximale Herzrate für Patienten während einer Betablockertherapie vor.)

Auch Menschen, die in sehr kalten Klimazonen leben, werden mit Betablockern nicht immer zufrieden sein, da diese eine Verengung der peripheren Blutgefäße verursachen. Dadurch wird aber die Blutversorgung der Extremitäten erheblich gestört, der Patient bekommt buchstäblich kalte Füße (und Hände).

Nach all diesen Einschränkungen werden Sie jetzt vielleicht fragen: »Warum sollte überhaupt jemand Betablocker einnehmen?«

Für eine Betablockertherapie gibt es jedoch eine ganze Reihe guter Gründe: Zum Beispiel sind sie sehr geeignet für Patienten, die bereits einen Herzinfarkt hatten und einen zweiten befürchten müssen. Denn durch eine Verringerung der Herzrate sinkt die Belastung des Herzens.

Außerdem lindern Betablocker bestimmte schmerzhafte oder schwere Erkrankungen wie Migräne, Angina pectoris und Glaukome. Auch Patienten, die zu ängstlichen Reaktionen neigen, wie etwa Herzrasen und extreme Nervosität, können von der Verringerung der Herzrate profitieren.

Obwohl die verschiedenen Betablocker alle in dieselbe Richtung wirken, unterscheiden sie sich jedoch hinsichtlich ihrer Angriffsschwerpunkte deutlich. So dämpfen beispielsweise die Wirkstoffe Atenolol, Metopolol und Acebutolol eher die Herzrate, als daß sie die Spannung in den peripheren Blutgefäßen erhöhen. Daher sind sie besonders für die Patienten geeignet, denen eine Einschränkung der Herzleistung wenig Sorgen macht (zum Beispiel, weil sie

keinen Leistungssport treiben), die sich aber dafür vor kalten Händen und Füßen fürchten!

Eine andere Frage betrifft die mögliche Fettlöslichkeit von Betablockern. So wirken die stark fettlöslichen Medikamente bei den meisten Patienten weniger gut, weil sie von der Leber wieder aus dem Blutfett gefiltert und damit aus dem Blut entfernt werden, bevor sie ihre Wirkung entfalten können. Das heißt: Weniger fettlösliche Betablocker wie Nadolol und Atenolol sind für die meisten Patienten besser geeignet.

Ein weiteres Problem stellt die sogenannte »intrinsic sympathomimetic activity« (ISA) der Betablocker dar. Die ISA, bei der komplexe Zusammenhänge im sympathischen Nervensystem aktiviert werden, läßt den Blutdruck sinken. Doch trotz einer signifikanten Blutdrucksenkung durch die Betablocker bewirkt die ISA mancher Medikamente nur eine geringe oder gar keine Herabsetzung der Herzrate oder des Reninspiegels.

Die Wirkstoffe Pindolol und bis zu einem gewissen Grad auch Acebutol zeigen diese speziellen ISA-Merkmale. Beide Betablocker sind daher besonders gut für die Patienten geeignet, die ohnehin schon eine außerordentlich niedrige Herzrate haben oder an kalten Händen und Füßen leiden. Zudem werden diese beiden Betablocker oft auch den anderen vorgezogen, weil sie geringere Nebenwirkungen hervorrufen. So senken sie die HDL-Werte (also die des »guten« Cholesterins) weniger stark als andere Betablocker.

▷ **Kombinierte Alpha-Beta-Blocker** gibt es bislang nur in Form eines einzigen Wirkstoffs, der tatsächlich die Wirkungen beider Blocker in sich vereinigt: Labetalol (Handelsname Trandate).

Dieses Medikament läßt den Blutdruck durch Öffnung der Gefäße sinken, während gleichzeitig die Herzrate auf einem relativ normalen Niveau gehalten wird. Allerdings ist Labetalol ziemlich fettlöslich, so daß nur etwa ein Viertel der oralen Dosis wirklich im Körper wirksam wird. Die Leber holt den Großteil des Wirkstoffs wieder aus dem Blut.

Gewöhnlich wird dieser Wirkstoff nur bei gemäßigtem oder schwerem Bluthochdruck verordnet – nicht aber bei schwacher Hypertonie. Für schwere Hypertonien, die eine rasche Absenkung des Blutdrucks ratsam erscheinen lassen, ist Labetalol auch als Injektionslösung erhältlich.

Vasodilatatoren

Die Vasodilatatoren (zu deutsch Gefäßöffner) setzen auf direktem und indirektem Weg die Spannung und damit den Widerstand der Arteriolen (kleine Arterien) herab.

Einer der direkten Vasodilatatoren ist der Wirkstoff Dihydralazin (Handelsname: Neprosol, Dihyzin). Er entspannt die Muskeln der Gefäßwände und verringert damit die Spannung der Gefäße und ihren Widerstand. Eine Blutdrucksenkung ist die Folge.

Allerdings versucht der Körper, die Entspannung der Gefäßmuskulatur in anderen Bereichen auszugleichen: So steigt die Herzrate, die Nieren schütten mehr Renin aus, Venen in anderen Körperbereichen verengen sich, die Katecholaminproduktion steigt. Außerdem geben die Nieren mehr Natrium an den Körper zurück, was zu einer Erhöhung der Flüssigkeitsmenge führt. Im Endeffekt können diese »Ausgleichsreaktionen« die blutdrucksenkende Wirkung des Medikaments völlig zunichte machen.

Um diese Gegenreaktionen zu umgehen, wird Dihydralazin stets zusammen mit anderen Wirkstoffen verordnet – etwa Betablokkern, um die Herzrate zu verringern, oder Diuretika, um den Flüssigkeitshaushalt zu regulieren. Besonders bei schwerer Hypertonie hat sich die Gabe aller drei Medikamente als sehr wirksam erwiesen.

So ergaben Forschungen im Rahmen der bereits mehrfach erwähnten VA-Studie (1962) für eine kombinierte Therapie aus Thiaziden (Diuretikum) und Dihydralazin (Vasodilatator) einen durchschnittlichen Rückgang um 11/12 mm Hg (systolisch/diastolisch). Wurde den Patienten gleichzeitig noch Reserpin (peripherwirkender adrenergener Blocker) verabreicht, sanken die Blutdruckwerte um durchschnittlich 23/21 mm Hg.

Ähnliche Erfolge erzielte das Team des Forschers R. Zacest mit einer Kombination aus dem Vasodilatator Dihydralazin, einem Diuretikum und einem Betablocker. Wie die US-Fachzeitschrift *New England Journal of Medicine* 1972 berichtete, sanken die Blutdruckwerte bei den Versuchspersonen mit stark »therapieresistenter« Hypertonie um durchschnittlich 44/31 mm Hg!

Insofern scheint der direkte Vasodilatator Dihydralazin besonders für Patienten mit schwerbehandelbarer Hypertonie geeignet. Das gilt auch für die Behandlung älterer Patienten, deren Gefäße auf andere Medikamente kaum noch reagieren.

Noch stärker als Dihydralazin wirkt der direkte Vasodilatator Minoxidil (Lonolox). Er empfiehlt sich vor allem für Patienten mit schwerbehandelbarer Hypertonie, bei der andere, weniger starke Medikamente versagt haben. Wie Dihydralazin, so wird auch Minoxidil gewöhnlich mit anderen Medikamenten kombiniert, um die Erhöhung der Herzrate und die verstärkte Flüssigkeitsspeicherung auszugleichen.

Monoxidil hat noch einen interessanten Nebeneffekt: Seit langem ist bekannt, daß dieser Wirkstoff den Haarwuchs anregt. Eine solche Nebenwirkung ist jedoch für Frauen ziemlich unakzeptabel, da sie die gesamte Körperbehaarung betrifft. Männer dagegen schätzen oft den vermehrten Haarwuchs, da er auch eine beginnende Glatze stoppt. In jüngster Zeit berichteten mehrere US-Boulevard-Blätter über ein Minoxidil-haltiges Haarwasser für die äußerliche Anwendung, das angeblich sichtbare Erfolge zeige. (In den USA ist dieses Haarwasser unter dem Namen Rogaine im Handel.)

Hoffnung durch neue Medikamente: Kalziumblocker und ACE-Hemmer

Auch die Kalziumblocker und die ACE-Hemmer gehören zu den Vasodilatatoren. Sie wirken jedoch im Gegensatz zu den eben beschriebenen Wirkstoffen indirekt auf die Gefäße, indem sie die Steuerungssubstanzen für die Gefäßspannung beeinflussen. In Kapitel 4 haben Sie bereits viel über die Wirkungsweise dieser Medikamente kennengelernt. Sie sollten jedoch noch einige weitere Details wissen:

▷ **Die Kalziumblocker**, auch Kalziumantagonisten oder abgekürzt Ca-Antagonisten* genannt, verhindern, daß die Muskelzellen der Gefäße Kalzium aufnehmen. Dadurch sinkt der Blutdruck; denn die Muskelzellen benötigen Kalzium, um sich zusammenzuziehen. Bei eingeschränkter Kalziumversorgung wird ihre Kontraktionsfähigkeit verringert.

---

*Ca = Abkürzung für Kalzium im chemischen Periodensystem der Elemente (Anm. d. Übers.).

Mit anderen Worten: Bei jeder Muskelkontraktion, gleichgültig in welchem Teil des Körpers, benötigten die Muskelzellen Kalzium aus der sie umgebenden Flüssigkeit (der sogenannten interstitiellen Flüssigkeit, die sich im Zwischengewebe befindet). Eine gewisse Menge Kalzium ist gewöhnlich auch schon im Gewebe der Zelle vorhanden.

Die Kalziumblocker verhindern nun den Transport des Kalziums über die Flüssigkeit im Zwischengewebe zur Zelle. Damit wird die Kontraktionsfähigkeit der glatten Muskulatur eingeschränkt, die Gefäßwände bleiben entspannter.

Außerdem schließen die Kalziumblocker auch die Eingangskanäle, durch die Kalzium in die Zellen gelangt.

In der Bundesrepublik sind heute eine ganze Reihe von Kalziumblocker im Handel, die am häufigsten* verordneten sind: Nifedipin (Adalat, Nifedipin-...), Verapamil (Isoptin, Veramex, Verapamil-...), Diltiazem (Dilzem, DiltaHexal), Nitredepin (Bayotensin), Gallopamil (Procorum). Am schnellsten von diesen Wirkstoffen wirkt Nifedipin. Bei oraler Einnahme tritt die antihypertensive Wirkung innerhalb von zwanzig Minuten ein.

Kalziumblocker sind vor allem für ältere Patienten geeignet, bei jüngeren haben sie sich als nicht so hilfreich erwiesen. Die Ausnahme bildet Nifedipin für junge Leistungssportler, da es die Herzrate und damit auch die Trainingsleistung nicht einschränkt.

Hinweis: Neuere Forschungen haben ergeben, daß sich Kalziumblocker für Patienten, die sportlich sehr aktiv sind, besser eignen als Betablocker und Diuretika. In diesen Fällen ist Nifedipin den anderen Wirkstoffen vorzuziehen, da es die Herzrate nicht beeinflußt.

Insgesamt gesehen können zwei Drittel aller Patienten unter Kalziumblockertherapie damit rechnen, daß ihr Blutdruck auf normale oder nahezu normale Werte sinkt: Das bestätigt zum Beispiel eine Studie aus dem Jahr 1983, bei der die Versuchspersonen zweimal täglich 20 mg Nifedipin erhielten. Im Durchschnitt sanken ihre Werte von anfangs 161/100 um 16/10 mm Hg.

---

* *Arzneiverordnungsreport '90*, a.a.O. Seite 154. Danach betrug der Anteil von Nifedipin-haltigen Präparaten 1988 rund 65 Prozent der Gesamtmenge der verordneten Kalziumantagonisten.

Nifedipin kann außerdem im Gegensatz zu den anderen Kalziumblockern mit Diuretika und Betablockern kombiniert werden, weil Nifedipin keinen Einfluß auf die Herzrate ausübt. Die übrigen Kalziumblocker schränken dagegen auch die Herzleistung ein, indem sie die Kontraktionsfähigkeit des Herzens verringern. Betablocker wirken genauso. Eine Kombination würde das Herz in seiner Leistungsfähigkeit gefährlich beeinträchtigen.

▷ **Die ACE-Hemmer**, die die Tätigkeit des Angiotensin converting enzyme unterbinden, haben wir bereits in Kapitel 4 ausführlich besprochen. Zur Erinnerung:

▷ Die Nieren produzieren das Enzym Renin.
▷ Aus dem Renin entsteht das passive Hormon Angiotensin I.
▷ Zur Umwandlung von Angiotensin I in das aktive Angiotensin II wird ein »Verwandler«enzym, das ACE, benötigt.

Angiotensin II wirkt zweifach auf den Blutdruck:

1. Es zieht die Blutgefäße zusammen.
2. Es stimuliert die adrenergen Drüsen, so daß die Nieren mehr Natrium resorbieren und dadurch mehr Flüssigkeit speichern.

Engere Gefäße und ein erhöhter Flüssigkeitshaushalt lassen aber den Blutdruck ansteigen.

Die ACE-Hemmer, übrigens die jüngsten antihypertensiven Wirkstoffe mit den höchsten jährlichen Zuwachsraten bei den verordneten Tagesdosen (1988: 45 Prozent*; 1989: 30 Prozent**) hemmen die Tätigkeit des Verwandlerenzyms. Ohne das ACE kann aber aus Angiotensin I niemals Angiotensin II werden. Die ACE-Hemmer blockieren also einen Schlüsselfaktor der Blutgefäßkontraktion und damit die Entstehung von Bluthochdruck.

In der Bundesrepublik sind derzeit*** drei ACE-Hemmer im Handel: Captopril (Capozide, Lopirin, tensobon), Enalapril (Xanef, Pres) und Periondopril (Coversum). Ihre Zahl dürfte sich in Zukunft noch erhöhen.

---

* *Arzneiverordnungsreport '89*, a.a.O.,S. 85
** *Arzneiverordnungsreport '90*, a.a.O.,S. 78
*** Vgl. *Rote Liste 1990*, a.a.O.

Captopril wird in relativ geringen Dosen gegeben, da höhere Mengen schwere Nebenwirkungen hervorrufen können, wie etwa Störungen der Nierenfunktion, Verlust des Geschmackssinns, Ausschläge sowie eine Leukopenie. Inzwischen wird die Einnahme von zwei- bis dreimal täglich 12,5 bis 25 mg Captopril empfohlen. Bei schwerer Hypertonie gilt eine Tagesdosis von bis zu 200 mg noch als sicher. Die schwersten Nebenwirkungen traten bei Tagesmengen von 400 bis 600 mg auf.

ACE-Hemmer werden inzwischen als Mittel der ersten Wahl bei Hypertonie, einschließlich schwacher Hypertonie, verordnet. Allerdings sind sie immer noch sehr teuer: Eine durchschnittliche Tagesdosis kostet 1,96 Mark*, eine durchschnittliche Diuretika-Tagesdosis (Hydrochorothiazid) dagegen nur 0,37 Mark**.

Bis jetzt habe ich nur relativ wenige Worte über die negativen Aspekte der vorgestellten Wirkstoffe gesagt. Das soll hier nun nachgeholt werden, denn die Frage der Nebenwirkungen und der möglichen Interaktionen mit anderen Medikamenten ist Grundvoraussetzung für eine sichere und erfolgreiche Therapie.

Die Nebenwirkungen der antihypertensiven Medikamente

Fast jedes Medikament hat auch einige unerwünschte Nebenwirkungen. Sie betreffen vor allem:

▷ Befindlichkeitsstörungen wie Müdigkeit
▷ schwere Störungen der Körperfunktionen, wie etwa Impotenz
▷ negative Veränderungen des seelischen Gleichgewichts, etwa Auftreten von Depressionen
▷ im schlimmsten Fall Lebensgefahr

Die folgende vergleichende Auflistung der Nebenwirkungen blutdrucksenkender Medikamente soll Ärzte und ihre Patienten bei der Auswahl einer sicheren medikamentösen Therapie unterstützen. Sie stammt aus dem 1988er Report des Nationalen Komitees (»The 1988 Report of the Joint Committee on Detection, Evaluation, and Treatment of High Blood Pressure«).

---

* *Arzneiverordnungsreport '90*, a.a.O., S. 79
** *Arzneiverordnungsreport '90*, a.a.O., S. 194

Unerwünschte Nebenwirkungen von antihypertensiven Medikamenten (a)

Wirkstoffe	Ausgewählte Nebenwirkungen (b)	Vorsichtsmaßnahmen
Diuretika (c) Thiazide und verwandte Sulfonamide	Hypokaliämie, Hyperurikämie, Glukoseintoleranz, Hypercholesterinämie, Hypertriglyzeridämie, Sexualstörungen, Schwäche	evtl. unwirksam bei Nierenstörungen; Hypokaliämie verstärkt Digitalistoxizität; evtl. akuter Gichtanfall; evtl. erhöhte Lithiumwerte im Serum
Schleifendiuretika	wie bei Thiaziden	wirksam bei chronischen Nierenstörungen; Hypokaliämie und Hyperurikämie wie oben
Kaliumsparende Diuretika	Hyperkaliämie	Gefahr von Hyperkaliämie oder Nierenstörungen bei Patienten unter ACE-Hemmer- oder nichtsteroidaler Therapie; evtl. erhöhte Lithiumwerte im Serum
Spironolacton Triamterene Amilorid	Gynäkomastie, Mastodynie – –	stört Digoxinimmunoassays Gefahr von Nierensteinen –
Sympatholytika (adrenerge Blocker) Betablocker (e) Acebutolol Atenolol Metoprolol Nadolol Penbutololsulfat Pindolol Propranololhydrochlorid Timolol	Bronchospasmen, Insuffizienz peripherer Arterien, Müdigkeit, Schlafstörungen, Sexualstörungen, Verstärkung kongestiver Herzschwäche, lavierte Symptome von Hyperglykämie, Hypertrigylzeridämie, Senkung der HDL-Spiegel (außer bei Pindolol und Acebutolol)	kontraindiziert bei Asthma, COBK (d), kongestiver Herzschwäche, Herzblock (>1. Grad) und Sick-Sinus-Syndrom; mit Vorsicht verordnen bei insulinpflichtigem Diabetes mellitus und peripheren Gefäßerkrankungen; Therapie bei ischämischen Herzerkrankungen nicht abrupt beenden, langsam ausschleichen

Wirkstoffe	Ausgewählte Nebenwirkungen (b)	Vorsichtsmaßnahmen
zentralwirksame adrenergene Blocker Clonidin	Benommenheit, Schläfrigkeit, trockener Mund, Müdigkeit, Sexualstörungen	bei abruptem Therapieabbruch Gefahr von Rebound-Hypertonie, besonders bei hochdosierter Therapie oder bei gleichzeitiger Betablocker-Gabe
Guanabenz	wie oben	wie oben
Guanfacinhydrochlorid	wie oben	wie oben
Methyldopa	wie oben	Gefahr von Leberstörungen und Coombs-positiver hämolytischer Anämie; bei älteren Patienten Gefahr von orthostatischer Hypotonie; verfälscht Laborwerte der Katecholaminwerte im Urin
Clonidin-Pflaster	wie oben; lokale Reizungen der Haut	–
peripherwirksame adrenergene Blocker Guanadrelsulfat	Durchfall, Sexualstörungen, orthostatische Hypotonie	Vorsicht wegen orthostatischer Hypotonie
Guanethidinmonosulfat	wie bei Guanadrelsulfat	wie bei Guanadrelsulfat
Rauwolfia-Alkaloide	Lethargie, Nasenverstopfung, Depression	kontraindiziert bei vorangegangener Depression; Vorsicht bei vorangegangenem Ulcus pepticum
Reserpin	wie bei Rauwolfia-Alkaloiden	wie bei Rauwolfia-Alkaloiden

Wirkstoffe	Ausgewählte Nebenwirkungen (b)	Vorsichtsmaßnahmen
Alphablocker Prazosinhydrochlorid	»Erstdosis«-Synkope, orthostatische Hypotonie, Schwäche, Herzklopfen	Vorsicht bei älteren Patienten wegen orthostatischer Hypotonie
Terazosinhydrochlorid	wie oben	wie oben
Indoraminhydrochlorid (f)	wie oben	wie oben
Doxazsoinmesilat (f)	wie oben	wie oben
Urapidil	wie oben	wie oben
kombinierte α-β-Blocker Labetolol	Bronchospasmen, Insuffizienz der peripheren Gefäße, orthostatische Hypotonie	kontraindiziert bei Asthma, COBK (d), kongestiver Herzstörung, Herzblock (>1. Grad), Sick-Sinus-Syndrom; Vorsicht bei insulinpflichtigem Diabetes mellitus und Erkrankungen der peripheren Blutgefäße
Vasodilatatoren	Kopfschmerzen, Tachykardie, Harnverhaltung	bei Erkrankungen der Herzkranzgefäße Gefahr von Angina pectoris
Hydralazin	positiver antinuklearer Antikörpertest	Lupussyndrom möglich (selten bei empfohlener Dosis)
Minoxidil	Hypertrichosis	kann Pleuraerguß verursachen oder verstärken; bei Erkrankungen der Herzkranzgefäße Gefahr von Angina pectoris

Wirkstoffe	Ausgewählte Nebenwirkungen (b)	Vorsichtsmaßnahmen
ACE-Hemmer	Ausschläge, Gicht, angioneurotisches Ödem, Hyperkaliämie, Störung des Geschmackssinns	evtl. akutes reversibles Nierenversagen bei bilateraler Stenose der Nierenarterien oder einfacher Stenose einer Nierenarterie; Eiweiß im Urin; Gefahr einer Hyperkaliämie bei Nierenstörungen; selten Neutropenie; Hypotonie bei Therapiebeginn, besonders bei hohen Reninwerten im Serum bei gleichzeitiger Diuretikatherapie
Kalziumantagonisten	Ödeme, Kopfschmerzen	Vorsicht bei Patienten mit kongestiven Herzstörungen; kontraindiziert bei Herzblock 2. und 3. Grades
Verapamil	Verstopfung	evtl. Leberstörungen
Diltiazemhydrochlorid	Verstopfung	evtl. Leberstörungen
Nifedipin	Tachykardie	–
Nitrendipin	Tachykardie	–
Gallopamil (f)	Verstopfung	kontraindiziert bei eingeschränkter Leberfunktion und portokavalem Shunt

(a) Alle Antihypertonika können Sexualstörungen verursachen, insbesondere Impotenz bei Männern.
(b) Die Auflistung der Nebenwirkungen ist *nicht* vollständig. Alle Ärzte sind dringend aufgefordert, weitere Details über Kontraindikationen, Neben- und Wechselwirkungen vor Verordnung eines Präparats aus den einschlägigen Fachinformationen und den Packungsbeilagen zu entnehmen.
(c) Siehe Tabelle auf Seite 117 dieses Buches.
(d) COBK = Chronische obstruktive Bronchialkrankheiten
(e) Eine abrupte Unterbrechung der Betablockertherapie kann für Herzpatienten gefährlich werden. Siehe Tabelle auf Seite 117f. dieses Buches.
(f) Diese Wirkstoffe sind bereits in der Bundesrepublik erhältlich. Angaben über Nebenwirkungen aus: *Die Rote Liste*, a.a.O.

Nach dieser sehr konzentrierten fachspezifischen Darstellung möchte ich jetzt einige der häufigsten Nebenwirkungen aus der Tabelle in verständlicher Sprache erläutern. Dabei folge ich der bewährten Gruppeneinteilung.

Diuretika

Thiazide und verwandte Wirkstoffe Zu den häufigsten Nebenwirkungen gehören:

▷ Hypokaliämie = zu niedrige Kaliumspiegel. Mögliche Folge: Herzrhythmusstörungen und andere Beschwerden
▷ Hyperurikämie = Überproduktion von Harnsäure. Mögliche Folge: Gichtanfälle
▷ Glukoseintoleranz = Unfähigkeit des Körpers, Zucker zu verarbeiten, zu nutzen und zu speichern (wie bei Diabetes mellitus)
▷ Hypercholesterinämie = erhöhte Cholesterinspiegel
▷ Hypertriglyzeridämie = erhöhte Triglyzeridspiegel (Triglyzerid = ein bestimmtes Blutfett)

Schleifendiuretika Dieselben Nebenwirkungen wie Thiazide.

Kaliumsparende Diuretika Alle Wirkstoffe – Amilorid, Spironolacton und Triamteren – können eine Hyperkaliämie verursachen. Dabei handelt es sich um zu hohe Kaliumspiegel im Blut, eine toxische Nebenwirkung, die gewöhnlich bei Nierenstörungen auftritt. Der Wirkstoff Spironolacton kann außerdem eine Vergrößerung der Brust bei Männern (Gynäkomastie) oder Brustschmerzen bei jungen Frauen (Mastodynie) hervorrufen.

Sympatholytika (adrenergene Blocker)

Peripherwirkende adrenergene Blocker (Wirkstoffe, die die peripheren Nerven, etwa in Armen und Beinen, hemmen) Bei Einnahme von Guanadrel kann eine orthostatische Hypotonie auftreten, das heißt, der Blutdruck im Stehen ist zu niedrig. Außerdem kann es zu Durchfall kommen. Guanethidin hat dieselben Nebenwirkungen.

Reserpin und die Rauwolfia-Alkaloide können Müdigkeit verursachen, eine bestehende Depression verstärken, ein Ulcus pepticum reizen oder eine Verstopfung der Nase herbeiführen.

Zentralwirkende adrenergene Blocker (Wirkstoffe, die das zentrale Nervensystem hemmen) Guanabenz, Guanfacin, Methyldopa und Clonidin können Müdigkeit, Mundtrockenheit und Schläfrigkeit verursachen. Zudem wurden bei Methyldopa Leberschäden und Störungen des Immunsystems beobachtet.

Alphablocker (Wirkstoffe, die die α-Rezeptoren der Nervenzellen blockieren) Alle Alphablocker können Herzklopfen, allgemeine Schwäche und orthostatische Hypotonie (zu niedriger Blutdruck im Stehen) auslösen.

Betablocker (Wirkstoffe, die die β-Rezeptoren der Nervenzellen blockieren) Zu den möglichen Nebenwirkungen gehören stark verringerte Herzraten (Bradykardie), Schlaflosigkeit; merkwürdige Träume; große Müdigkeit; erhöhte Triglyzeridwerte; Verringerung des »guten« HDL-Cholesterins; Depressionen; Verstärkung der Schmerzen bei Angina pectoris. Diese Nebenwirkungen lassen sich durch die Wirkstoffe mit ISA-Faktor (wie Pindolol und Acebutolol) auf ein Minimum reduzieren.

Kombinierte α-β-Blocker (Wirkstoffe, die α- und β-Rezeptoren der Nervenzellen blockieren) Beobachtet wurden bei gleichzeitiger Gabe von α- und β-Blockern sowie bei Einnahme des bislang einzigen kombinierten Wirkstoffs Labetalol Kopfschmerzen, Müdigkeit, Benommenheit, Übelkeit und Asthma.

Vasodilatatoren (Gefäßöffner)

Direktwirkende Vasodilatatoren (Wirkstoffe, die direkt Einfluß auf die Gefäßmuskulatur haben) Unter Hydralazin kann es zu extrem schneller Herzrate (Tachykardie), Kopfschmerzen, extremer Flüssigkeitsspeicherung und Anginaschmerzen bei Erkrankungen der Herzkranzgefäße kommen.

Der Wirkstoff Minoxidil kann einen starken Haarwuchs (Hypertrichosis) und zu starke Flüssigkeitsspeicherung verursachen.

Indirekte Vasodilatatoren (Wirkstoffe, die die Steuerungsmechanismen für die Gefäßmuskulatur beeinflussen) Zu den indirekten Vasodilatatoren gehören sowohl die ACE-Hemmer als auch die Kalziumantagonisten.

Die ACE-Hemmer Captopril, Enalapril, Lisinopril und Perindopril können folgende Beschwerden auslösen: Hypotonie; Husten; lokale Schwellungen, besonders im Gesicht (angioneurotisches Ödem); extreme Kaliumspeicherung (Hyperkaliämie); Hautausschläge; Verlust des Geschmackssinns (Dysgeusie).

Ferner können ACE-Hemmer bestehende Nierenstörungen bis zum Nierenversagen verstärken; Eiweißspuren im Urin verursachen, die auf eine Nierenerkrankung hinweisen; manchmal die Zahl der weißen Blutkörperchen extrem verringern (Neutropenie), was wiederum Knochenmarkserkrankungen zur Folge haben kann.

Bei der zweiten Gruppe der indirekten Vasodilatatoren, den Kalziumantagonisten, ist die Liste der möglichen Nebenwirkungen lang:

▷ Alle können Kopfschmerzen, Benommenheit und Erröten verursachen.

▷ Bei Einnahme von Verapamil wurden besonders Erröten, Ödeme und Verstopfung beobachtet.

▷ Nifedipin und Nicardipin rufen ebenfalls Erröten und lokale Schwellungen (Ödeme) hervor.

▷ Diltiazem kann Übelkeit verursachen und Komplikationen bei Herzpatienten auslösen, etwa kongestive Herzstörungen.

Nachdem Sie jetzt gründlich über die Wirkungsweise der wichtigsten antihypertensiven Medikamente und ihre Nebenwirkungen informiert sind, können wir uns jetzt der Frage des individuellen Therapieplans für die medikamentöse Hochdruckbehandlung zuwenden.

Richtlinien für die individuelle medikamentöse Hypertoniebehandlung

Die Methoden zur Ermittlung des individuellen Blutdruckstatus eines Patienten sind eigentlich alle gleich: Zuerst mißt der Arzt die systolischen und diastolischen Blutdruckwerte. Anschließend vergleicht er die Meßergebnisse mit der Standardeinteilung. Das Ergebnis ist die Diagnose: normaler Blutdruck oder schwache, mäßige oder schwere Hypertonie.

Auch wenn die Meßergebnisse alle auf dieselbe Art zustande kommen, hoher Blutdruck hat viele Gesichter. Nehmen wir zum Beispiel drei Patienten, die alle dieselben Meßwerte von 160/100 mm Hg aufweisen. Auf Medikamente reagieren sie aber erheblich unterschiedlich:

Beim ersten Patienten schlagen vielleicht Thiazid-Diuretika bestens an und lassen den Blutdruck fast sofort auf ein normales Niveau sinken. Beim zweiten Patienten richten Diuretika überhaupt nichts aus, wohl lassen aber Betablocker den Blutdruck auf Normalwerte sinken. Und beim dritten Patienten wirken zwar Diuretika und Betablocker, allerdings mit so starken Nebenwirkungen, daß dieser Patient nur ACE-Hemmer vertragen kann.

So könnte es sich bei diesem dritten Patienten um einen jungen Leistungssportler handeln, den die entwässernde Wirkung von Diuretika und die Beschränkung der maximalen Herzleistung durch die Betablocker beim Training behindern. Insofern wird er mit ACE-Hemmer am besten zurechtkommen, da diese den Blutdruck senken, ohne dem Körper Flüssigkeit zu entziehen oder die Herzleistung zu limitieren.

Wir sehen also: Die medikamentöse Therapie muß auf den einzelnen Patienten genau zugeschnitten sein. Im folgenden finden Sie nun ein einfaches Stufenschema, das Ärzten und ihren Patienten bei der Auswahl der geeigneten Medikamente gute Dienste leisten dürfte.

Stufenschema
für die Hochdruckbehandlung

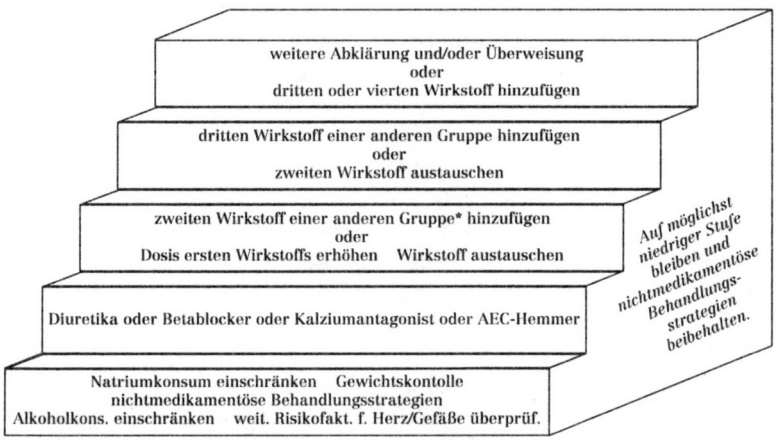

weitere Abklärung und/oder Überweisung
oder
dritten oder vierten Wirkstoff hinzufügen

dritten Wirkstoff einer anderen Gruppe hinzufügen
oder
zweiten Wirkstoff austauschen

zweiten Wirkstoff einer anderen Gruppe* hinzufügen
oder
Dosis ersten Wirkstoffs erhöhen   Wirkstoff austauschen

Diuretika oder Betablocker oder Kalziumantagonist oder AEC-Hemmer

Natriumkonsum einschränken   Gewichtskontolle
nichtmedikamentöse Behandlungsstrategien
Alkoholkons. einschränken   weit. Risikofakt. f. Herz/Gefäße überprüf.

Auf möglichst niedriger Stufe bleiben und nichtmedikamentöse Behandlungsstrategien beibehalten.

Stufenschema zur Abstimmung einer individuellen medikamentösen Hochdrucktherapie. Bei manchen Patienten empfiehlt es sich, zunächst einen nichtmedikamentösen Versuch zu starten. Wenn dieser fehlschlägt, zusätzlich Medikamente geben. Andere Patienten benötigen von Anfang an Medikamente. Trotzdem nichtmedikamentöse Strategien begleitend anwenden.

ACE = Angiotensin converting enzym; * = Medikamente wie Diuretika, β-Blocker, Kalziumantagonisten, ACE-Hemmer, α-Blocker, zentralwirkende α-2-Antagonisten, Rauwolfia serpentina und Vasodilatatoren.

Wie Sie aus der Grafik ersehen, sieht Stufe 1 des Schemas zur Hypertoniebehandlung nichtmedikamentöse Behandlungsstrategien vor, und zwar für alle Patienten, unabhängig davon, ob sie wegen schwerer oder »therapieresistenter« Hypertonie von Anfang an Medikamente benötigen.

Mit Stufe 2 beginnt die medikamentöse Therapie, die auf den allgemein als »Mittel der ersten Wahl« bezeichneten Arzneien basieren, das heißt Mittel, die zunächst allen anderen Medikamenten vorzuziehen sind. Dazu gehören Diuretika, Betablocker, Kalziumantagonisten und ACE-Hemmer. Bei den meisten Patienten mit einer milden Hypertonie reicht <u>ein</u> Wirkstoff aus, um die Blutdruckwerte wieder auf Normalniveau zu bringen.

142

Von diesen Mitteln werden immer noch die Diuretika am häufigsten verordnet, gefolgt von Betablockern. Inzwischen gewinnen aber auch die neueren Medikamente, wie Alphablocker und ACE-Hemmer, wegen ihrer geringeren Nebenwirkungen und ihrer effektiven Wirkung an Popularität.

Die Entscheidung zwischen zwei verschiedenen Medikamenten hängt immer vom Einzelfall ab, sie muß stets auch den Lebensstil und die aufgetretenen Nebenwirkungen berücksichtigen sowie natürlich die wichtigsten Aspekte: ob der Wirkstoff überhaupt anschlägt und den Blutdruck senkt.

Stufe 3 empfiehlt zusätzlich zu dem Mittel der ersten Wahl die Gabe eines zweiten Medikaments aus einer anderen Gruppe. Daneben stehen dem Arzt zwei weitere Möglichkeiten offen: Erhöhung der Dosis des ersten Mittels oder Austausch des ersten Mittels durch ein anderes derselben Gruppe.

Wenn ich hier von Medikamentengruppen spreche, so meine ich die Einteilung in Diuretika, Sympatholytika und Vasodilatatoren.

Sollte bislang noch kein Diuretikum verordnet worden sein, so wird der Arzt auf dieser Stufe gewöhnlich zu einem solchen Entwässerungsmittel greifen. Ein Grund kann darin liegen, daß zwar das erstgewählte Mittel den Blutdruck senkt, trotzdem aber noch zuviel Flüssigkeit vom Körper gespeichert wird. Diuretika können dieses Problem leicht lösen. Bei manchen Patienten verzichten die Ärzte aber auch weiterhin auf die Verordnung von Diuretika. Das vor allem dann, wenn die Patienten diese Medikamente nicht vertragen, weil sie Gichtanfälle, Diabetes mellitus oder bereits bestehende Herzprobleme verschlimmern können.

Manchmal entscheidet sich der Arzt auch nur dafür, die Dosis des erstgewählten Medikaments zu steigern; denn einige Patienten kommen zwar mit einem Medikament gut zurecht, mehrere verunsichern sie jedoch und stören so die Compliance. Allerdings richtet eine einfache Dosiserhöhung häufig nur wenig aus – wohl aber nehmen die Nebenwirkungen deutlich zu.

Entscheidet sich der Arzt auf dieser Stufe zur Verordnung eines zweiten Medikaments, muß er bei der Auswahl unbedingt die möglichen Wechselwirkungen dieser Mittel berücksichtigen. Im folgenden eine Übersicht.*

*Quelle: »The 1988 Report of the Joint National Committee« in: *Archives of Internal Medicine.* (Die Übersicht enthält die häufigsten, nicht aber alle möglichen Wechselwirkungen. Anm. d. Übers.)

Die häufigsten Wechselwirkungen zwischen den antihypertensiven Medikamenten

Diuretika Entwässerungsmittel können bei gleichzeitiger hochdosierter Lithiumtherapie die Lithiumspiegel im Blut derart erhöhen, daß Störungen der Nerven- und Herzfunktion auftreten. Nichtsteroidale entzündungshemmende Wirkstoffe, einschließlich Aspirin, können die entwässernde und damit blutdrucksenkende Wirkung von Diuretika bis zur Wirkungslosigkeit ausgleichen. ACE-Hemmer maximieren die kaliumsparende Wirkung der Wirkstoffe Triamteren, Amilorid und Spironolacton. ACE-Hemmer schwächen eine durch Thiazid-Diuretika ausgelöste Hypokaliämie ab.

Sympatholytika Ephedrine und Amphetamine können die peripher wirkenden adrenergenen Blocker Guanethidinmonosulfat und Guanadrel aus den Speichervesikeln (Speicherbläschen) verdrängen. Trizyklische Antidepressiva verhindern die Aufnahme von Guanethidin und Guanadrel in diese Bläschen. Kokain kann den Transport von Guanethidin und Guanadrel zu den Nervenenden hemmen. Alle diese Wechselwirkungen können den blutdrucksenkenden Effekt von Guanethidin und Guanadrel verringern. Bei gleichzeitiger Gabe von Phenothiaziden oder Sympathomimetika kann es zu einer Hypotonie kommen, da die blutdrucksenkende Wirkung verstärkt wird. Monoaminoxidasehemmer (MAO-Hemmer) können Abbau und Verarbeitung von Noradrenalin, das infolge Konsums tyraminhaltiger Nahrung ausgeschüttet wurde, hemmen und dadurch Bluthochdruck verursachen. Trizyklische Antidepressiva können die Wirkung von Clonidin und Guanabenz reduzieren.

Betablocker Cimetidin (Handelsname Tagamet) kann die Bioverfügbarkeit von β-Blocker schwächen, in dem es den Leberstoffwechsel stört, so daß es zu erhöhten β-Blocker-Plasmaspiegeln kommt. Dihydralazin kann die Durchblutung der Leber behindern, was zu erhöhten β-Blocker-Plasmaspiegeln führt.

Cholesterinbindende Ionenaustauscher (Lipidsenker), etwa Colestyramin und Colestipol, können die Serumwerte von Propranololhydrochlorid verringern.

β-Blocker können den Leberstoffwechsel, insbesondere die Verarbeitung von Medikamenten wie etwa Lidocain, Chlorpromazin und Cumarin, stören, so daß die Wirkstoffe weiterhin im Plasma verbleiben.

Kombination von Kalziumblockern mit β-Blockern kann den kardiodepressiven Effekt der β-Blocker verstärken.

Kombination von Reserpin mit β-Blockern kann erhebliche Bradykardien (Verlangsamung des Herzschlags) und Synkopen verursachen.

ACE-Hemmer Nichtsteroidale entzündungshemmende Wirkstoffe einschließlich Aspirin können die Kaliumspeicherung durch ACE-Hemmer verstärken.

Kalziumantagonisten Kombinationen von Kalziumantagonisten mit Chinidin kann Hypotonie verursachen, besonders bei Patienten mit idiopathischer hypertropher Subaortenstenose.

Kalziumantagonisten können die Digoxinwerte im Plasma erhöhen

Cimetidin kann die Nifedipinspiegel im Blut anheben.

Auf Stufe 4 des Plans zur Hypertoniebehandlung ist die Verordnung eines dritten Medikaments einer anderen Gruppe vorgesehen. Statt dessen kann der Arzt auch das zweite Mittel austauschen. Das gilt vor allem dann, wenn er auf der vorherigen Stufe die Dosis des ersten Mittels erhöht hat.

Bei etwa zehn Prozent aller an Hypertonie erkrankten Patienten sind mehr als zwei Medikamente notwendig, um den Blutdruck wieder auf das Normalniveau zu bringen. Im allgemeinen wird der Arzt je eines der Medikamente aus den drei großen Gruppen auswählen, also ein Diuretikum, ein Symphatolytikum und einen Vasodilatator.

Mit Erreichen von Stufe 5 wird eine weitere Abklärung der Diagnose, unter Umständen durch Überweisung an einen Spezialisten oder eine Klinik, notwendig. Bei »therapieresistenter« Hypertonie kann auch die Verordnung eines dritten oder vierten Medikaments angezeigt sein.

Lassen Sie uns nun annehmen, Ihre Therapie entspreche Stufe 2 oder 3 und Ihr Blutdruck habe mit Werten unter 140/90 mm Hg Normalniveau erreicht. Müssen Sie die Therapie für den Rest Ihres Lebens fortführen oder gibt es eine Chance, daß Sie irgendwann völlig auf Medikamente verzichten können?

Wann ist ein Absetzen der Medikamente erlaubt?

Einer meiner Kollegen hatte einmal einen Hochdruckpatienten, bei dem die Behandlung mit Diuretika sehr erfolgreich war. Innerhalb von zwei Monaten waren seine Blutdruckwerte von anfänglich 162/97 mm Hg auf normale Werte gesunken. Das veranlaßte den Mann zu der Annahme, seine Hypertonie sei nunmehr »geheilt«. Zudem war er verärgert, weil das Medikament seine sexuelle Potenz ein wenig in Mitleidenschaft gezogen hatte. Also beschloß er, auf eigene Faust die Medikamente abzusetzen.

Aber wie so oft, so kletterte der Blutdruck auch bei diesem Patienten innerhalb von nur einer Woche wieder auf das Ursprungsniveau, bei dem Medikamente notwendig geworden waren. Dieser Patient mußte offenbar erst in Schwierigkeiten geraten, um zu verstehen, daß man seine medikamentöse Therapie nicht eigenmächtig ändern oder gar abbrechen darf.

Glücklicherweise führte dieser Zwischenfall zu einem offenen und hilfreichen Gespräch zwischen dem Patienten und seinem Arzt. Denn dem Arzt war das Problem der Potenzstörung nicht bekannt gewesen, weil ihm sein Patient nichts davon gesagt hatte. Nachdem er aber den Grund für das eigenmächtige Handeln seines Patienten erfahren hatte, verordnete er ein anderes Medikament – einen ACE-Hemmer, bei dem unerwünschte Nebenwirkungen auf die Potenz deutlich seltener sind.

Und richtig, nach einer Probezeit mit dem ACE-Hemmer stellte der Patient erfreut fest, daß sich seine Potenz wieder normalisiert hatte. Kurz: Die Zusammenarbeit von Arzt und Patient hatte sich gelohnt.

Obwohl der Patient irrte, als er ohne ärztliche Anweisung seine Medikamente absetzte, waren doch nicht alle seine Annahmen über die Möglichkeit einer Therapieunterbrechung falsch. Zwar müssen sich die meisten Hypertoniepatienten, die eine medika-

mentöse Therapie benötigen, darauf einrichten, daß sie für lange Zeit auf Arzneimittel angewiesen sein werden – möglicherweise für den Rest ihres Lebens. Doch eine kleine Minderheit kann ihre antihypertensiven Medikamente mit der Zeit langsam reduzieren, ja auf die Therapie völlig verzichten, ohne daß ihr Blutdruck wieder in die Höhe schnellt.

So kamen die erwähnte *VA-Studie* (1975) sowie eine Untersuchung des Hypertonieforschers L.J. Maland, über die die US-Fachzeitschrift *Hypertension* 1983 berichtete, zu ermutigenden Ergebnissen.

Die erste Studie ergab, daß 15 Prozent der Patienten mit gemäßigtem Bluthochdruck nach länger andauernder Therapie völlig auf ihre Medikamente verzichten konnten, ohne daß ihre Blutdruckwerte innerhalb eines Jahres wieder anstiegen. Bei der zweiten Studie ergaben sich sogar noch höhere Anteile: Danach konnten 25 Prozent der Patienten ohne Probleme für die Dauer eines Jahres die Medikamente völlig absetzen.

An welche Richtlinien sollten Sie sich halten, wenn Sie die Therapie zurückfahren oder ganz aus der medikamentösen Behandlung aussteigen wollen? Hier einige Hinweise:

1. Die Medikamente nicht eigenmächtig absetzen, immer nur auf Anweisung und unter Kontrolle Ihres Arztes.
2. Unterbrechen Sie die Medikamenteneinnahme nicht eigenmächtig für einen Tag oder von Zeit zu Zeit – etwa um Ihre sexuelle Potenz wiederzuerlangen, die Sie aufgrund der Mittel verloren haben. Blutdrucksenkende Medikamente sind auf regelmäßige Einnahmezeiten zugeschnitten, nicht auf Einnahmeintervalle, die Sie festlegen.
3. Richten Sie sich darauf ein, daß Sie die Arzneimittel mindestens ein Jahr oder wahrscheinlich sogar länger einnehmen müssen, bevor überhaupt an eine Unterbrechung gedacht werden kann.
4. Richten Sie sich außerdem auf ein schrittweises Ausschleichen aus der medikamentösen Behandlung ein, nicht auf ein abruptes Ende. Gewöhnlich empfehlen Ärzte ihren Patienten, die Einnahmemenge um einige Milligramm zu reduzieren, um die Reaktionen abzuwarten. Treten keine Komplikationen ein, kann die Dosis weiter verringert werden.
5. Fragen Sie Ihren Arzt ohne Umschweife nach der Möglichkeit,

die Dosis zu reduzieren oder die Medikamente ganz abzusetzen. Reagiert Ihr Arzt offensichtlich grundlos abwehrend auf diese Idee, sollten Sie einen Arztwechsel in Erwägung ziehen.

6. Befolgen Sie sorgfältig alle nichtmedikamentösen Behandlungsstrategien, wie natriumarme Ernährung, maßvoller Alkoholkonsum, regelmäßiges Ausdauertraining und Entspannungstechniken. Denn es ist höchst unwahrscheinlich, daß ein Hochdruckpatient seine Medikamente absetzen darf, ohne gleichzeitig seinen Blutdruck mit nichtmedikamentösen Therapieformen unter Kontrolle zu behalten.

7. Machen Sie sich klar, daß die meisten Patienten unter medikamentöser Therapie niemals ganz auf ihre Medikamente werden verzichten können. Vielen ist es möglich, mit der Zeit die Dosis zu verringern. Und die meisten, die ihre Einnahmezeiten sorgfältig einhalten, können ein relativ normales Leben führen. Nur eine Minderheit ist in der glücklichen Lage, die Medikamente völlig absetzen zu können.

Auf eine blutdrucksenkende Therapie angewiesen zu sein, ist sicher keine Tragödie. Auf lange Sicht gesehen lohnt es sich, die besten Medikamente auszuwählen und sie beizubehalten, statt aus Frustration die Mittel wegzuwerfen und schließlich mit den Langzeitfolgen von unkontrolliertem Bluthochdruck leben und vor allem leiden zu müssen. Denn eines ist bewiesen, Menschen, die ihren Blutdruck unter Kontrolle haben, leben länger und vor allen Dingen gesünder.

6

Zu niedriger Blutdruck

Zwischen zu hohem (Hypertonie) und zu niedrigem Blutdruck (Hypotonie) besteht – abgesehen natürlich von der Höhe der Werte – ein wesentlicher Unterschied: Eine Hypertonie macht sich gewöhnlich erst in sehr fortgeschrittenem Stadium durch körperliche Beschwerden bemerkbar, zu einem Zeitpunkt, da sie meist schon schwere Gesundheitsschäden angerichtet hat. Eine Hypotonie hingegen ist in aller Regel mit akuten Beschwerden verbunden, wie etwa Müdigkeit, Schwindel, Benommenheit oder Neigung zu Ohnmacht.

Doch ab wann spricht die Medizin von zu niedrigem Blutdruck? Allgemeingültige Aussagen dazu sind außerordentlich schwierig zu treffen, da sich der eine Mensch bei einem bestimmten Blutdruckwert mit den typischen Symptomen einer Hypotonie quält, während sich ein anderer völlig gesund und wohl fühlt.

Im allgemeinen gilt ein durchschnittlicher Blutdruckwert von 120/80 mm Hg als normal für Erwachsene. Das amerikanische National Institute of Health betrachtet Werte bis zu 110/70 mm Hg für die meisten Menschen als gesund und sicher. Trotzdem können diese beiden Zahlen nicht als verbindlich für das dienen, was nun als »sicher« und »gesund«, »unsicher« und »ungesund« zu gelten hat. Zum Beispiel kenne ich eine ganze Reihe von Menschen, deren normale systolische Blutdruckwerte 100 mm Hg oder sogar weniger betragen und/oder deren diastolische Werte deutlich unter 70 mm Hg liegen – und trotzdem fühlen sie sich äußerst wohl.

Doch diese Menschen sind Ausnahmen. Für gewöhnlich untersuche ich einen Patienten genauer, wenn sein durchschnittlicher Blutdruck unter 100/70 mm Hg liegt (und der Patient nicht blutdrucksenkende Mittel einnimmt).

Im Gegensatz zu Hochdruckpatienten, die ihren Blutdruck ohne Medikamente in den Griff bekommen haben, können diastolische Werte um 85 mm Hg für Hypertoniker, die auf blutdrucksenkende Mittel angewiesen sind, durchaus normal sein.

Dazu ein Beispiel: Ein Verwaltungsangestellter, dessen Blut-

druck zwischen 170/110 und 170/120 mm Hg schwankte, hatte von seinem Arzt Betablocker zur Behandlung seines Hochdrucks erhalten. Doch schon kurz nach Beginn der Therapie klagte der Patient über Benommenheit und Schwindel.

Eine Rund-um-die-Uhr-Messung ergab einen durchschnittlichen Blutdruckwert von 115/75 mm Hg. Solche Werte sind für viele Menschen völlig normal. Doch für diesen Patienten waren sie viel zu niedrig und riefen deshalb die klassischen Symptome einer Hypotonie hervor.

Nachdem der Arzt die tägliche Betablockerdosis verringert hatte, stieg der Blutdruck des Patienten wieder auf einen Mittelwert von 130/85 mm Hg, die Hypotoniebeschwerden verschwanden.

Warum aber fühlte sich dieser Patient bei einem Blutdruck von 115/75 mm Hg so unwohl, während andere Menschen sogar bei geringeren Werten keinerlei Beschwerden haben? Die Antwort ist einfach: Bei manchen Menschen stellt sich das Kreislaufsystem auf den höheren Blutdruck ein, bei anderen dagegen weniger oder gar nicht.

Lassen Sie uns kurz zu unserem Fahrradbeispiel aus Kapitel 4 zurückkehren und uns zwei verschiedene Fahrräder mit verschiedenen Reifengrößen vorstellen. Das Rad mit den größeren Reifen braucht natürlich mehr Luft, damit man bequem mit ihm fahren kann, als das Rad mit den schmaleren Reifen. Außerdem wird sich möglicherweise auch der vom Hersteller empfohlene Reifendruck für die verschiedenen Reifentypen unterscheiden.

Auf den Fall des Verwaltungsangestellten übertragen bedeutet das: Sein Körper brauchte einfach ein höheres Blutdruckniveau, um sich wohl zu fühlen und problemlos zu funktionieren. Bei einem Blutdruck von nur 115/75 mm Hg war sein Kreislauf schlicht überfordert und schaffte es nicht mehr, das Gehirn richtig zu durchbluten. Daher das Gefühl der Benommenheit. Kaum war die Dosis des blutdrucksenkenden Medikaments verringert, stieg der Blutdruck des Patienten auf ein höheres Niveau, das den Bedürfnissen seines Körpers entsprach. Prompt fühlte sich der Mann viel besser.

Übermedikation ist allerdings nur eine von vielen verschiedenen Ursachen für zu niedrigen Blutdruck, wie Sie im folgenden Abschnitt erfahren werden.

Die Ursachen von Hypotonie –
und was man dagegen tun kann

Anders als bei der Hypertonie, wo das Blutdruckmessen als Diagnosemittel im Vordergrund steht, orientiert sich die Abklärung eines Hypotonieverdachts zunächst an bestimmten Symptomen wie Benommenheit, Schwindelgefühle und Neigung zu Ohnmacht beim Aufstehen, aber auch im Sitzen; Übelkeit im Sitzen, Müdigkeit, Schläfrigkeit; Kopfschmerzen und allgemeine Schwäche.

Klagt ein Patient über derartige und ähnliche Beschwerden, muß sein Arzt mehrere Faktoren überprüfen, die alle eine Hypotonie hervorrufen oder begünstigen können. Die Bandbreite der möglichen Ursachen reicht von Übermedikation – womit die Therapie bereits klar ist – über Kreislaufprobleme aufgrund des natürlichen Alterungsprozesses bis zu schweren Belastungen von Organen oder des Kreislaufsystems, oder sogar schweren Organschäden. Im Anschluß finden Sie einen Überblick über die drei häufigsten Ursachen für zu niedrigen Blutdruck.

Ursache Nummer eins:
Übermedikation

Bei Einnahme der folgenden Medikamente besteht die Gefahr einer orthostatischen Hypotonie (zu niedriger Blutdruck im Stehen):

▷ Antisympathonika (peripherwirkende adrenergene Blocker) Guanadrel und Guanethidin(sulfat)
▷ Alphablocker Prazosin und Terazosin
▷ Kombinierter Alpha-Beta-Blocker Labetalol

Natürlich bergen alle blutdrucksenkenden Medikamente, nicht nur die oben erwähnten, in hohen Dosen die Gefahr eines zu starken Blutdruckabfalls bis in hypotonische Bereiche.

Besonders anfällig für solche Komplikationen sind ältere Mensche. Oft hat sich ihr Körper an höhere Blutdruckwerte gewöhnt, ihre Organe und ihr Kreislaufsystem haben sich bis zu einem gewissen Grad auf das höhere Blutdruckniveau eingestellt. Eine erhebliche Blutdrucksenkung durch Medikamente kann dann leicht die Symptome einer Hypotonie hervorrufen.

Warum werden dann überhaupt Medikamente eingesetzt, die die Gefahr einer Hypotonie in sich bergen?

Manchmal muß ein Arzt einfach zu starken antihypertensiven Mitteln, wie etwa Guanethidin(sulfat), greifen, weil andere Medikamente versagt haben. Guanethidin verursacht einen deutlichen und vor allem sofortigen Blutdruckabfall. Eine der wichtigsten Nebenwirkungen dieser Therapie ist allerdings die Hypotonie.

Auch die Mittel Prazosin und Terazosin können zu niedrigen Blutdruck bewirken. Die vom 1988er Nationalen Komitee erstellte Liste über die häufigsten Nebenwirkungen antihypertensiver Medikamente enthält für Prazosin und Terazosin die Eintragung: Ohnmachtsanfälle nach nur einer Dosis; orthostatische Hypotonie; Schwäche und Herzklopfen. Daher warnt das Komitee:»Bei älteren Patienten wegen der Gefahr einer orthostatischen Hypotonie vorsichtig verwenden.«

Alphablocker wie Prazosin eignen sich besonders gut zur Behandlung einer schweren Hypertonie und von chronischen Nierenstörungen. Allerdings »ist im Fall von Nierenstörungen der hypotonische Effekt verstärkt«, wie Norman Kaplan in seinem Buch *Clinical Hypertension* warnt.

Um die Gefahr einer medikamentös verursachten Hypotonie zu mindern, wird der Arzt bei ersten Anzeichen für einen zu niedrigen Blutdruck wahrscheinlich die Dosis des Antihypertonikums reduzieren. Viele Ärzte empfehlen ohnehin, etwa von Prazosin zu Anfang nur höchstens 1 mg zu verordnen, das zudem abends vor dem Zubettgehen eingenommen werden sollte. Damit lassen sich die typischen Hypotoniebeschwerden einschließlich der Gefahr von Stürzen minimieren. Anschließend kann der Arzt die Dosis schrittweise bis auf ein Niveau erhöhen, auf dem das Medikament den Blutdruck wirksam kontrolliert, aber keine Hypotonie verursacht.

Trotzdem haben auch kleine Dosen sehr starker Medikamente hypotonische Beschwerden zur Folge. In solchen Fällen haben sich Stützstrümpfe und spezielle Bandagen der Beine und des Bauchs bewährt, damit das Blut nicht in den unteren Extremitäten versackt.

Übermedikation blutdrucksenkender Mittel kann schwere oder sogar tödliche Komplikationen im Herz-Gefäß-System bewirken. Lassen Sie sich dadurch jedoch nicht allzusehr verunsichern, denn wenn die Medikamente vorsichtig und abgestimmt auf die Bedürf-

nisse des einzelnen Patienten verordnet werden, besteht keine große Gefahr. Im Gegenteil: Die Gefahr ist viel größer, wenn Hypertoniker auf ihre blutdrucksenkenden Mittel eigenmächtig verzichten.

Allerdings haben eine Reihe großer klinischer Studien, die die Wirkung hoher Dosen antihypertensiver Medikamente untersuchten, keine signifikanten Rückgänge der (Herz-)Todesrate bei den mit blutdrucksenkenden Mitteln behandelten Patienten festgestellt. Um die Verwirrung komplett zu machen, fanden vier der neun wichtigsten Studien sogar einen Anstieg der (Herz-)Todesrate bei mit Antihypertensiva behandelten Personen.

Beispielsweise verfolgte das bereits erwähnte MRFIT-Projekt über einen Zeitraum von sechs Jahren die Gesundheitsentwicklung bei mehreren tausend Männern im Alter zwischen siebenunddreißig und vierundfünfzig Jahren. Dabei wurde auch die Wirkung bestimmter Medikamente überprüft. So erhielten über 2500 Männer mit verschieden stark ausgeprägtem Bluthochdruck relativ hohe Dosen des Diuretikums Hydrochlorothiazid. Eine etwa gleich große Kontrollgruppe blieb ohne Medikamentengabe.

Die Ergebnisse: Aus der Gruppe der mit Diuretika behandelten Männer, die eine milde Hypertonie sowie eine Angina pectoris oder einen Herzinfarkt in der Vorgeschichte aufwiesen, starben mehr Männer den (Herz-)Tod als aus der Kontrollgruppe, die keine antihypertensiven Medikamente erhalten hatte. (Als schwacher Hochdruck wurden für diese Studie alle anfänglichen diastolischen Blutdruckwerte zwischen 90 und 94 mm Hg gewertet.)

Bei Männern mit mäßigem Hochdruck (diastolische Werte zwischen 95 und 99 mm Hg) stimmte die Todesrate in beiden Gruppen überein.

Erst bei einer schweren Hypertonie (diastolische Werte über 100 mm Hg) überwogen die Todesfälle in der Gruppe der nichtbehandelten Patienten.

Mit anderen Worten: Bei schwerer Hypertonie war die medikamentöse Therapie eindeutig erfolgreich. Bei schwacher Hypertonie dagegen bewirkte die hochdosierte Diuretikatherapaie offenbar das genaue Gegenteil.

Was bedeuten diese zunächst widersprüchlich erscheinenden Ergebnisse?

Dazu ein Zitat aus dem Editorial zur 1987er Ausgabe von *Acta Medica Scandinavica*, das sich mit verschiedenen Studien über

den Zusammenhang einer antihypertensiven Therapie mit Medikamenten und Todesfällen befaßt: »Alle Analysen deuten in dieselbe Richtung: Eine zu starke Senkung des Blutdrucks kann kardiovaskuläre Komplikationen, insbesondere einen Myokardinfarkt (Herzinfarkt) begünstigen.«

Doch was ist der Grund für die höheren Todesraten bei den Patienten mit einer schwachen Hypertonie, die hochdosierte Diuretika erhielten?

Die meisten Experten, einschließlich der Autoren der betreffenden Studien, sind sich in diesem Punkt nicht sicher – haben jedoch einige nachvollziehbare Erklärungsmodelle entwickelt.

Zunächst sehen alle den Schlüssel in der hochdosierten Gabe von Diuretika. So erhielten die Teilnehmer der *MRFIT-Studie* und ähnlicher Untersuchungen zum Teil Tagesdosen von etwa 75 mg Hydrochlorothiazid. Dagegen empfehlen die meisten Pharmakologen Tagesdosen von höchstens 50 mg, für die gewöhnliche Therapie halten sie 12,5 bis 25 mg täglich für völlig ausreichend.

Es scheint daher durchaus möglich, daß die hochdosierte Diuretikatherapie im Rahmen dieser Studien die schweren bis tödlichen Komplikationen verursachte. Für diese Bewertung gibt es gleich mehrere Gründe:

▷ **Grund 1:** Hohe Dosen aller blutdrucksenkenden Mittel einschließlich der Diuretika können zu einem Absacken des Blutdrucks unterhalb des für den Patienten erträglichen Niveaus führen. Das Ergebnis kann eine Hypotonie sein, bei der die Durchblutung von Herz, Gehirn und anderen Organen gestört wird.

Doch wie stark muß der Blutdruck bei Hypertonikern sinken, um eine gefährliche Hypotonie auszulösen?

Schon ein relativ geringes Absinken des diastolischen Blutdrucks unter den normalen Durchschnitt von 90 mm Hg kann Probleme verursachen. Denken Sie nur an das Beispiel des Verwaltungsangestellten im vorigen Kapitel. Bei vielen Hypertonikern – und besonders bei solchen, die noch andere Herzrisikofaktoren aufweisen, wie etwa durch fetthaltige Plaqueablagerungen verengte oder verstopfte Gefäße und Angina-pectoris-Schmerzen – reichen schon diastolische Blutdruckwerte von weniger als 85 mm Hg aus, um hypotonische Beschwerden auszulösen.

Die Folgen können sehr ernst sein: Durch das Absacken des Blutdrucks aufgrund zu hoher Dosen blutdrucksenkender Mittel

wird die Durchblutung des Gehirns gestört. Es kommt zu einem »Minischlaganfall« (einer sogenannten transienten ischämischen Attacke, abgekürzt TIA).

TIAs zeigen gewöhnlich dasselbe Bild wie ein »richtiger« Schlaganfall: Lähmungen, Verlust von bestimmten Gehirnfunktionen oder andere Behinderungen. Doch im Unterschied zum »richtigen« Schlaganfall dauern die Folgen von TIAs meist nur wenige Stunden an, der Patient erholt sich gewöhnlich innerhalb von 24 Stunden vollständig. Trotzdem: Menschen, die bereits eine TIA hatten, laufen große Gefahr, innerhalb der folgenden fünf Jahre einen »richtigen« Schlaganfall zu erleiden.

Zu den Medikamenten, bei denen häufig hypotoniebedingte TIAs beobachtet wurden, gehören die Thiazid-Diuretika und das Antisypathonikum (peripherwirkender adrenergener Blocker) Reserpin.

Eine weitere gefährliche Begleiterscheinung von zu niedrigem Blutdruck, die besonders ältere Patienten betrifft, sind Sturzverletzungen aufgrund von Schwindel- oder Ohnmachtsanfällen.

Wie ich ausführlich in meinem Buch *Ratgeber Osteoporose* beschrieben habe, erleiden rund ein Drittel aller Frauen und ein Sechstel aller Männer im hohen Alter Oberschenkelhalsbrüche, die in 12 bis 20 Prozent der Fälle tödlich enden.

Eine wichtige Vorsichtsmaßnahme gegen Knochenbrüche in höherem Alter ist natürlich der Aufbau der »maximalen Knochenmasse«, wie ebenfalls im *Ratgeber Osteoporose* genau beschrieben. Die zweite Vorsichtsmaßnahme lautet schlicht: Stürze vermeiden! Für Hypertoniker bedeutet das: Vorsicht vor durch zu hohe Dosen blutdrucksenkender Medikamente hervorgerufene hypotonische Beschwerden wie Schwindel- und Ohnmachtsanfälle.

Obwohl die Forschung bislang noch keine Beziehung zwischen einer gefährlichen Hypotonie und anderen Medikamenten (außer Diuretika) nachgewiesen hat, rate ich zur Vorsicht: Gleichgültig, welches Medikament der Patient erhält, er sollte stets unter ärztlicher Kontrolle stehen, um eine medikamentenbedingte Hypotonie frühzeitig erkennen und geeignete Gegenmaßnahmen treffen zu können.

▷ **Grund 2:** Eine weitere gefährliche Komplikation, die oft bei hochdosierter Diuretikatherapie auftritt, ist die Hypokaliämie – ein extremer Kaliumverlust des Blutes.

Verschiedene Studien haben ergeben, daß 10 bis 40 Prozent aller

Patienten, die Diuretika erhalten, eine Hypokaliämie entwickeln. Infolge der erhöhten Harnausscheidung werden sowohl Natrium als auch Kalium aus dem Körper »ausgewaschen«. Daher müssen diese Patienten den Kaliumverlust ausgleichen, sei es durch eine künstliche Kaliumzufuhr, sei es durch eine veränderte Ernährung (Konsum stark kaliumhaltiger Nahrungsmittel wie Kantalup-Melone, Preiselbeersaft, Tomaten und Bananen).

Eine leichte Hypokaliämie zeigt sich gewöhnlich durch Herzrhythmusstörungen, extrem starken Harndrang und Muskelschwäche. Bei einem schweren Kaliumverlust kommt es dagegen zu Organschäden an Herz, Nieren und Muskeln. Manche Patienten, vor allem solche, die bereits an Herzstörungen leiden oder abnorme EKG-Werte aufweisen, erleiden sogar tödliche Herzrhythmusstörungen. So sind einige Todesfälle, die während der *MRFIT-* und ähnlichen Studien beobachtet wurden, auf diese schweren Herzrhythmusstörungen zurückzuführen.

Das bestätigt auch ein Bericht in der US-Fachzeitschrift *The New England Journal of Medicine,* der am 4. Mai 1989 auf Seite 1177 erschien. Darin kommt der Autor zu dem Schluß, »daß kurzfristige Kaliumverluste den Blutdruck bei gesunden Männern mit normalen Blutdruckwerten erhöhen und weitere Blutdrucksteigerungen nach künstlich zugeführten Salzlösungen (intravenöse Infusionen) nach sich ziehen«.

Wegen der gefährlichen Begleiterscheinungen von Kaliumverlusten sollte jeder Arzt vor Beginn einer Diuretikatherapie den Kaliumspiegel des Patienten überprüfen. Auch während der Behandlung sind regelmäßige Kaliumspiegelkontrollen unerläßlich.

Hinweis: Bestimmte Antihypertonika, wie etwa ACE-Hemmer und kaliumsparende Diuretika, können den Kaliumspiegel im Blut erhöhen. Daher empfehlen sich diese Medikamente als Alternative zu den Thiazid-Diuretika.

▷ **Grund 3:** Schwere oder sogar tödliche Komplikationen einer Diuretikatherapie können auch auf Störungen des Blutfetthaushalts, insbesondere auf erhöhte Cholesteringesamt- und Triglyzeridwerte zurückzuführen sein.

So ergab die sechsjährige *MRFIT*-Studie bei den mit Diuretika behandelten Patienten um durchschnittlich 4 mg/dl höhere Chole-

steringesamtwerte als bei den Patienten, die keine Entwässerungsmittel erhalten hatten (**Hinweis:** mg/dl bedeutet: Milligramm pro Deziliter, die übliche Maßeinheit für die Bestimmung des Cholesterinspiegels.)

Ferner zeigten sich bei den mit Diuretika behandelten Patienten um durchschnittlich 0,8 mg/dl geringere HDL-Werte (»gutes« Cholesterin) im Vergleich zur Kontrollgruppe. Und schließlich lagen die Triglyzeridwerte bei den Diuretikapatienten um durchschnittlich 35 mg/dl höher als bei den nicht behandelten Personen.

Insgesamt ergeben sich damit für die mit Diuretika behandelten Patienten schlechtere Cholesterinwerte und damit auch höhere Risiken für kardiovaskuläre Erkrankungen einschließlich Herzinfarkt, als bei den Patienten, die keine Entwässerungstherapie erhalten hatten.

▷ **Grund 4:** Thiazid-Diuretika können auch die Glukose(Blutzucker)toleranz stören und damit diabetische Probleme schaffen. Das bestätigt zusammen mit weiteren Studien eine Untersuchung des Forschers C. Bengtsson, die 1984 im *British Medical Journal* veröffentlicht wurde. Bengtsson und sein Team stellten während ihrer zwölfjährigen Untersuchung einen klaren Zusammenhang zwischen Diuretikatherapie und Diabetes mellitus fest: Die mit Diuretika behandelten Patienten der Studie zeigten einen deutlichen Anstieg von diabetischen Beschwerden, die auf eine verringerte Insulinempfindlichkeit zurückzuführen sein könnte.

▷ **Grund 5:** Entwässerungsmittel können ferner den Harnsäurespiegel im Blut erhöhen und damit eine Hyperurikämie verursachen, die wiederum Gichtattacken zur Folge haben kann. In den meisten Fällen ruft eine durch Diuretika verursachte Hyperurikämie allerdings keinerlei Symptome hervor.

(Ein positiver Effekt der Diuretikatherapie, der aber nur selten erwähnt wird, betrifft dagegen den Kalziumspiegel. Bei Osteoporosepatienten können Diuretika den Kalziumverlust außerordentlich stark hemmen. Allerdings hat die entwässernde Wirkung von Koffein den gegenteiligen Effekt – der Körper verliert mehr Kalzium. So können bereits zwei Tassen Kaffee täglich einen Kalziumverlust von 100 mg täglich bewirken.)

Angesichts dieser und ähnlicher Forschungsergebnisse empfehle ich zum Thema Diuretika und Hypotonie die folgende Vorgehensweise:

Empfehlung 1: Sind Diuretika zur Therapie einer Hypertonie unverzichtbar, dann möglichst geringe Dosen verwenden. Die empfohlene Tagesdosis für thiazidhaltige Diuretika beträgt 12,5 bis 25 mg, höchstens 50 mg.

Empfehlung 2: Während einer Diuretikatherapie stets regelmäßig die Kaliumspiegel des Patienten kontrollieren, Kaliumersatzstoffe verordnen oder eine Umstellung der Ernährung auf stark kaliumhaltige Nahrungsmittel anraten. Die in Kapitel 9 enthaltenen Ernährungspläne folgen diesen Hinweisen.

Empfehlung 3: Alternativen zur Diuretikatherapie in Betracht ziehen, besonders ACE-Hemmer, Kalzium- und Alphablocker. Diese Medikamente eignen sich besonders bei hohen Kaliumverlusten infolge der Entwässerungstherapie. Außerdem verursachen diese Mittel keine Störungen des Blutfetthaushalts, wie etwa Erhöhung der Choleringesamtwerte, Ansteigen der Triglyzeridspiegel und Senkung der HDL-Werte (»gutes« Cholesterin).

Hinweis: Betablocker (ausgenommen Pindolol und Acebutolol) können die HDL-Werte absenken und die Triglyzeridspiegel anheben. Allerdings kommt eine brandneue Studie, die im April 1989 in der US-Fachzeitschrift *Journal of the American Medical Association* veröffentlicht wurde, zu dem Ergebnis, daß Betablocker bei Hypertonikern einen Herzinfarkt verhindern können – wenn der Patient bislang noch keinen gehabt hat.

Empfehlung 4: Gleichgültig, welches blutdrucksenkende Medikament der Patient einnimmt, sein Arzt sollte ihn regelmäßig auf mögliche Hypotoniebeschwerden befragen und untersuchen. Das gilt ganz besonders für ältere Patienten, die durch hypotoniebedingte Stürze oder Durchblutungsstörungen des Gehirns und anderer Organe stark gefährdet sind.

Ursache Nummer zwei:
orthostatische Hypotonie
ohne medikamentösen Hintergrund

Im vorangegangenen Abschnitt haben Sie bereits im Zusammenhang mit der Übermedikation das Problem der orthostatischen Hypotonie (zu niedriger Blutdruck im Stehen) kennengelernt.

Doch auch ohne zu hoch dosierte antihypertensive Therapie leiden viele ältere Menschen unter Benommenheit, Schwindel- und Ohnmachtsanfällen und anderen hypotonischen Beschwerden. Mehrere Schätzungen gehen davon aus, daß etwa zehn Prozent aller älteren Menschen, die stationär behandelt werden, einen zu niedrigen Blutdruck haben (Rossman, *Clinical Geriatrics*, 3. Aufl. Seite 148).

Welche sonstigen Ursachen kann eine orthostatische Hypotonie haben, wenn eine Übermedikation nicht in Frage kommt?

▷ Vor allem nach reichlichen Mahlzeiten kann es zu einem Absinken des Blutdrucks kommen, das bei älteren Menschen sogar Ohnmachtsanfälle verursacht und damit eine erhebliche Sturz- und Verletzungsgefahr heraufbeschwört. Nach einer im Februar 1989 in den *Archives of Internal Medicine* veröffentlichten Studie konzentriert sich das Blut nach dem Essen in den Verdauungsorganen, es »versackt im Bauch«, so daß die Durchblutung des Herzens und vor allem des Gehirns gestört wird.

Für diese Studie untersuchten die Forscher Peitzman und Berger 16 gesunde, aktive Menschen über fünfundsiebzig Jahre, die alle keine Herzkreislauferkrankungen in der Vorgeschichte aufwiesen und keinerlei Blutdruckmedikamente einnahmen. Als Kontrollgruppe dienten 8 Personen unter fünfzig Jahre.

Die Ergebnisse der Studie: Nur bei den älteren Versuchspersonen zeigte sich nach den Mahlzeiten eine deutliche Senkung des Blutdrucks. Obwohl dieses Absinken in keinem Fall ein »krankheitswertiges« Ausmaß annahm, schlossen die Forscher, daß eine solche hypotonische Reaktion bei weniger robusten Menschen durchaus ein ursächlicher Faktor für Ohnmachtsanfälle und Stürze sein könne.

▷ Viele Menschen mit extrem niedrigen Blutdruckwerten weisen auch geringere Natriumwerte im Blut auf. Das hat bereits eine ganze Reihe verschiedener Studien ergeben. Niedrige Natrium-

werte können jedoch eine Verringerung des Blutvolumens verursachen, die Folge sind ein Absinken der Blutdruckwerte und Durchblutungsstörungen vor allem des Gehirns.

Um eine orthostatische Hypotonie in den Griff zu bekommen, gibt es eine Vielzahl von Möglichkeiten:

Zunächst sollte sich der Arzt vergewissern, daß der Patient genug Salz zu sich nimmt. Das ist natürlich das glatte Gegenteil der Therapie für Hypertoniepatienten, die ihren Salzkonsum einschränken müssen. Je höher der Salzkonsum, desto mehr steigt das Blutvolumen und desto höher auch der Blutdruck.

Zusätzlich sind vor allem älteren Menschen bei hypotonischen Beschwerden, wie bereits erwähnt, Stützstrümpfe und Bandagen für den Bauch zu empfehlen.

Bleibt trotz dieser Versuche die Hypotonie noch immer ein Problem, muß der Patient seine Lebensgewohnheiten ändern, um die Gefahr von Sturzverletzungen soweit wie möglich auszuschalten. So sollten diese Menschen ganz besonders vorsichtig mit dem Aufstehen (aus dem Bett oder auch von einem Stuhl) sein. Das bedeutet im Alltag: sehr langsam aufstehen. Stellen sich beim Aufstehen aus der Sitzposition Benommenheit oder Schwindelgefühle ein, sollte sich der Betreffende nochmals zurücklehnen und abwarten, bis die Beschwerden nachlassen, und es dann noch einmal noch langsamer versuchen. Beim Aufstehen aus dem Bett sollte man ähnlich verfahren: Erst aufsetzen und dann ganz langsam aufstehen.

Ursache Nummer drei:
andere Herz-Kreislauf-Erkrankungen
oder Störungen bestimmter Organfunktionen

Manchmal deutet ein Absinken des Blutdrucks – vor allem ein abruptes Absacken – auf ein schwerwiegendes Herz-Kreislauf-Problem hin. Dazu können innere Blutungen im Bauchbereich, eine Herzattacke oder Störungen des Blutflusses in den Lungen (wie Lungenembolie oder Thrombose) gehören.

Was den Herzinfarkt bei älteren Menschen angeht, so unterscheiden sich seine Symptome zum Teil stark von den typischen Anzeichen dieser Erkrankung bei jüngeren Patienten. Patienten unter fünfundsechzig Jahren klagen meist über Schmerzen in der Brust oder im linken Arm, oder auch über Taubheitsgefühle. Ältere Menschen dagegen stürzen infolge der typischerweise mit einer Herzattacke verbundenen Hypotonie oft zu Boden und/oder verlieren das Bewußtsein.

Ein ähnliches Bild zeigt sich auch bei Thrombosen in den Lungen. Ältere Menschen spüren oft nicht die typischen Atembeschwerden, die durch das Blutgerinnsel ausgelöst werden. Statt dessen tritt bei Ihnen auch hier eine Hypotonie als Anfangssymptom auf, Stürze und/oder Ohnmachtsanfälle sind die Folge.

Auch Menschen, die an Tumoren des adrenergen Systems leiden (zum Beispiel an dem äußerst seltenen Phäochromozytom), die extrem hohe Adrenalinausschüttungen verursachen, fühlen sich beim Aufstehen oft schwindlig. Bei ihnen kann es ferner zu einem extrem starken Absacken des Blutdrucks bis hin zum Kreislaufschock kommen. All diese Komplikationen lassen sich jedoch durch eine auf die Grunderkrankung zugeschnittene medikamentöse Behandlung ausschließen.

Wir haben gesehen: Hypotonie ist die andere Seite der Münze Hypertonie. Zu niedriger Blutdruck kann gefährlich sein, bisweilen sogar lebensgefährlich, so daß Ärzte und Patienten alle hypotonischen Symptome ernst nehmen sollten. Glücklicherweise macht sich eine Hypotonie im Gegensatz zur Hypertonie frühzeitig durch relativ eindeutige Beschwerden bemerkbar. Auch von daher sind die Aussichten für eine erfolgreiche Therapie meist sehr gut.

7

Sexualität und Bluthochdruck

Viele Menschen sind glücklich darüber, daß die körperliche Liebe fast die gleiche Wirkung auf den Blutdruck hat wie aerobische Ausdauerübungen: Der Blutdruck steigt während des Liebesakts und sinkt danach ziemlich schnell wieder ab. Auch das Gefühl der Entspannung nach der Liebe ähnelt sehr der Entspannungsphase nach sportlichem Training.

Das bestätigt übrigens eine wissenschaftliche Studie des Hypertonieforschers E.D. Nemec, deren Ergebnisse 1976 im *American Heart Journal* veröffentlicht wurden. Nemec und sein Team stellten fest, daß Sex genauso wie aerobische Übungen signifikante Blutdrucksteigerungen bewirkt. Dabei spielte die Position beim Liebesakt keine Rolle.

So beobachteten die Forscher zunächst die Entwicklung des Blutdrucks während des Liebesakts in der Position »Mann oben« bei zehn gesunden jungen Männern. Die Resultate:

▷ Vor Beginn des Akts betrug der durchschnittliche Blutdruck der Versuchspersonen 112/66 mm Hg, ihr durchschnittlicher Puls (Herzrate) 67 Schläge pro Minute.
▷ Zum Zeitpunkt der Vereinigung stieg der Blutdruck der Männer auf durchschnittlich 148/79 mm Hg, ihr Puls auf 136 Schläge pro Minute an.
▷ Beim Orgasmus erreichte der Blutdruck der Versuchspersonen seinen Spitzenwert mit durchschnittlich 163/81 mm Hg und der Puls eine Höhe von 185 Schlägen pro Minute, genau die für ein sportliches Ausdauertraining empfohlene maximale Herzrate.
▷ Zwei Minuten nach dem Orgasmus war der Blutdruck im Durchschnitt bereits wieder auf das fast normale Niveau von 118/69 mm Hg gesunken. Für den Puls galt mit 82 Schlägen pro Minute fast das gleiche.

Für einen weiteren Versuch baten die Forscher um Positionswechsel (»Mann unten«), da sie in dieser Stellung eine geringere

Anspannung der Muskeln erwarteten und damit natürlich auch niedrigere Blutdruckwerte. Doch tatsächlich ergaben sich nur geringfügige Abweichungen von den Ergebnissen des ersten Versuchs:

▷ Vor dem Liebesakt betrugen die durchschnittlichen Blutdruckwerte 113/70 mm Hg bei einem Puls von 65 Schlägen pro Minute.
▷ Bei der Vereinigung stieg der Blutdruck im Durchschnitt auf 143/74 mm Hg, der Puls auf 136 Schläge pro Minute.
▷ Beim Orgasmus erreichte der Blutdruck der Versuchspersonen mit durchschnittlich 161/77 mm Hg, der Puls mit 183 Schlägen pro Minute jeweils seinen Spitzenwert.
▷ Zwei Minuten nach dem Liebesakt sank der durchschnittliche Blutdruck auf 121/71 mm Hg, der Puls auf 77 Schläge pro Minute.

Insgesamt zeigte das Verhalten des Blutdrucks und der Herzrate während des Liebesakts einen fast identischen Verlauf wie bei aerobischen Ausdauerübungen.

Natürlich gibt es einige eindeutige Unterschiede zwischen Sex und sportlichem Ausdauertraining. Zunächst dauert Sex meist weniger lang als ein Trainingsprogramm. Ferner steigt der Puls bei der körperlichen Liebe relativ steil an und fällt nach dem Orgasmus genauo steil wieder ab. Bei sportlichem Training bleibt jedoch der Puls längere Zeit auf einem erhöhten Niveau.

Studien über plötzliche Todesfälle (*sudden death*) haben ergeben, daß regelmäßig trainierende Menschen (bei 70 Prozent der maximalen Herzrate 20 bis 30 Minuten drei- bis viermal die Woche) eher gegen akutes Herzversagen geschützt sind, als Personen, die nur kurze Zeiten sehr intensiv trainieren. Auch Menschen, die nur unregelmäßig Sport treiben, haben ein größeres Herz-Kreislauf-Risiko.

Außerdem unterscheidet sich die Muskelbelastung während des Liebesakts erheblich von der während aerobischer Ausdauerübungen wie Laufen, Radfahren oder Schwimmen. Beim Sex kommt es gewöhnlich zu mehr oder weniger starken isometrischen Belastungen der Muskeln, das heißt zu Muskelanspannungen. Wie wir bereits wissen, können isometrische Übungen wie etwa Gewichtheben kurzfristig Blutdruckwerte von 300/175 mm Hg bewirken.

Kommt es bei Hochdruckpatienten während sportlichen Ausdauertrainings oder beim Sex zu Blutdrucksteigerungen, werde ich

als Arzt stets aufmerksam. Denn jede extreme Blutdruckerhöhung kann eine bereits bestehende Anlage zu Bluthochdruck verstärken und eventuell eine permanente Hypertonie verursachen. In manchen Fällen ruft dieser plötzliche starke Blutdruckanstieg sogar schwere Komplikationen wie etwa einen Schlaganfall hervor.

Daher empfehle ich meinen Hochdruckpatienten, beim Sex folgendes zu beachten:

▷ Bei Patienten mit Blutdruckwerten von 160/100 mm Hg und höher (unbehandelt oder trotz medikamentöser Therapie) kann Sex schwerwiegende Gesundheitsprobleme verursachen. Daher rate ich den Betreffenden dringend, mit ihrem Arzt zu sprechen, bevor sie Sex haben.

▷ Patienten mit einer unkontrollierten Hypertonie mit Werten von 175/110 mm Hg und darüber sollten am besten so lange auf die körperliche Liebe verzichten, bis ihr Blutdruck mit Medikamenten ein ungefährliches Niveau erreicht hat.

▷ Patienten, deren Blutdruck mit Medikamenten unter die Marke von 160/100 mm Hg gedrückt werden kann, brauchen sich um Sex keine Gedanken zu machen. Das Risiko von Komplikationen ist bei diesen gemäßigten hypertonischen Werten minimal.

Hinweis: Wie Sie im folgenden Kapitel erfahren werden, betrachte ich duchschnittliche Blutdruckwerte von 175/110 mm Hg und darüber als absolute Gegenanzeige für jegliches körperliches Training. Das bedeutet, diese Patienten dürfen so lange nicht trainieren, bis ihr Blutdruck (meist durch Medikamente) gesunken ist. Ist das nicht möglich, müssen die Betreffenden leider auf jegliche körperliche Anstrengung verzichten.

Das Problem Impotenz

Für viele Patienten, die auf blutdrucksenkende Mittel angewiesen sind, ist Impotenz ein großes Problem. Zunächst sollten alle Patienten wissen, daß sie zwischen verschiedenen Medikamenten wählen können, von denen das eine oder andere den Blutdruck zu kontrollieren vermag, ohne die Freude am Sex einzuschränken.

Viele Menschen können überdies ihren Blutdruck völlig ohne Medikamente beherrschen lernen: Umstellung auf natriumarme

Ernährung, Ausdauerübungen und Entspannungstechniken haben sich dabei sehr bewährt. Diese Strategien sind weit davon entfernt, die sexuelle Potenz zu schwächen, ganz im Gegenteil, sie stärken sie.

Auch Patienten, die auf Medikamente angewiesen sind, können mit den nichtmedikamentösen Strategien ihren Arzneimittelbedarf oft auf so geringe Dosen beschränken, daß ihre Potenz nicht mehr beeinträchtigt wird.

Und selbst wenn höhere Dosen eines Antihypertonikums zur Kontrolle des Bluthochdrucks notwendig sind, hat der Arzt immer noch die Wahl zwischen Medikamenten, die die Potenz wenig beeinträchtigen, wie etwa ACE-Hemmer, und eher einschränkenden Mitteln, wie beispielsweise Diuretika und Betablocker. Oft muß er erst durch Versuche mit verschiedenen Mitteln herausfinden, welches Medikament für den jeweiligen Patienten am besten geeignet ist. Das bedeutet aber auch, daß der Patient seinen Arz informieren muß, wenn ein bestimmtes Präparat nachteilige Wirkungen auf sein Sexualleben hat.

Dazu ein Beispiel: Bei Robert, einem einundfünfzigjährigen sehr erfolgreichen Geschäftsmann, der eine außerordentlich gute Ehe führte und niemals ernsthaft krank gewesen war, wurde während einer Routineuntersuchung eine Hypertonie festgestellt. Sein durchschnittlicher Blutdruckwert war pötzlich auf 165/101 mm Hg gestiegen. Daraufhin entschied sich sein Arzt für eine Betablockertherapie. Mit Erfolg: Innerhalb weniger Wochen waren Roberts Blutdruckwerte mit 140/80 mm Hg fast auf Normalniveau gesunken. Doch Robert war mehr als unglücklich: Kurz nach Beginn der Betablockertherapie hatte seine sexuelle Potenz nachgelassen, bis sie schließlich völlig erlahmte.

Nachdem sich Robert darüber bei seinem Arzt beklagt hatte, wurde die Betablockerdosis auf die Hälfte reduziert. Der Erfolg war aber nicht besonders groß: Einerseits stieg Roberts Blutdruck wieder leicht auf 150/85 mm Hg an, andererseits blieb seine Potenz beeinträchtigt.

Schließlich wechselte sein Arzt das Medikament: Robert erhielt eine relativ geringe Dosis ACE-Hemmer mit dem Hinweis, daß sich nun seine sexuellen Probleme schnell erledigen dürften. Und tatsächlich, innerhalb kurzer Zeit waren die Potenzprobleme völlig verschwunden. Interessanterweise blieb aber Roberts Blutdruck auf dem leicht erhöhten Niveau von 150/85 mm Hg.

Um Roberts Krankengeschichte richtig verstehen zu können, müssen wir zunächst wissen, daß nach dem derzeitigen medizinischen Kenntnisstand nahezu alle blutdrucksenkenden Mittel auch Sexualstörungen verursachen können.

So kam eine großangelegte amerikanische Studie 1981 zu dem Ergebnis, daß mehr als 13 Prozent der untersuchten Patienten, die mit dem Betablocker Propanolol behandelt wurden, innerhalb von zwei Jahren ihre sexuelle Potenz völlig verloren hatten. Bei den Männern, die das Diuretikum Bendroflumethiazid einnahmen, waren es sogar 23 Prozent.

Gleichzeitig berichteten aber auch mehr als 10 Prozent der Männer aus der Kontrollgruppe, die nur Plazebos erhalten hatten, über schwere Potenzstörungen! Diese Reaktion auf die Einnahme wirkstoffloser »Medikamente« beweist, daß allein die Vorstellung der Versuchspersonen, sie nähmen jetzt potenzschwächende Medikamente ein, die Potenz tatsächlich beeinträchtigt.

Auch Robert ist vermutlich zum Teil Opfer eines Plazeboeffekts geworden. Zuerst machte er tatsächlich die Erfahrung, daß Betablocker die Potenz schwächen. Doch dann begannen »mentale« Faktoren zu wirken. Ganz offensichtlich nahm Robert nun an, daß auch schon kleine Dosen von Betablockern impotent machen. Erst als ihm sein Arzt ein anderes Medikament, den ACE-Hemmer, mit der Versicherung verordnet hatte, Nebenwirkungen seien nun nicht mehr zu erwarten, verschwanden Roberts Störungen – obwohl sich an der Höhe seines Blutdrucks überhaupt nichts geändert hatte. Sein Blutdruck blieb auf demselben Niveau wie bei der halbierten Betablockerdosis.

Robert ist sicherlich kein Einzelfall. Bei vielen Hypertoniepatienten beeinflußt allein die Vorstellung über die mögliche potenzstörende Wirkung des blutdrucksenkenden Medikaments bereits die Potenz. Oder einfach: Wer glaubt, daß sein Medikament impotent macht, wird auch leichter impotent. Mehr noch, erlebt der Patient nach Beginn der Therapie (vielleicht aus ganz anderen Gründen, wie etwa Überarbeitung) ein- oder zweimal Potenzschwierigkeiten, dann beginnt oft ein »Angstkreislauf«: Der Patient verliert den Glauben an seine Männlichkeit; je mehr er zweifelt, desto schwerer sind seine Potenzstörungen, bis er schließlich wirklich impotent ist, obwohl eigentlich kein körperlicher Grund dafür besteht.

Aber leider können blutdrucksenkende Medikamente tatsächlich potenzschwächende Wirkung haben: Denken wir an Robert, der

die ersten Potenzstörungen feststellte, als seine Blutdruckwerte rapide gesunken waren; sein systolischer Wert um 25, sein diastolischer um 21 Punkte. Daher ist es sehr wahrscheinlich, daß Roberts anfängliche Potenzprobleme wirklich auf die Betablocker und nicht auf seinen »Glauben« zurückzuführen waren.

Damit eine Erektion anhält, muß die Blutversorgung des Penis mehr als zehnmal stärker als normal sein. Das bedeutet: Ist der Blutdruck des Mannes durch Medikamente künstlich abgesenkt, kann natürlich auch die Durchblutung des Penis und damit die Potenz geschwächt sein.

Wird die Medikamentendosis reduziert, so daß der Blutdruck wieder ansteigt, kehrt gewöhlich auch die Potenz zurück – es sei denn, psychologische Faktoren haben die Regie übernommen.

Potenzschwäche aufgrund der Blutdrucksenkung ist die Hauptnebenwirkung von antihypertensiven Medikamenten. Aber Antihypertensiva können die Potenz noch auf einem anderen Weg stören:

▷ Unterdrückung der Ausschüttung männlicher Hormone (Androgene) durch das kaliumsparende Diuretikum Spironolacton
▷ extreme Beruhigung oder gar Depression, hervorgerufen durch die adrenergenen Blocker (peripher- oder zentralwirksam) Clonidin, Reserpin und Methyldopa
▷ Störung oder Blockade der Nervenimpulse im sympathischen Nervensystem durch verschiedene Wirkstoffe
▷ Störung der Ejakulationsfähigkeit aufgrund blockierender Wirkungen der Antisympathonika Guanadrel, Guanathidin und Bethanidin
▷ Hemmung bestimmter Alpharezeptorenmechanismen durch den Alphablocker Prazosin (Horowitz und Globe, *Drugs*, Seite 206).

Wegen der möglichen potenzstörenden Wirkung blutdrucksenkender Medikamente sollte jeder Arzt vor der Entscheidung für ein bestimmtes Mittel seine Patienten genau befragen, ob nicht bereits ein Sexualproblem besteht. Denn mehrere wissenschaftliche Untersuchungen haben ergeben, daß etwa ein Drittel aller Impotenzprobleme, die auf die Therapie mit Anthypertonika zurückgeführt werden, tatsächlich schon vor Beginn der Therapie bestanden haben.

Zum Schluß noch eine Information für Hypertonikerinnen: Bis

zum heutigen Tag hat die Wissenschaft nur mögliche Sexualstörungen bei Männern aufgrund antihypertensiver Therapie untersucht. Das liegt wahrscheinlich daran, daß die Erektion des Penis sehr viel leichter zu messen ist als die weibliche Potenz. Daher sind mögliche Zusammenhänge zwischen einer blutdrucksenkenden Arzneimitteltherapie und Sexualstörungen bei Frauen bislang völlig unbekannt.

Auch aus diesem Grund sind weitere intensive Studien zum Thema Hypertonie und Sexualität dringend notwendig. Überdies fehlen zum Beispiel immer noch solide Vergleichsstudien über die mögliche potenzschwächende Wirkung verschiedener antihypertensiver Medikamente. Allerdings interessiert sich die Forschung immer stärker für diese Fragestellungen, so daß wir wahrscheinlich schon in naher Zukunft mit neuen fundierten Informationen rechnen können.

8

Bewegungsprogramm
zur Blutdrucksenkung

Regelmäßige Ausdauerübungen – zum Beispiel Joggen, Laufen, Radfahren und Schwimmen – sind eine der besten nichtmedikamentösen Therapien für Hochdruckkranke.

Doch welches Übungsprogramm ist für Sie am besten geeignet? Und genauso wichtig: Welche Übungen sollten Sie tunlichst vermeiden?

Es gibt eine Reihe von Übungen – dazu gehört zum Beispiel ausgesprochenes Muskeltraining wie Gewichtheben –, die nicht nur den Blutdruck nicht senken helfen, sondern für Hypertoniker sogar sehr gefährlich sein können. Auch unregelmäßiges Trainieren hat natürlich keinen Erfolg.

Außerdem sollten Patienten mit schwerem Hochdruck erst dann mit Ausdauerübungen beginnen, wenn ihr Blutdruck richtig eingestellt ist, wozu immer Medikamente notwendig sind. Andernfalls gehen sie ein hohes Risiko ein, aufgrund der ungewohnten sportlichen Belastung einen Schlaganfall zu erleiden oder andere schwere Komplikationen heraufzubeschwören.

In meiner Praxis betrachte ich einen Blutdruck von 175/110 mm Hg als absolute Grenze für Ausdauerübungen. Das heißt, läßt sich der Blutdruck des Patienten auch mit Medikamenten nicht mindestens auf diese Marke bringen, erlaube ich ihm keinerlei anstrengende Übungen. Auch bei leichteren Hypertonien sollte stets der Arzt über das Bewegungsprogramm entscheiden.

Ein weiteres kompliziertes Problem in diesem Zusammenhang ist die Therapie mit Betablockern. Wie Sie bereits wissen, senken diese Medikamente den Blutdruck, indem sie die Herzrate (Herzschläge pro Minute = Pulshöhe) und damit die Herzleistung verringern. Wer aber mit eingeschränkter Herzleistung trainiert, erreicht nicht den gewohnten Leistungsstand, es können sogar bestimmte Beschwerden auftreten, und vor allem: Ausdauerübungen haben dann einen geringeren Effekt als sie haben könnten.

171

Damit sie dennoch soviel Nutzen wie möglich aus sportlicher Betätigung ziehen können, empfehle ich meinen Betablockerpatienten, eine bestimmte Pulshöhe anzustreben. Einzelheiten darüber erfahren Sie auf Seite 187 f.

Lassen Sie uns nun sehen, wie sportliche Ausdauerübungen im einzelnen auf den Blutdruck wirken.

Der Einfluß von Ausdauerübungen auf die Höhe des Blutdrucks

Beim Sport steigt grundsätzlich der Blutdruck, und zwar entweder nur der systolische Wert oder nur der diastolische, oder sogar beide Werte. Doch zwischen der Kurzzeit- und der Langzeitwirkung von Sport auf den Blutdruck können erhebliche Unterschiede bestehen. Das hängt vor allem von der Sportart ab sowie natürlich von der gesundheitlichen und körperlichen Verfassung des Patienten.

Beispiel 1: Bei einem sehr durchtrainierten einundzwanzigjährigen Mann, der sich unserem Aerobics Center als Versuchsperson zur Verfügung gestellt hatte, maßen wir vor Beginn des Versuchs mit 114/72 mm Hg einen ganz normalen Blutdruck. Anschließend ließen wir ihn auf einem Laufband trainieren. Je länger er lief, desto stärker stieg sein systolischer Blutdruck an.

Während der ersten Trainingsphase, die etwa 25 Minuten dauerte, trainierte der Mann »aerobisch«, das heißt, er atmete soviel Sauerstoff ein, wie er auch wieder ausatmete. Doch ab der 30. Trainingsminute begann er anaerobisch zu laufen – er atmete mehr Sauerstoff aus, als er einatmen konnte. An diesem Punkt erreichte seine Herzrate das Maximum von 185 Schlägen pro Minute, sein systolischer Blutdruck stieg auf 220 mm Hg. Schließlich brach er das Training aus Erschöpfung ab.

Ferner stellten wir während des Trainings fest, daß im Gegensatz zum systolischen Wert der diastolische Wert unserer Versuchsperson sank, und zwar mit 60 mm Hg unterhalb des anfänglich gemessenen Niveaus. Ein solches Auseinanderklaffen zwischen beiden Werten ist für sehr durchtrainierte Sportler jeden Alters typisch.

Nach Ende des Trainings ruhte sich der Mann zehn Minuten lang aus. In dieser Zeit sanken beide Blutdruckwerte unter ihr Anfangs-

niveau. Auch das ist für sehr durchtrainierte Menschen nicht ungewöhnlich.

Andere Untersuchungen haben ergeben, daß dieser Blutdruckabfall nach Ende eines Trainings bis zu einer halben Stunde oder länger andauern kann. Anschließend steigen die Werte wieder auf das Ausgangsniveau. Eine mögliche Erklärung für dieses Phänomen finden Sie in Kapitel 2 auf den Seiten 49 ff.

Normale Blutdruckreaktion bei einem durchtrainierten Mann

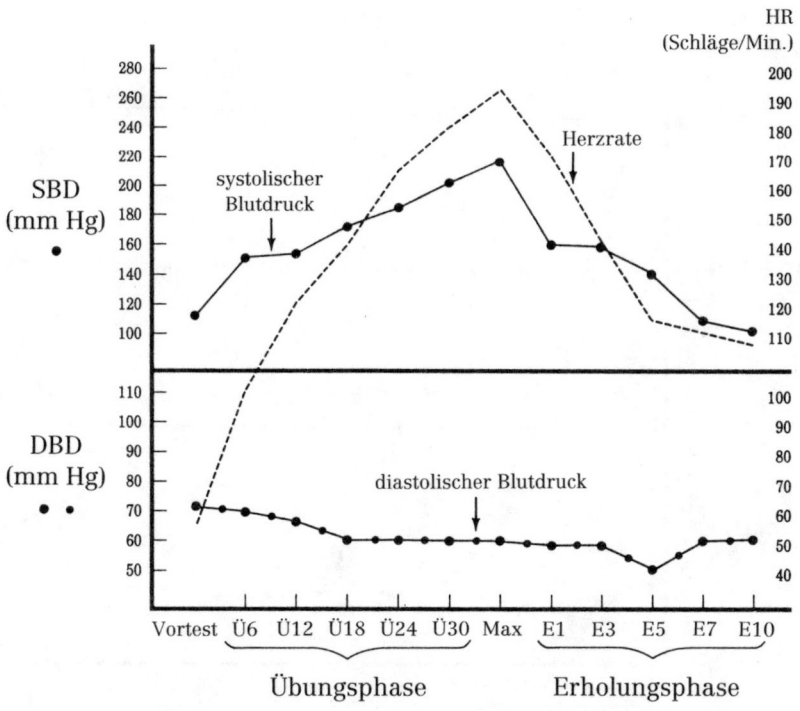

Laufbandzeit (Minuten)

Beispiel 2: Bei unserer zweiten Versuchsperson handelte es sich ebenfalls um einen sehr durchtrainierten Mann, der aber unter dem Arztkittel-Syndrom litt. Man kann auch sagen, er gehörte zu den »vaskulären Reaktionstypen«. Die Messungen vor Beginn unseres Tests auf dem Laufband ergaben dann auch einen Blutdruck von 170/74 mm Hg und eine Pulshöhe von 80. Normalerweise hätte ich bei einem durchtrainierten Menschen gleichen Alters niedrigere systolische Werte und auch einen Puls von unter 60 erwartet.

Ein »vaskulärer Reaktionstyp« mit Arztkittel-Syndrom (nur systolischer Wert erhöht)

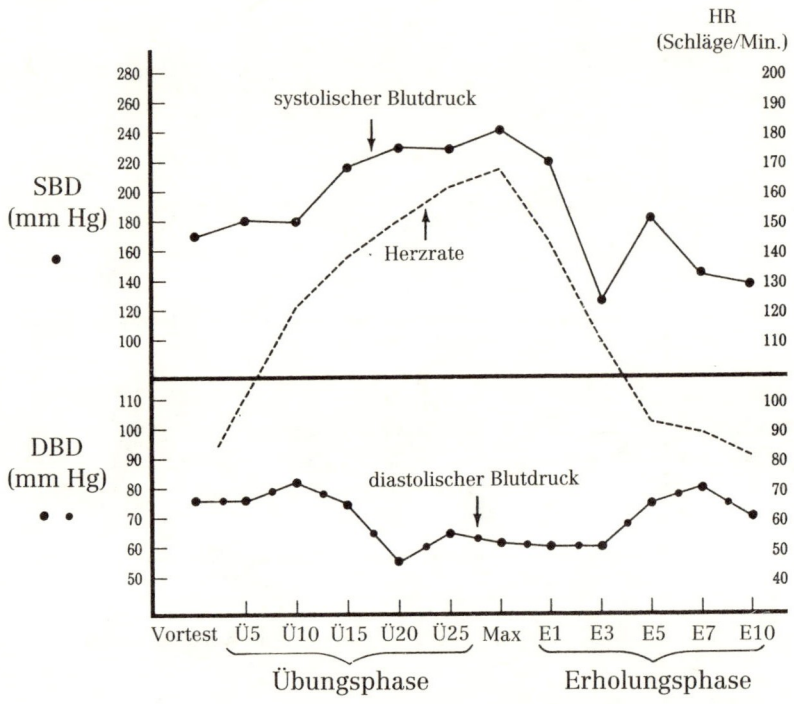

Laufbandzeit (Minuten)

174

Zu Beginn des Trainings stieg der systolische Blutdruck unserer Versuchsperson nur minimal an. Er entsprach nach zehnminütiger Belastung immer noch dem Anfangswert. Dagegen erhöhte sich der Pulsschlag deutlich.

Nach 25 Minuten, auf dem Höhepunkt der Belastung, erreichte auch der Blutdruck mit 240/60 mm Hg seinen Spitzenwert. Nach zehnminütiger Pause sank er erwartungsgemäß, und zwar auf 139/68 mm Hg. Damit lag er allerdings immer noch etwas höher als der durchschnittliche Blutdruck, den wir durch eine 24-Stunden-Messung errechnet hatten. Das Ausdauertraining auf dem Laufband ließ also den Blutdruck unseres Arztkittel-Syndrom-Patienten auf ein fast normales Niveau sinken.

Aufgrund dieser und ähnlicher Erfahrungen empfehle ich inzwischen allen meinen Patienten mit Arztkittel-Syndrom, doch vor dem Besuch bei mir eine Ausdauerübung zu machen; denn das Training und die damit verbundene Müdigkeit läßt gewöhnlich »emotionalen« Reaktionen auf den Arztbesuch keine Chance mehr.

Und noch ein weiterer Aspekt ist zu beachten: Hätten unsere Versuchspersonen wirklich an Bluthochdruck gelitten, dann wäre das Absinken ihres Blutdrucks nach dem Training ein Hinweis darauf gewesen, daß Bewegungstraining etwas nutzt – Medikamente also wahrscheinlich nicht notwendig sein würden.

Beispiel 3: Auch unsere dritte Versuchsperson war ein außerordentlich gut trainierter Mann, der ebenfalls 25 Minuten auf dem Laufband aushielt. Die Messung vor Beginn des Tests ergab jedoch einen leicht erhöhten (diastolischen) Blutdruck von 140/100 mm Hg.

Auf dem Höhepunkt der sportlichen Anstrengung erreichte auch der systolische Blutdruck unserer Versuchsperson mit 210/65 mm Hg seinen Spitzenwert, wohingegen der diastolische Wert beständig gesunken war. Nach zehnminütiger Pause zeigte das Blutdruckmeßgerät dann 118/70 mm Hg.

Wie im vorangegangenen Beispiel dürfte auch bei diesem Fall ein leichtes Training vor dem Arzttermin den Blutdruck (hier nur den diastolischen Wert) auf Normalniveau bringen. Eine 24-Stunden-Messung hatte nämlich zuvor gezeigt, daß die Versuchsperson ansonsten keineswegs unter erhöhtem Blutdruck litt. Der vor Beginn des Trainings gemessene Wert von 140/100 mm Hg war also auch Ergebnis des Arztkittel-Phänomens.

Ein »vaskulärer Reaktionstyp« mit Arztkittel-Syndrom
(nur diastolischer Wert erhöht)

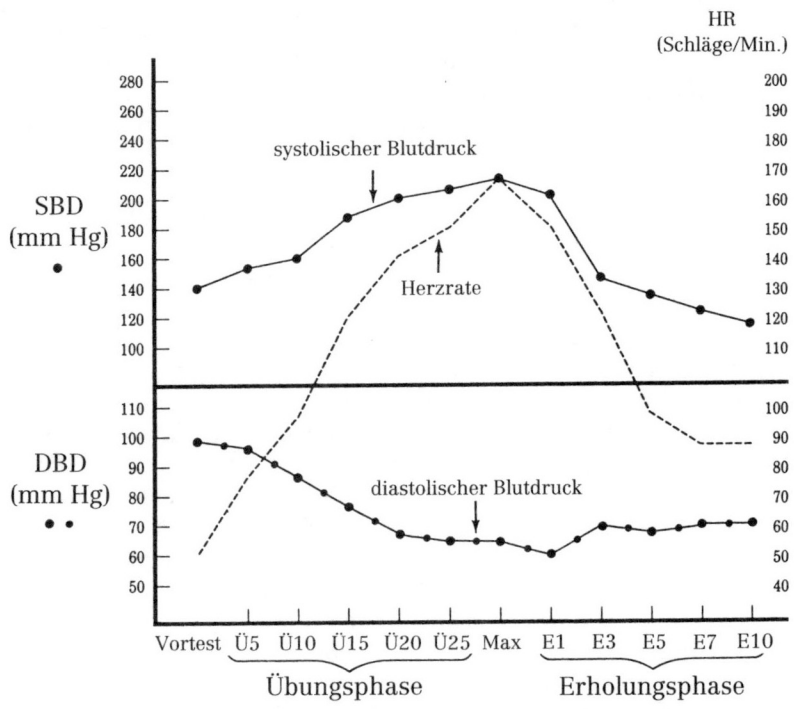

Laufbandzeit (Minuten)

Beispiel 4: In diesem Fall haben wir es wirklich mit einer leichten Hypertonie zu tun. Vor Beginn des fünfzehnminütigen Trainings betrug der Blutdruck der Versuchsperson 140/102 mm Hg. Auf dem Höhepunkt der Übung erreichte der systolische Wert bei 260 mm Hg sein Maximum, um dann nach zehn Minuten Erholungspause wieder zu sinken – allerdings nur auf das Ausgangsniveau, nicht darunter wie in den vorangegangenen Beispielen. Der diastolische Blutdruck blieb während der gesamten Versuchsdauer nahezu unbeeinflußt.

Hinweis: In der Regel gilt ein Blutdruckwert von 240/120 mm Hg während eines Trainings als Grenze. Wenn der Arzt den Patienten nicht gut kennt, rate ich, das Training abzubrechen, sobald die Blutdruckwerte in den Grenzbereich steigen. Und zwar bereits dann, wenn nur einer der beiden Werte die Grenze erreicht.

Meine Einstellung mag sehr konservativ erscheinen, treten doch bei Gewichthebern systolische Blutdruckwerte von 240 mm Hg und mehr auf, ohne daß sie offensichtlich Schaden nehmen. Ich finde jedoch, daß bei allen extrem erhöhten Werten unter Belastungsbedingungen äußerste Vorsicht geboten sein sollte.

Reaktion des Blutdrucks auf Belastungstest bei tatsächlicher Hypertonie

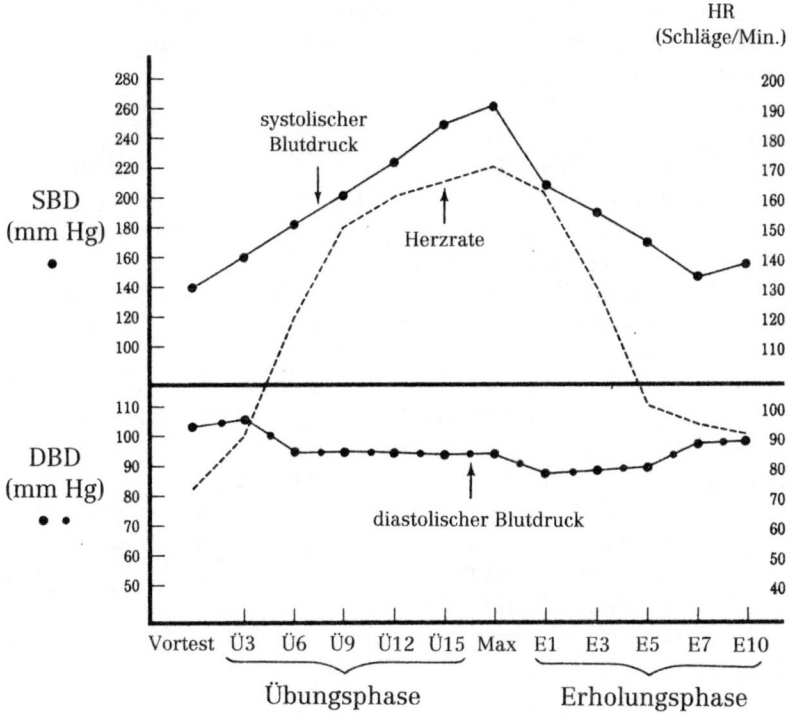

Laufbandzeit (Minuten)

177

Beispiel 5: Bei manchen Menschen, die sich in einer schlechten körperlichen Verfassung befinden, kann kräftiges Training Symptome einer Hypotonie oder gar Ohnmachtsanfälle hervorrufen. Die folgende Grafik zeigt einen solchen Fall.

Bei unserer fünften Versuchsperson maßen wir vor Beginn des Belastungstests auf dem Laufband mit 90/70 mm Hg einen deutlich erniedrigten Blutdruck. Während des Tests kletterte dann der systolische Blutdruck beständig bis auf einen Spitzenwert von 158 mm Hg, während der diastolische stetig sank.

Mit Beginn der »Abkühlphase« sackte der systolische Wert sofort auf unter 80 mm Hg, so daß wir den Versuch abbrechen mußten. Ansonsten wäre unsere Versuchsperson wahrscheinlich in Ohnmacht gefallen. Nachdem sie sich hingelegt hatte, stieg ihr Blutdruck jedoch langsam wieder an und erreichte nach zehn Minuten wieder einen normalen Wert von 100/50 mm Hg.

Aufgrund dieses Zwischenfalls rieten wir der Testperson, auf ein starkes Belastungstraining zu verzichten, es sei denn, ärztliche Aufsicht sei garantiert.

Schwäche- und Ohnmachtszustände nach einem Belastungstest treten gewöhnlich bei untrainierten oder geschwächten Menschen auf. Doch niemand ist völlig vor ihnen sicher. Jeder, gleichgültig ob Mann oder Frau, trainiert oder untrainiert, kann »umkippen«, wenn er völlig erschöpft ist – oder wie ich es nenne, das »Supermaximum« der Belastung erreicht hat.

Denken Sie zum Beispiel nur an Marathonläufer, die wie ferngesteuert laufen und halb ohnmächtig ins Ziel torkeln. In solchen Fällen empfehle ich allerdings nicht die Liegeposition zur Erholung. Besser ist es, wenn sich die Sportler weiter bewegen (und dabei, wenn nötig, gestützt werden), damit das Blut aus den Beinen wieder in den allgemeinen Kreislauf gelangt. Durch die aufrechte Haltung wird gewöhnlich die Erholungszeit stark verkürzt. Müssen sich die erschöpften Sportler dagegen hinlegen, dauert es zwei- bis dreimal so lang, bis sich der Körper erholt hat. Wer nicht mehr gehen kann, sollte es mit Stehen in leicht vornübergebeugter Haltung versuchen (bei Bedarf ebenfalls stützen lassen). Ist auch das nicht mehr möglich, dann beim Liegen wenigstens die Füße hochlegen.

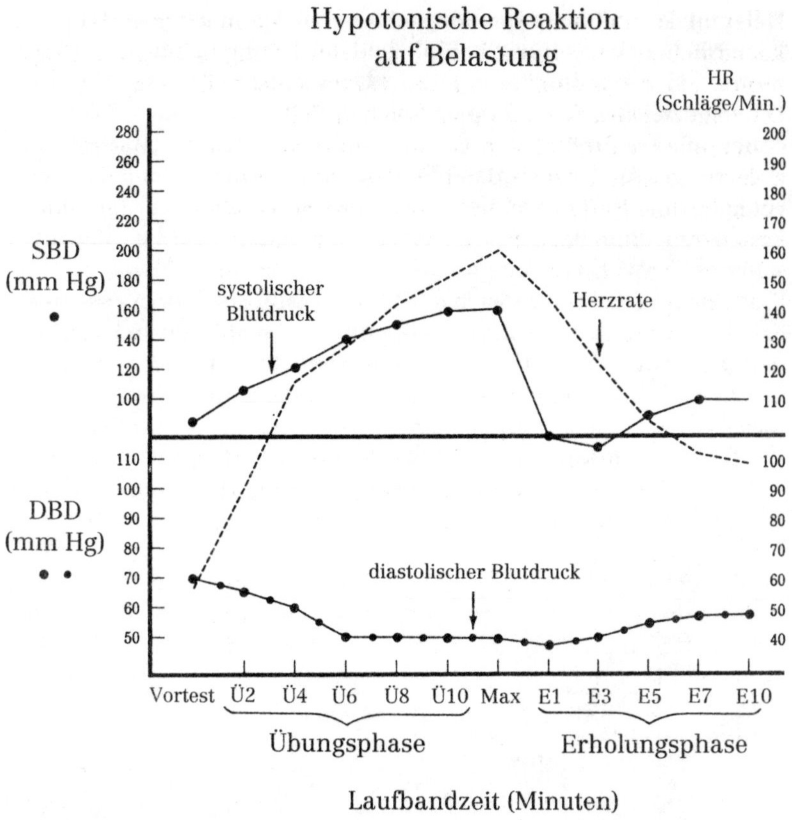

Hypotonische Reaktion
auf Belastung

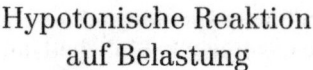

HR
(Schläge/Min.)

SBD
(mm Hg)
●

DBD
(mm Hg)
● ●

systolischer
Blutdruck

Herzrate

diastolischer Blutdruck

| | 280 | | | | | | | | | | 200 |

Vortest Ü2 Ü4 Ü6 Ü8 Ü10 Max E1 E3 E5 E7 E10

Übungsphase　　　　　　Erholungsphase

Laufbandzeit (Minuten)

Beispiel 6: In seltenen Fällen kommt es bei Belastungstests zu gefährlichen Reaktionen des Blutdrucks und der Herzrate. Man spricht dann von einer dekompensierten Herzinsuffizienz. Sie ist charakterisiert durch ein Absinken des systolischen Blutdrucks und Verlangsamung des Herzschlags unter Belastung.

Wie die folgende Grafik zeigt, trainierte unsere sechste Versuchsperson insgesamt zwölf Minuten auf dem Laufband. Doch schon nach fünf Minuten hatte ihr systolischer Blutdruck seinen Spitzenwert erreicht. Die Herzrate brauchte dafür acht Minuten.

Solange der Arzt den Patienten nicht wirklich gut kennt, rate ich dringend zum Abbruch des Belastungstests, sobald systolischer Blutdruck und Pulsschlag nachlassen. Andernfalls kann es zu akutem Herzversagen kommen.

179

Bei unserer Versuchsperson hatte der Belastungstest allerdings keinerlei nachteilige Folgen. Während der Erholungsphase normalisierten sich Blutdruck und Pulsschlag schnell wieder.

Dieses Beispiel verwende ich auch sehr häufig in Seminaren, in denen ich Kollegen in der Technik von Laufband-Belastungstests unterrichte. Auch wenn das Elektrokardiogramm eines Patienten völlig normal ist, können unter Belastungsbedingungen Komplikationen auftreten. Bei den meisten dieser Patienten sind mäßige bis schwere Herzerkrankungen die Ursache für das Absinken des Blutdrucks und des Pulsschlags. Diese Patienten sollten ihre sportliche Aktivität daher auf die Teilnahme an speziellen Rehabilitationsprogrammen für Herzpatienten beschränken.

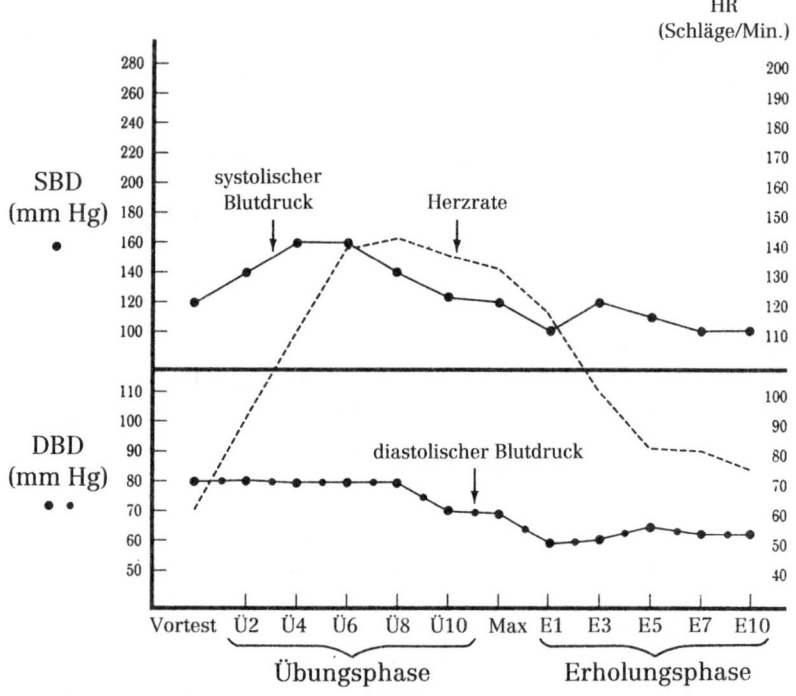

Dekompensatorische Herzinsuffizienz unter Belastungsbedingungen

180

Beispiel 7: Als letztes Beispiel möchte ich das Verhalten der Herzrate und des Blutdrucks von zwei unterschiedlich gut trainierten fünfzigjährigen Männern vergleichen. Dabei entsprach die Kondition des ersten Mannes dem Durchschnitt, der zweite Mann war dagegen ein außerordentlich hochtrainierter Leistungsläufer.

Bei dem ersten Mann maßen wir vor Beginn des Tests mit 120/80 mm Hg einen normalen Blutdruck, auch sein Puls von 68 Schlägen pro Minute entsprach dem Durchschnitt. Mit Beginn des Belastungstests stiegen sowohl sein systolischer Blutdruck als auch sein Pulsschlag stetig an und erreichten bei 190 mm Hg bzw. 180 Schlägen pro Minute ihr Maximum. Dagegen blieb der diastolische Blutdruck weitgehend stabil.

In der Erholungsphase verlangsamte sich der Pulsschlag nur langsam. Nach fünf Minuten betrug er immerhin noch 110 Schläge pro Minute (Richtwert für Menschen über Fünfzig: 100 Schläge pro Minute). Nach zehn Minuten lag der Puls immer noch leicht über 100 Schlägen pro Minute, der Blutdruck dagegen hatte bereits wieder sein Ausgangsniveau erreicht.

Vergleichen wir diese Ergebnisse mit den Reaktionen des hochtrainierten Leistungssportlers: Sein Blutdruck betrug vor Beginn des Tests 122/78 mm Hg, der Puls 50 Schläge pro Minute. Unter Belastung erreichte die Herzrate bei 170 Schlägen pro Minute ihr Maximum, der systolische Blutdruck stieg bis auf 200 mm Hg an.

Doch achten Sie auf den diastolischen Wert: Wie bei vielen hochtrainierten Menschen, so sank der diastolische Wert auch bei unserer Versuchsperson mit zunehmender Belastung.

Mit Beginn der Erholungsphase fiel der Herzschlag rapide ab und erreichte in der fünften Minute den Wert von 85 Schlägen pro Minute.

Auch dieser rapide Abfall der Herzrate nach Belastung ist typisch für hochtrainierte Menschen – aber auch für stark erschöpfte, die sich nahe einer Ohnmacht befinden. In diesem Fall war der Grund allerdings einzig und allein der hohe Trainingsgrad der Versuchsperson.

Nach zehnminütiger Erholungsphase hatte der Blutdruck unseres Leistungssportlers mit 120/68 mm Hg nahezu sein Ausgangsniveau erreicht, auch der Puls lag stabil bei 85 Schlägen pro Minute.

Weil der Körper jedoch die Sauerstoff»schuld« aufgrund des anstrengenden Trainings begleichen muß, sinkt der Puls nicht sofort wieder auf seinen Anfangswert, sondern bleibt noch etwa

eine bis eineinhalb Stunden erhöht. (Das tut aber dem Nutzen eines Bewegungstrainings keinen Abbruch, im Gegenteil, der Körper verbrennt in dieser Zeit mehr Kalorien als sonst!)

Blutdruck und Pulsschlag unter Belastungsbedingungen (fünfzigjähriger Mann mit durchschnittlicher Trainingsleistung)

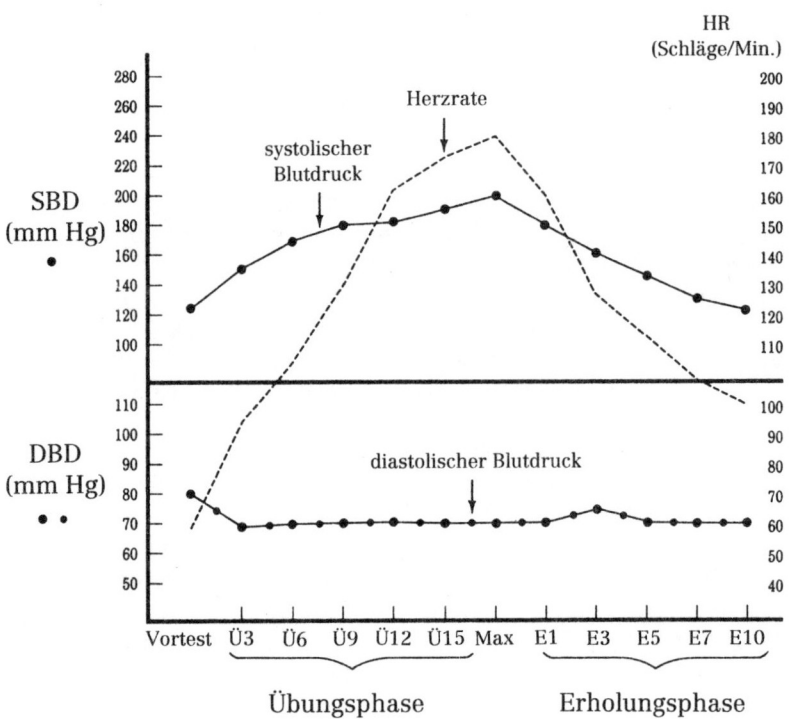

Laufbandzeit (Minuten)

Blutdruck und Pulsschlag unter Belastungsbedingungen (fünfzigjähriger Mann mit hoher Trainingsleistung)

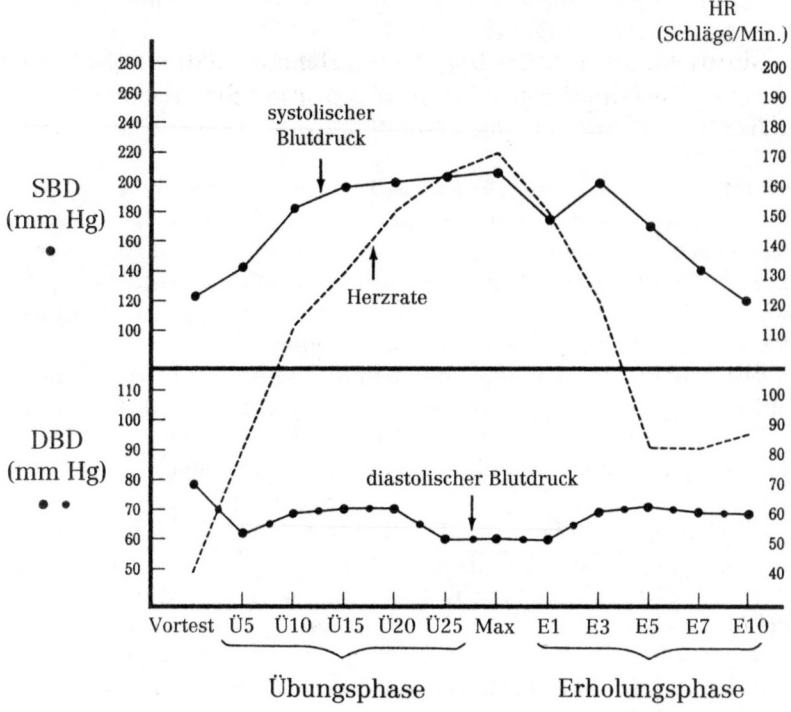

Vorsicht vor isometrischen Übungen

Alle Übungen, bei denen die Muskeln für einige Sekunden stark angespannt werden, ohne daß der Körper sonst viel bewegt wird, werden isometrische Übungen genannt. Die bekannteste isometrische Übung ist Gewichtstraining einschließlich des Hebens schwerer Gegenstände (Hantel etc.). Auch kalisthenische (Dehnungs-) Übungen, zum Beispiel das Anheben der Beine oder das Stemmen schwerer Gegenstände jeweils im Liegen, haben oft eine isometri-

183

sche Komponente. Jeder Patient mit unkontrolliertem Blutdruck sollte daher auf solche Übungen verzichten.

Wir haben schon davon gesprochen, daß Gewichtheber unter höchster Trainingsbelastung kurzzeitig Blutdruckwerte von 300/150 mm Hg und darüber erreichen. Solche Werte sind natürlich für Hochdruckkranke außerordentlich gefährlich. Aber auch für gesunde Menschen ohne Hypertoniebeschwerden können derart schwere isometrische Übungen durchaus gesundheitliche Nachteile haben.

Dazu ein Fall aus der Praxis eines Kollegen: Ein siebzehnjähriger Collegestudent und Leistungssportler kam zur jährlichen Routineuntersuchung. Der junge Mann war wirklich in großartiger körperlicher Verfassung, hatte kein Gramm überflüssiges Körperfett, und auch seine sportliche Leistung und damit auch seine »kardiovaskuläre Fitneß« waren in bestem Zustand.

Nur sein Blutdruck machte meinem Kollegen Sorgen: In Ruheposition gemessen betrug er immerhin 150/85 mm Hg. Damit befand sich zwar der diastolische Wert im Normbereich, der systolische hingegen war leicht erhöht. (Der Grenzwert für Jugendliche und Heranwachsende zwischen vierzehn und achtzehn Jahren beträgt 135/90 mm Hg). Leicht erhöhte Blutdruckwerte in jungem Alter bedeuten aber grundsätzlich ein Risiko und weisen darauf hin, daß der Betroffene später tatsächlich an einer augeprägten Hypertonie erkranken wird.

Weitere Untersuchungen in den folgenden zwei Monaten bestätigten das erste Meßergebnis: systolischer Blutdruckwert erhöht. Auch litt der junge Mann keineswegs unter dem Arztkittel-Phänomen, denn alle Meßwerte in den vorangegangenen Jahren waren normal gewesen.

Der Arzt war zunächst ratlos, denn er hatte keinerlei Anzeichen für die bekannten Hypertonie-Risikofaktoren bei seinem jungen Patienten gefunden. Doch dann stellte sich heraus, daß der Student bereits seit zwei Jahren Gewichtstraining betrieb, was er im letzten halben Jahr noch intensiviert hatte. Das konnte die Ursache für den plötzlichen Blutdruckanstieg sein. Der Arzt empfahl ihm daher, das Gewichtstraining zu unterbrechen und durch Ausdauerübungen wie Laufen zu ersetzen. Der junge Mann war wenig begeistert, wollte er doch so breit und kräftig wie das Idealbild eines amerikanischen Footballspielers werden. Doch schließlich ließ er sich dazu bewegen.

Bei der nächsten Kontrolluntersuchung einen Monat später waren bereits beide Blutdruckwerte gesunken. Nachdem der Student sein Gewichtstraining so gut wie ganz aufgegeben hatte, sanken die Werte noch stärker, bis sie schließlich ein völlig unproblematisches Niveau erreicht hatten.

Hinweis: Dieses Beispiel sagt natürlich nicht, daß jedes Gewichtstraining Bluthochdruck zur Folge haben wird. Allerdings sollten alle Sportler, die sich einem harten Training unterziehen, regelmäßig ihre Blutdruckwerte überprüfen (lassen).

Daß isometrische Übungen Bluthochdruck verursachen, ist durch eine Reihe wissenschaftlicher Studien bestätigt worden. Dazu gehört die Untersuchung M.H. Maxwells und seiner Kollegen, deren Ergebnisse 1984 in den *Archives of Internal Medicine* veröffentlicht wurden. Für ihre Studie hatten die Forscher Personen mit völlig normalem Blutdruck zunächst Ausdauertraining und anschließend isometrische Übungen ausführen lassen.

Beim isometrischen Training ergaben sich erhebliche Blutdrucksteigerungen. So kletterte der systolische Wert im Durchschnitt von 120 auf mehr als 220 mm Hg. Auch der diastolische Wert erhöhte sich von etwa über 80 auf durchschnittlich 140 mm Hg.

Im Gegensatz dazu fiel die Blutdruckerhöhung bei aerobischen Ausdauerübungen moderat aus: Der systolische Wert stieg von durchschnittlich 120 auf 180 mm Hg, der diastolische fiel (!) sogar, und zwar von etwas über 80 auf deutlich unter 60 mm Hg. (Diese Senkung enspricht, wie Sie bereits wissen, den Feststellungen, die wir bei verschiedenen Studien an unserem Aerobics-Institut in Dallas machten – siehe Beispiel 2 auf Seite 174 dieses Kapitels.)

Ich habe aus all diesen Forschungen für meine Praxis folgenden Schluß gezogen: Kommt es bei intensivem Gewichtstraining zu einem erheblichen Anstieg der systolischen und diastolischen Blutdruckwerte, sollten die Betreffenden auf das Training verzichten, und zwar gleichgültig, ob sie bereits unter Hochdruck leiden oder völlig normalen Blutdruck haben.

Ausdauertraining senkt den Blutdruck

Daß aerobisches Ausdauertraining den Blutdruck senken kann, konnten Sie inzwischen bereits mehrfach lesen. Folgendes Zitat aus einem Bericht über eine Fachkonferenz in der US-Fachzeitschrift *Hypertension* faßt die vorliegenden wissenschaftlichen Forschungsergebnisse zusammen: »Bei Patienten mit essentieller Hypertonie vermag regelmäßiges Ausdauertraining die systolischen und diastolischen Blutdruckwerte um schätzungsweise 10 mm Hg zu senken.«

Dazu ein Beispiel: Ein vierzigjähriger Mann, 80 Kilogramm schwer und mit einem Blutdruck von 118/91 mm Hg, also leicht erhöhtem diastolischem Wert, entschied sich für ein Ausdauertraining, um seinen Blutdruck wieder in den Griff zu bekommen. Dazu wählte er ein Rudertraining (Heimgerät), bei dem er dreimal wöchentlich 45 Minuten trainieren mußte.

Nach sieben Monaten hatte der Mann rund 8 Prozent seines Gewichts verloren, sein Blutdruck war auf den guten Normalwert von 111/81 m Hg gesunken. Natürlich handelt es sich hier um ein Einzelfallergebnis, das für sich genommen niemals repräsentativ sein kann. Aber großangelegte wissenschaftliche Studien bestätigen diesen Verlauf:

▷ So stellte die sogenannte *1988er U.S. Railroad Study* für einen vierundzwanzig Jahre umfassenden Beobachtungszeitraum fest, daß untrainierte Männer mittleren Alters – diagnostiziert anhand der Herzrate unter Belastung – ein deutlich höheres Risiko hatten, an koronarer Herzkrankheit, Herz-Gefäß-Krankheiten und anderen Erkrankungen zu sterben. Interessanterweise wiesen die Autoren darauf hin, daß das Todesrisiko für diese Männer »größtenteils auf erhöhte Blutdruckwerte zurückgeführt werden kann«.

▷ Auch eine Studie an unserem Aerobics Center in Dallas, veröffentlicht in der US-Fachzeitschrift *Journal of the American Medical Association*, weist in dieselbe Richtung. John Duncan und sein Team hatten Patienten mit milder Hypertonie während eines sechzehnwöchigen Ausdauertrainingsprogramms beobachtet und dabei signifikante Senkungen der Blutdruckwerte festgestellt. Nach vier Monaten war der systolische Blutdruck der Trainingsteilnehmer im Durchschnitt von 146,3 auf 133,9 mm Hg, der diastolische Wert von 94,3 auf 87,2 mm Hg gesunken.

Das bei diesem Versuch verwendete Trainingsprogramm bestand aus drei vollen Trainingsstunden pro Woche: 1. 10 bis 15 Minuten Aufwärmtraining, 2. 40 Minuten Geh- und Joggingphase bei 70 bis 80 Prozent der maximalen Herzrate und 3. 10 Minuten »Abkühl«phase. Mit fortschreitender Trainingsdauer und Leistungsgrad wurden die Joggingphasen zu Lasten der Gehpasen verlängert.

▷ Und nicht zuletzt kommt auch eine japanische Untersuchung zu vergleichbaren Resultaten, über die der Forscher Akira Kiyonaga in der US-Fachzeitschrift *Hypertension* berichtete. Kiyonaga hatte die Wirkung eines zwanzig Wochen dauernden leichten Ausdauertrainings auf den Blutdruck und spezielle Laborwerte von zwölf hochdruckkranken Männern untersucht.

Die Ergebnisse: Relativ bald zeigte sich bei den Versuchspersonen eine deutliche Senkung des Katecholaminspiegels im Serum. Zur Halbzeit des Trainings, also nach zehn Wochen, waren bei der Hälfte der Versuchsteilnehmer die durchschnittlichen systolischen und diastolischen Blutdruckwerte um mehr als 20/10 mm Hg gesunken. Nach zwanzig Wochen konnte der Forscher bei mehr als drei Viertel der Untersuchten einen Rückgang des Blutdrucks in ähnlicher Größenordnung feststellen.

Wir sehen also: Ausdauerübungen bewirken über eine Stärkung des Herz-Kreislauf-Systems eine Senkung des Blutdrucks. Doch wie steht es mit Patienten, die auf Medikamente zur Behandlung ihrer Hypertonie angewiesen sind und nicht voll trainieren können, weil etwa Betablocker ihre Herzleistung einschränken? Was können sie tun?

Hilfe für Patienten unter Betablockertherapie

Viele Menschen, die Betablocker einnehmen müssen, stellen fest, daß sie die für ein wirksames Training erforderliche Pulshöhe nicht erreichen. Das liegt daran, daß die Medikamente die Herzleistung mindern, das Herz pumpt (schlägt) einfach nicht mehr schnell genug. Infolgedessen ermüden die Patienten schneller.

Dennoch besteht kein Grund zur Verzweiflung: Es gibt heute durchaus wirksame Alternativen zur Betablockertherapie. So stellten ein Forscherteam an unserem Aerobics Center in Dallas 1989

fest, daß wohl Betablocker (in diesem Fall der Wirkstoff Propranolol) die Wirksamkeit von Ausdauerübungen auf einem Laufband einschränken, ACE-Hemmer jedoch (hier der Wirkstoff Fosinopril) nur in geringem Ausmaß hemmend wirken.

Die Ergebnisse der Studie: Hochdruckkranke Männer unter ACE-Hemmer-Therapie konnten ihre Trainingszeiten auf dem Laufband innerhalb des zwölfwöchigen Programms um durchschnittlich 3,4 Minuten steigern. Patienten unter Betablockertherapie gelang das nur um 1,1 Minuten. Am besten schnitten allerdings die Kontrollpersonen ab, die nur ein Plazebo erhalten hatten. Sie erhöhten ihre gesamte Trainingszeit um durchschnittlich 3,7 Minuten.

In Einzelfällen lassen sich Betablocker manchmal jedoch nur schwer oder gar nicht durch andere Medikamente ersetzen. Aber auch in solchen Fällen kann ein Ausdauertraining durchaus Erfolg zeitigen, wie das folgende Beispiel zeigt:

Tom, ein durchtrainierter Freizeitsportler Anfang Vierzig, mußte feststellen, daß seine maximale Herzrate bei 185 Schlägen pro Minute lag. So sehr er sich auch mühte, diese Grenze zu durchbrechen und weiterzutrainieren, beim Puls von 185 war Tom stets so erschöpft, daß er das Training unterbrechen mußte, um wieder Luft zu bekommen.

Wenn ein Mensch mit normalem Blutdruck Ausdauertraining betreibt, gilt für ihn meist das Ziel: 20 bis 30 Minuten pro Woche bei 70 bis 80 Prozent der maximalen Herzrate trainieren. Diese »Ziel-«rate, bei der wirklich ein deutlicher Trainingseffekt eintritt, läßt sich vor allem mit Ausdauersportarten wie Gehen, Joggen oder Schwimmen erreichen.

Doch Tom gehörte nicht zu den Menschen mit normalem Blutdruck. Eine ärztliche Untersuchung ergab, daß er unter Hochdruck litt, sein durchschnittlicher Wert betrug 155/98 mm Hg. Weitere Kontrollen bestätigten dieses Ergebnis. Daraufhin entschied sich sein Arzt für eine Betablockertherapie, die Toms maximale Herzrate von 185 auf 153 Schläge pro Minute reduzierte. Tom war unglücklich, er wollte gern weiter sportlich aktiv bleiben und fürchtete, daß er nun zu einem Leben im Lehnstuhl verurteil sei. Doch dem ist keineswegs so.

Das Forscherteam unseres Aerobics Centers in Dallas unter Leitung von John Duncan betont, daß Patienten unter Betablockertherapie nicht nur weitertrainieren können, sie sollen es sogar tun.

Um ihnen das Training zu erleichtern, haben wir für diese Patienten eine spezielle Formel zur Bestimmung ihrer individuellen »Ziel-«raten für die Pulshöhe entwickelt.

Wichtig: Bislang gilt unsere Formel nur für Patienten, die nicht-kardioselektive Betablocker einnehmen einschließlich Nadolol und Propranolol. Außerdem dürfen die Dosishöhen nur zwischen 10 und 160 Milligramm pro Tag betragen! Wir hoffen jedoch, bald auch Formeln für alle anderen Betablocker entwickeln zu können.

Die Formel zur Bestimmung der maximalen Herzrate eines Patienten unter Betablockertherapie lautet: 195 minus 80 Prozent des Alters des Patienten minus 20 Prozent der täglichen Betablockerdosis.

Nehmen wir an, Tom wäre genau vierzig Jahre alt und nähme täglich insgesamt 50 mg eines nichtkardioselektiven Betablockers ein. In die Formel eingesetzt würde das bedeuten: 195 minus 32 (= 80 Prozent von vierzig Jahren) minus 10 (= 20 Prozent von 50 mg) gleich 153 Herzschläge pro Minute als maximale Herzrate.

Die »Ziel«rate für die Pulshöhe während des Ausdauertrainings beträgt dann genau 80 Prozent der maximalen Herzrate. Für Tom wären das 112,4 (153 mal 0,8) Herzschläge pro Minute. Er müßte also stets die Pulshöhe von 122 während des Trainings erreichen, damit seine sportlichen Bemühungen auch wirklich seinem Herz-Gefäß-System nutzen.

An unserem Aerobics-Forschungsinstitut in Dallas haben wir uns intensiv mit den Trainingsbedingungen für Patienten unter Betablockertherapie befaßt. Das Ergebnis sind die folgenden Richtlinien:

1. Auch Patienten unter Betablockertherapie können gesundheitlichen Nutzen aus Ausdauertraining ziehen.
2. »Selektive« Blocker wie Atenolol sind »nichtselektiven« Blockern wie Propranolol vorzuziehen.
3. Auch »selektive« Blocker können bei manchen Menschen die Trainingsleistung hemmen; das sollte der Arzt beachten und eventuell andere antihypertensive Medikamente verschreiben. Eine Möglichkeit: Neue Studien haben ergeben, daß bei hochdruckkranken Joggern der Alphablocker Minipress dem selektiven Betablocker Atenolol überlegen ist. Der Grund: Atenolol reduziert die Herzleistung unter Trainingsbedingungen.

4. Jedes Trainingsprogramm für Betablockerpatienten muß auf den Einzelfall zugeschnitten sein und sich nach der aktuellen Trainingsform des Patienten richten. Das heißt: Der Arzt muß die körperliche Leistungsfähigkeit des Patienten nach Beginn der medikamentösen Therapie überprüfen.
5. Ausdauertraining während einer Betablockertherapie kann auch verhindern, daß das Medikament den HDL-Spiegel (gutes Cholesterin) senkt.
6. Nichtselektive Blocker wie Propranolol können die Gefahr von Überhitzung während des Trainings erhöhen. Daher müssen alle Patienten, die Blocker dieses Typs einnehmen, strenge Vorsichtsmaßnahmen beachten, um Herzprobleme zu vermeiden. (Näheres erfahren Sie von Ihrem Arzt.)

Natürlich wird der Trainingseffekt während einer Betablockertherapie geringer sein als ohne eine solche Behandlung. Trotzdem empfehle ich jedem Betablockerpatienten, Ausdauerübungen fortzusetzen oder zu beginnen – selbstverständlich nur, wenn das aus ärztlicher Sicht zu verantworten ist. Ausdauerübungen können so außerordentlich hilfreich bei der Behandlung einer Hypertonie sein, daß man nur, wenn es nicht anders geht, auf sie verzichten sollte.

Bewegungsprogramm zur Hochdrucktherapie

Das folgende Bewegungsprogramm ist für alle Personen gedacht, bei denen bereits eine Hypertonie diagnostiziert wurde oder die hochdruckgefährdet sind.

Bei der Zusammenstellung des Programms habe ich auf alle Übungen verzichtet, die extreme Muskelanspannung erfordern (wie etwa Stemmübungen) und dadurch die Blutdruckwerte in die Höhe treiben. Ausnahmen sind jedoch möglich: Wenn Sie nur an einer leichten Hypertonie leiden, kann Ihnen der Arzt eventuell einfache Übungen zum Muskelaufbau erlauben.

Wenn Sie zum Beispiel ein erhöhtes Risiko haben, an Osteoporose zu erkranken, sind unter Umständen leichte zusätzliche Gewichtsübungen zur Stärkung Ihrer Knochendichte angebracht. In jedem Fall aber muß der Arzt die Entscheidung treffen. In

meinem Ratgeber *Osteoporose** habe ich einige dieser speziellen Übungen beschrieben.

Im folgenden finden Sie vier wichtige Richtlinien, die Sie beim Training stets im Gedächtnis behalten sollten:

1. Blutdruck über 175/110 mm Hg sind eine absolute Kontraindikation (Gegenanzeige) für jegliches Ausdauertraining. Nur wenn beide, also der systolische und der diastolische Wert durch Medikamente unter Kontrolle gehalten werden können, dürfen Sie trainieren. **Wichtig:** Diese Beschränkung gilt für alle in diesem Buch enthaltenen Bewegungsübungen wie auch für alle sonstigen aus anderen Quellen.

2. Bevor Sie mit einem Ausdauertraining beginnen, müssen Sie sich gründlich von Ihrem Arzt untersuchen lassen. Stellt er eine Hypertonie bei Ihnen fest, dürfen Sie nur in Abstimmung mit ihm und unter seiner ständigen Kontrolle trainieren.

3. Liegt Ihr Blutdruck höher als 160/105 mm Hg, dürfen Sie nur dann mit einem Ausdauertraining beginnen, wenn Ihr Hochdruck gleichzeitig medikamentös unter Kontrolle gehalten wird. Die Reaktion Ihres Blutdrucks auf diese Therapie bestimmt den Zeitpunkt, wann und vor allem welche Übungen Sie ausführen dürfen.

4. Wenn Sie bereits blutdrucksenkende Medikamente einnehmen: Reduzieren Sie die Dosis nur mit Erlaubnis Ihres Arztes. Ausdauerübungen, so gesundheitsfördernd sie auch sind, können (leider) Medikamente nicht immer ersetzen.

---

* Kenneth H. Cooper, *Ratgeber Osteoporose – Das Präventiv-Programm: Gezielt vorbeugen und konsequent behandeln*, Mosaik Verlag, München 1990

Bewegungsprogramm
für Hypertoniker

Gehen

Woche	Distanz (Kilometer)	Zeit (Minuten)				Training pro Woche
		Alter <30	Alter 30-49	Alter 50-59	Alter 60 +	
1	1,5	15:00	16:00	18:00	20:30	4- bis 5mal
2	1,5	13:00	14:00	16:00	18:30	4- bis 5mal
3	2,25	20:30	22:30	24:00	28:00	4- bis 5mal
4	2,25	19:30	21:30	23:00	27:00	4- bis 5mal
5	3	27:00	30:00	32:00	36:30	4- bis 5mal
6	3	26:00	29:00	31:00	35:30	4- bis 5mal
7	3,75	33:30	37:00	39:00	45:00	4- bis 5mal
8	3,75	32:30	36:00	38:00	44:00	4- bis 5mal
9	4,5	40:00	45:00	47:00	53:00	4- bis 5mal
10	4,5	39:30	44:00	46:00	51:00	4- bis 5mal
11	4,5	39:00	43:00	45:00	49:00	4- bis 5mal
12	4,5	39:00	42:00	44:00	47:00	4- bis 5mal

Nach zwölf Wochen werden Sie eine angemessene Ausdauerleistung erreicht haben. Um auf diesem Niveau zu bleiben, müssen Sie auch in Zukunft die vorgeschriebene Distanz in der vorgeschriebenen Zeit zurücklegen. Trainieren Sie vier- bis fünfmal pro Woche. Auch nur dreimaliges Training pro Woche reicht aus, um einen akzeptablen Trainingsgrad beizubehalten.

(< bedeutet »weniger als«)

Schwimmen

Woche	Distanz (Meter)	Zeit (Minuten)				Training pro Woche
		Alter <30	Alter 30-49	Alter 50-59	Alter 60 +	
1	200	7:00	8:00	9:00	9:00	4- bis 5mal
2	300	10:00	10:00	11:00	12:00	4- bis 5mal
3	400	13:00	13:00	14:00	15:00	4- bis 5mal
4	450	14:00	14:00	15:00	15:00	4- bis 5mal
5	500	15:00	15:30	16:00	17:30	4- bis 5mal
6	600	17:00	18:30	20:00	21:00	4- bis 5mal
7	600	übersprg.	übersprg.	19:00	20:00	4- bis 5mal
8	700	20:00	21:00	22:00	23:00	4- bis 5mal
9	700	übersprg.	übersprg.	20:30	22:00	4- bis 5mal
10	800	22:00	23:00	24:00	25:00	4- bis 5mal
11	900	24:00	26:00	27:00	28:00	4- bis 5mal
12	1000	27:00	28:00	31:00	32:00	4- bis 5mal

Wählen Sie die Schwimmart, mit der Sie die angegebene Strecke in der vorgeschriebenen Zeit bewältigen können. In der ersten Woche dürfen Sie die Übung unterbrechen, um auszuruhen (solche Pausen sind in der Zeitvorgabe eingeschlossen). In der Altersgruppe der bis zu Dreißigjährigen sind nur zehn Trainingswochen vorgeschrieben. Überspringen Sie die angegebenen Wochen. Versuchen Sie die Zeitziele zum Ende der jeweiligen Trainingswoche zu erreichen. Gelingt Ihnen das nicht, wiederholen Sie einfach die Woche. Nach der zwölften Woche sollten Sie drei- bis viermal wöchentlich 1000 m in der vorgegebenen Zeit schwimmen, um Ihr Fitneßniveau zu halten.

Vergessen Sie nicht die drei Streckübungen für Wassertraining (Seite 198 ff.), bevor Sie mit dem Schwimmen beginnen.

(< bedeutet »weniger als«)

Radfahren auf der Stelle

Woche	Geschwin-digkeit (km/h; U/min*)	Zeit (Minuten)				Training pro Woche
		Alter <30	Alter 30-49	Alter 50-59	Alter 60 +	
1	24/55	8:00	6:00	5:00	4:00	4- bis 5mal
2	24/55	10:00	8:00	7:00	6:00	4- bis 5mal
3	24/55	12:00	10:00	9:00	8:00	4- bis 5mal
4	28/65	14:00	12:00	11:00	10:00	4- bis 5mal
5	28/65	16:00	14:00	13:00	12:00	4- bis 5mal
6	28/65	18:00	16:00	15:00	14:00	4- bis 5mal
7	28/65	20:00	18:00	17:00	16:00	4- bis 5mal
8	28/65	22:00	20:00	19:00	18:00	4- bis 5mal
9	32/75	24:00	22:00	21:00	20:00	4- bis 5mal
10	32/75	26:00	24:00	23:00	22:00	4- bis 5mal
11	40/90	28:00	26:00	25:00	24:00	4- bis 5mal
12	40/90	30:00	28:00	27:00	25:00	4- bis 5mal

* km/h = Kilometer pro Stunde; U/min = Umdrehungen pro Minute

In den ersten sechs Wochen wärmen Sie sich bitte vor dem Training auf, indem Sie drei Minuten lang mit 30 bis 32 Kilometern pro Stunde ohne Widerstand fahren. Auch nach Ende der vorgeschriebenen Trainingszeit sollten Sie nochmals drei Minuten lang langsam fahren, um sich abzukühlen.

Geben Sie soviel Widerstand (höherer Gang) hinzu oder fahren Sie so schnell, daß Ihr Puls sofort nach dem Training gemessen folgende Werte erreicht (die Pulshöhe bestimmen Sie, indem Sie zehn Sekunden lang messen und das Ergebnis mit 6 multiplizieren).

Patienten ohne Betablockertherapie
unter 30 Jahre   140-160
30-49 Jahre   135-155
50-59 Jahre   130-150
60 Jahre und älter   110-130

Patienten unter Betablockertherapie
Auch sie sollten die angegebenen Pulsraten erreichen. Ist Ihr Puls höher, legen Sie bitte einen leichteren Gang vor der nächsten Übung ein. Liegt Ihr Puls niedriger, brauchen Sie einen höheren.

Gehen auf einem Laufband

Woche	Geschwindigkeit (Kilometer pro Stunde)	Neigung	Zeit (Minuten)				Training pro Woche
			Alter <30	Alter 30-49	Alter 50-59	Alter 60 +	
1	4,5	0%	19:00	17:00	14:00	9:00	4- bis 5mal
2	4,5	0%	19:00	17:00	15:00	11:00	4- bis 5mal
3	5,0	0%	19:00	17:00	15:00	11:00	4- bis 5mal
4	5,0	0%	20:30	19:00	17:00	13:00	4- bis 5mal
5	5,5	0%	20:30	19:00	17:00	14:00	4- bis 5mal
6	5,5	5%	22:30	20:30*	19:00*	15:00*	4- bis 5mal
7	6,0	5%	22:30	20:30	19:00	15:00	4- bis 5mal
8	6,0	7,5%	24:00	22:30	20:00	17:00	4- bis 5mal
9	6,0	7,5%	26:00	24:30	22:00	19:00	4- bis 5mal
10	6,0	10%	28:00	26:00	23:00	20:30	4- bis 5mal

* Ab der sechsten Woche können Sie auch die folgenden höheren Neigungsstärken einstellen, um den Trainingseffekt zu steigern:

	Alter (Jahre)		
Woche	30-49	50-59	60 +
6	5%	2,5%	0%
7	5%	2,5%	0%
8	7,5%	5%	2,5%
9	7,5%	5%	2,5%
10	10%	7,5%	5%

Vor Beginn des Trainings sollten Sie sich stets drei bis fünf Minuten lang durch langsames Laufen bei ca. 3 km pro Stunde und null Prozent Neigung aufwärmen. Nach Ende des Trainings sollten Sie dasselbe zur Abkühlung tun.

Die Zeitvorgaben beziehen sich auf ein elektrisch angetriebenes Laufband.

Dieses Programm sieht vier bis fünf Trainingstermine pro Woche vor. Auch drei wöchentliche Trainingsstunden reichen aus, um eine akzeptable Fitneß zu erlangen.

Radfahren im Freien

Woche	Distanz (Kilometer)	Zeit (Minuten)				Training pro Woche
		Alter <30	Alter 30-49	Alter 50-59	Alter 60 +*	
1	6,0	22:00	23:00	25:00	28:00	4- bis 5mal
2	6,0	20:00	21:00	23:00	26:00	4- bis 5mal
3	6,0	19:00	20:00	22:00	25:00	4- bis 5mal
4	7,5	26:00	28:00	30:00	33:00	4- bis 5mal
5	7,5	24:00	27:00	29:00	32:00	4- bis 5mal
6	7,5	22:00	25:00	27:00	31:00	4- bis 5mal
7	9,0	30:00	33:00	35:00	41:00	4- bis 5mal
8	9,0	28:00	32:00	33:00	39:00	4- bis 5mal
9	9,0	26:00	31:00	32:00	37:00	4- bis 5mal
10	10,5	34:00	38:00	41:00	46:00	4- bis 5mal
11	10,5	33:00	35:00	38:00	44:00	4- bis 5mal
12	10,5	31:00	33:00	35:00	42:00	4- bis 5mal

Nach zwölf Wochen werden Sie eine angemessene Ausdauerleistung erreicht haben. Um auf diesem Niveau zu bleiben, müssen Sie auch in Zukunft die vorgeschriebene Distanz in der vorgeschriebenen Zeit zurücklegen. Trainieren Sie vier- bis fünfmal pro Woche. Auch nur dreimaliges Training pro Woche reicht aus, um einen akzeptablen Trainingsgrad beizubehalten.

---

*Radfahren im Freien ist für völlig untrainierte Menschen über sechzig Jahre nicht geeignet. Wenn Sie aber bislang schon regelmäßig Rad gefahren sind, können Sie das auch nach Ihrem sechzigsten Geburtstag ohne Einschränkungen tun. Um Stürze und Knochenbrüche zu vermeiden, empfiehlt sich die Benutzung eines Fahrrads mit drei Rädern. Dieses Programm ist auf einen solchen Fahrradtyp ausgelegt.

(< bedeutet »weniger als«)

Wassergymnastik

Wassergymnastik machen Sie – wie der Name schon sagt – im Wasser, am besten in einem Schwimmbad. Dabei stehen Sie entweder frei im Wasser oder halten sich am Rand des Beckens fest. Die Hauptarbeit besteht darin, die Gliedmaßen zu strecken und sie gegen den Widerstand des Wassers zu bewegen (siehe Seite 212 »Eine Bemerkung zur Physik der Wassergymnastik«).

Gymnastische Übungen im Wasser bewirken körperliche Stärkung und Ausdauer. Sie sind ideal geeignet für Menschen mit Knochen-, Gelenk- oder Muskelbeschwerden, die bei »Trockengymnastik« an Land durch den Widerstand der Schwerkraft verschlimmert würden.

Sie sollten die Trainingsstunde immer mit einigen Streckübungen zum Aufwärmen beginnen, bevor Sie zur Hauptarbeit übergehen, die sich von Woche zu Woche steigert.

(**Hinweis:** Alle folgenden Übungen sowie die Illustrationen stammen aus dem *Aerobics Newsletter*, 1981, Instituts for Aerobics Research.)

Die einzelnen Übungen

Streckübung 1

1. Stemmen Sie das rechte Bein im rechten Winkel an die Beckenwand.

2. Strecken Sie nun den Oberkörper nach vorn zum Knie. Dabei den Rücken durchdrücken und das Kinn nach vorn richten oder höchstens leicht nach unten senken.

3. Etwa 10 bis 20 Sekunden in gestreckter Haltung verharren. Dann die Übung mit dem linken Bein wiederholen.

Diese Übung streckt die Kniesehnen, die Wadenmuskeln und den unteren Rücken.

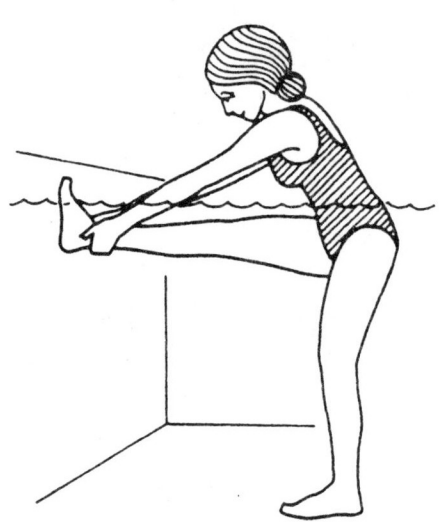

Streckübung 2

1. Halten Sie sich mit beiden Händen am Beckenrand fest und stemmen Sie beide Füße fest gegen die Wand. Knie und Ellbogen dabei anwinkeln. Etwa 10 bis 20 Sekunden in dieser Stellung verharren.

2. Strecken Sie nun die Beine, indem Sie Ellbogen und Knie durchdrücken. Die Füße mit der ganzen Fläche an die Beckenwand stemmen. Etwa 10 bis 20 Sekunden in dieser Stellung verharren.

Diese Übung streckt ebenfalls die Kniesehnen, die Wadenmuskeln und den unteren Rücken.

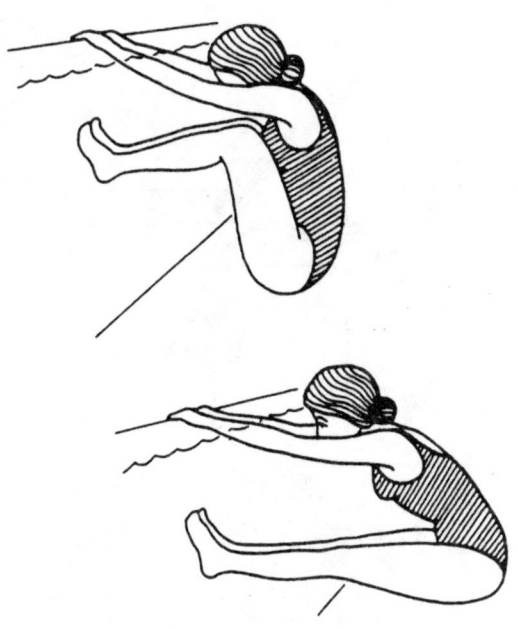

Streckübung 3

1. Stellen Sie Ihren linken Fuß etwa 30 bis 45 Zentimeter hinter den rechten, die Zehenspitzen dabei nach vorn ausrichten. Beide Hände flach an die Beckenwand drücken.

2. Lehnen Sie sich in Richtung Beckenwand, lassen Sie dabei Ihr linkes Knie durchgedrückt und den linken Fuß flach auf dem Boden.

3. Etwa 10 bis 20 Sekunden in dieser Stellung verharren, dann die Übung mit dem rechten Bein wiederholen.

Diese Übung streckt die Wadenmuskeln und die Achillessehne.

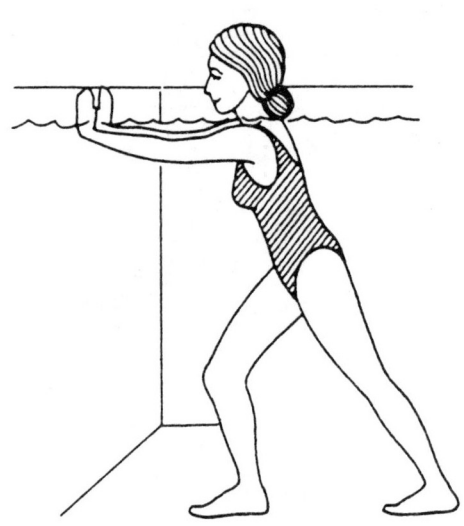

Armübung 1

1. Ein Bein vor das andere stellen und die Knie so anwinkeln, daß Sie sich mit den Schultern unter der Wasserlinie befinden. Arme waagerecht ausstrecken, die Handflächen zeigen dabei nach unten.

2. Lassen Sie beide Arme gleichzeitig im Wasser kreisen, und »malen« Sie dabei eine Acht. Während der Übung bleiben die Finger zusammen, Arme und Ellbogen ausgestreckt.

3. Beginnen Sie zunächst mit zehn Wiederholungen, und folgen Sie dann den Angaben für Ihre Altersgruppe in der Tabelle auf Seite 209.

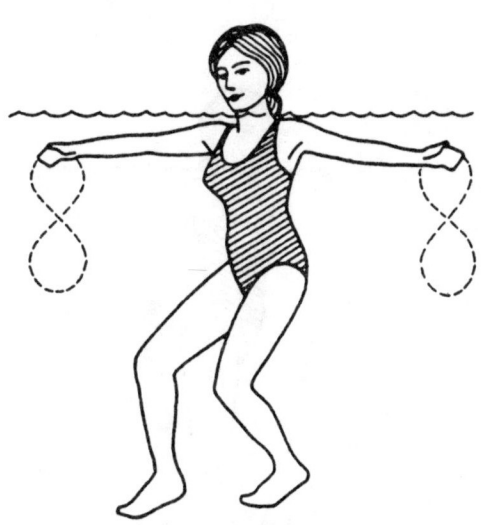

201

Armübung 2

1. Ein Bein vor das andere stellen und die Knie so anwinkeln, daß Sie sich mit den Schultern unter der Wasserlinie befinden. Arme waagerecht ausstrecken, die Handflächen zeigen dabei nach unten.

2. Lassen Sie beide Arme parallel zu Ihrem Körper nach hinten schwingen. Dabei die Finger zusammen und die Arme gestreckt lassen.

3. Nun die Arme vorwärtsschwingen, die Handflächen dabei drehen, so daß sie nach vorn zeigen. Während der Schwingbewegungen bleiben die Arme vollständig unter Wasser.

4. Beginnen Sie zunächst mit zehn Wiederholungen und folgen Sie dann den Angaben für Ihre Altersgruppe in der Tabelle auf Seite 209.

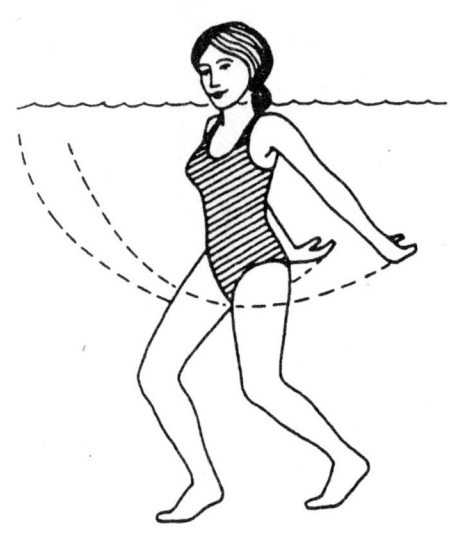

Oberschenkelübung 1

1. Lehnen Sie sich mit dem Rücken an die Beckenwand und halten Sie sich dabei mit ausgestreckten Armen am Beckenrand fest. Strecken Sie Ihre Beine im rechten Winkel nach vorn (parallel zum Beckenboden), die Knöchel bleiben dabei angezogen.

2. Öffnen Sie die Beine soweit wie möglich, und schließen Sie sie dann wieder.

3. Beginnen Sie zunächst mit fünf Wiederholungen, und folgen Sie dann den Angaben für Ihre Altersgruppe in der Tabelle auf Seite 209.

Hinweis: Ziehen Sie während der Übung den Bauch ein, und pressen Sie den Rücken gegen die Beckenwand.

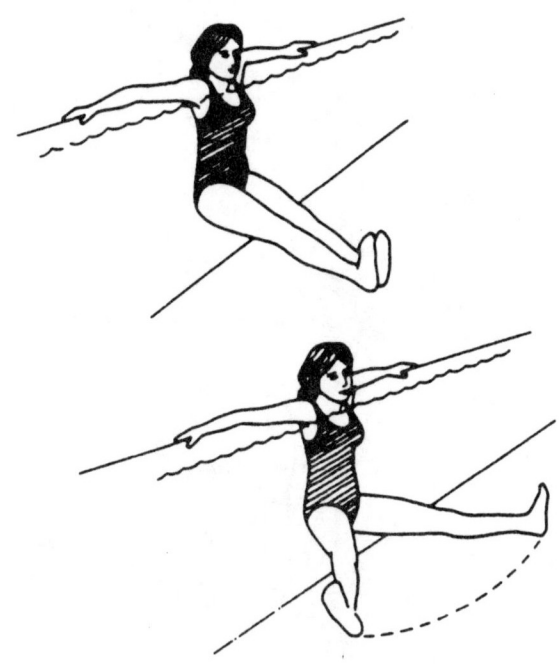

Oberschenkelübung 2

1. Lehnen Sie sich an die Beckenwand, das Wasser sollte Taillenhöhe haben, und halten Sie sich mit ausgestreckten Armen am Beckenrand fest. Strecken Sie das rechte Bein mit angewinkeltem Knöchel so hoch wie möglich zur Seite.

2. Lassen Sie das rechte Bein nach vorn und anschließend zur linken Seite schwingen.

3. Lassen Sie nun das Bein zurückschwingen, und stellen Sie es wieder auf den Boden.

4. Wiederholen Sie die Übung mit dem linken Bein.

5. Beginnen Sie zunächst mit fünf Wiederholungen, und folgen Sie dann den Angaben für Ihre Altersgruppe in der Tabelle auf Seite 209.

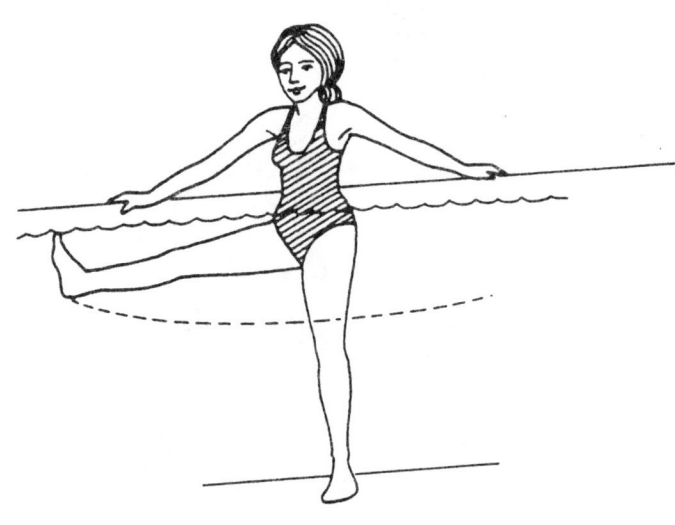

Oberschenkelübung 3

1. Halten Sie sich mit beiden Händen am Beckenrand fest, und stemmen Sie beide Füße gegen die Wand. Ellbogen und Knie bleiben dabei gestreckt.

2. Stoßen Sie sich leicht mit den Füßen ab, und öffnen Sie die Beine soweit wie möglich, die Fußspitzen berühren dabei wieder die Wand. Die Ellbogen sind nun angewinkelt.

3. Stoßen Sie sich erneut mit den Füßen ab, und bringen Sie die Beine wieder in die Ausgangsposition.

4. Beginnen Sie zunächst mit fünf Wiederholungen, und folgen Sie dann den Angaben für Ihre Altersgruppe in der Tabelle auf Seite 209.

Hinweis: Vergessen Sie nicht, Ihre Bauchmuskeln bei dieser Übung zu benutzen.

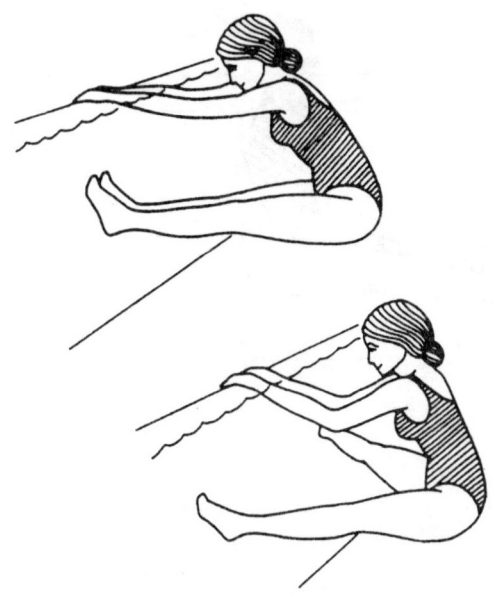

Taillen- und Bauchübung 1

1. Halten Sie sich mit ausgestreckten Armen am Beckenrand fest, den Rücken fest an die Wand gedrückt, und strecken Sie die Beine im rechten Winkel (parallel zum Beckenboden) nach vorn.

2. Lassen Sie die Beine gemeinsam nach links an die Wand schwingen. Ihr Rücken bleibt dabei an die Wand gepreßt.

3. Spannen Sie Ihre Bauchmuskeln an, und lassen Sie die Beine nach rechts an die Wand schwingen.

4. Beginnen Sie zunächst mit acht Wiederholungen (vier nach links, vier nach rechts), und folgen Sie dann den Angaben für Ihre Altersgruppe in der Tabelle auf Seite 210.

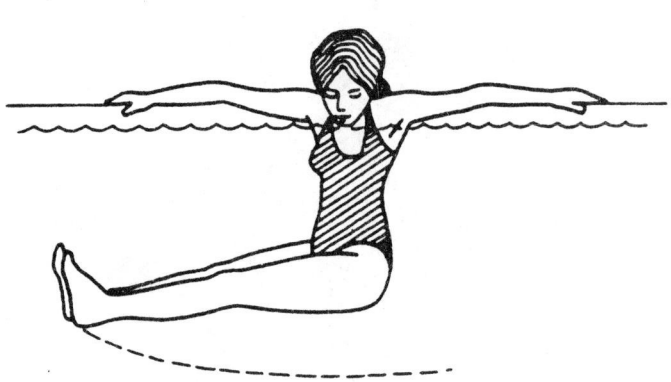

Taillen- und Bauchübung 2

1. Halten Sie sich mit ausgestreckten Armen am Beckenrand fest, und lassen Sie Ihren Rücken leicht von der Wand wegdriften.

2. Lassen Sie beide Beine kreisen, als würden Sie radfahren. Kreisen Sie dabei auch die Hüften: Wenn Ihr rechtes Bein Brusthöhe erreicht, drehen Sie die Hüften nach links, kommt das linke Bein in Brusthöhe, drehen Sie die Hüften nach rechts.

Hinweis: Das angewinkelte Knie ist immer oben, die Beine sind stets vollständig unter Wasser.

3. Beginnen Sie zunächst mit zwanzig Wiederholungen (zehn nach rechts und zehn nach links), und folgen Sie dann den Angaben für Ihre Altersgruppe in der Tabelle auf Seite 210.

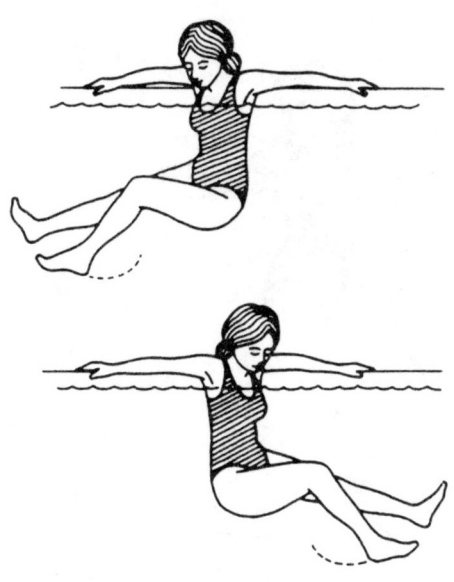

Taillen- und Bauchübung 3

1. Knicken Sie Ihre Knie so weit ein, daß Ihre Schultern unterhalb der Wasserlinie liegen. Ihr gesamtes Gewicht ruht dabei auf den Fußballen.

2. Drehen Sie Körper und Arme langsam von rechts nach links, und lassen Sie die Hüften schnell in die entgegengesetzte Richtung kreisen. Während der Übung stehen Ihre Füße fest auf dem Beckenboden.

3. Beginnen Sie zunächst mit zwanzig Drehungen (zehn nach rechts, zehn nach links), und folgen Sie dann den Angaben für Ihre Altersgruppe in der Tabelle auf Seite 210.

Hinweis: Ziehen Sie während der gesamten Übung Ihren Bauch ein.

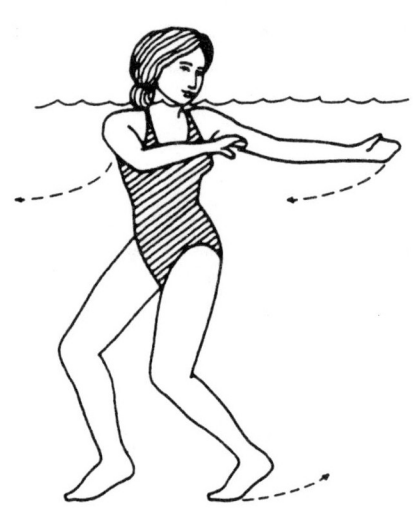

Wassergymnastik

Woche	<30	30-49	50-59	60 +	Training pro Woche
	Wiederholungen Alter (Jahre)				
Armübung 1					
1	10	10	10	10	3- bis 4mal
2	20	18	16	15	3- bis 4mal
3	30	25	22	20	3- bis 4mal
4	40	32	30	20	3- bis 4mal
5	45	40	35	25	3- bis 4mal
6	50	45	40	30	3- bis 4mal
Armübung 2					
1	10	10	10	10	3- bis 4mal
2	20	18	16	15	3- bis 4mal
3	30	25	22	20	3- bis 4mal
4	40	32	30	20	3- bis 4mal
5	45	40	35	25	3- bis 4mal
6	50	45	40	30	3- bis 4mal
Oberschenkelübung 1					
1	5	5	5	5	3- bis 4mal
2	10	9	8	7	3- bis 4mal
3	15	13	11	9	3- bis 4mal
4	20	17	14	11	3- bis 4mal
5	20	18	15	13	3- bis 4mal
6	25	22	18	15	3- bis 4mal
Oberschenkelübung 2					
1	5	5	5	5	3- bis 4mal
2	10	9	8	7	3- bis 4mal
3	15	13	11	9	3- bis 4mal
4	20	17	14	11	3- bis 4mal
5	20	18	15	13	3- bis 4mal
6	25	22	18	15	3- bis 4mal
Oberschenkelübung 3					
1	5	5	5	5	3- bis 4mal
2	10	9	8	7	3- bis 4mal
3	15	13	11	9	3- bis 4mal
4	20	17	14	11	3- bis 4mal
5	20	18	15	13	3- bis 4mal
6	25	22	18	15	3- bis 4mal

Woche	Wiederholungen Alter (Jahre)				Training pro Woche
	<30	30-49	50-59	60 +	
Taillen- und Bauchübung 1					
1	8	8	8	8	3- bis 4mal
2	10	10	8	8	3- bis 4mal
3	12	12	10	10	3- bis 4mal
4	16	14	12	12	3- bis 4mal
5	20	18	16	14	3- bis 4mal
6	24	20	18	16	3- bis 4mal
Taillen- und Bauchübung 2					
1	20	20	20	20	3- bis 4mal
2	30	28	26	24	3- bis 4mal
3	40	36	32	28	3- bis 4mal
4	50	44	38	32	3- bis 4mal
5	60	52	44	36	3- bis 4mal
6	70	60	50	40	3- bis 4mal
Taillen- und Bauchübung 3					
1	20	20	20	20	3- bis 4mal
2	30	28	26	24	3- bis 4mal
3	40	36	32	28	3- bis 4mal
4	50	44	38	32	3- bis 4mal
5	60	52	44	36	3- bis 4mal
6	70	60	50	40	3- bis 4mal

< bedeutet »jünger als«
Quelle: Aerobics Newsletter, 1981, Institute for Aerobics Research

Wasserlaufen und Wassertreten

Wasserlaufen und Wassertreten sind nicht nur gute Ausdauer-übungen, sondern auch hervorragend für die Rekonvaleszenz nach Sportverletzungen geeignet. Für diese Übungen sollte das Wasser etwa bis Taillenhöhe reichen. Bewegen Sie sich so, daß Ihre Füße etwa 15 bis 20 Zentimeter vom Beckenboden entfernt sind.

Machen Sie pro Minute nur so viele Schritte, daß Sie auch die für Ihre Altersgruppe vorgeschriebene Trainingszeit durchhalten. Sie können auf der Stelle üben oder sich im Becken fortbewegen. Diese beiden Übungen sind kein Ersatz für die beschriebene Wassergym-nastik. Trotzdem: Eine bis zwei Minuten Wasserlaufen und -treten sind ein guter Abschluß einer Wassergymnastikstunde.

Wasserlaufen

Woche	Minuten Alter (Jahre)				Training pro Woche
	<30	30-49	50-59	60 +	
1	2	2	2	1	3- bis 4mal
2	4	3	2	2	3- bis 4mal
3	6	5	4	3	3- bis 4mal
4	8	7	6	4	3- bis 4mal
5	10	9	8	6	3- bis 4mal
6	12	11	10	8	3- bis 4mal
7	14	13	12	10	3- bis 4mal
8	16	15	14	12	3- bis 4mal
9	18	17	16	14	3- bis 4mal
10	20	20	18	15	3- bis 4mal

Wassertreten

Woche	Minuten Alter (Jahre)				Training pro Woche
	<30	30-49	50-59	60 +	
1	5	5	5	5	3- bis 4mal
2	8	8	7	6	3- bis 4mal
3	10	9	8	7	3- bis 4mal
4	12	10	9	8	3- bis 4mal
5	15	14	12	10	3- bis 4mal
6	18	16	14	12	3- bis 4mal
7	20	18	16	14	3- bis 4mal
8	22	20	18	16	3- bis 4mal
9	24	22	20	18	3- bis 4mal
10	25	24	22	20	3- bis 4mal

Eine Bemerkung
zur Physik der Wassergymnastik

Die Wirkung von Ausdauerübungen zu Land oder zu Wasser auf das Herz-Gefäß-System sind grundsätzlich dieselben. Allerdings unterscheiden sich die physikalischen Abläufe sehr stark. So trägt das Wasser beispielsweise beim Schwimmen zwischen 93 und 100 Prozent des Körpergewichts des Schwimmers. Mehr noch: Eine übergewichtige Person braucht nur wenig Energie aufzuwenden, um zu schwimmen, weil das Wasser das Fett trägt. Dagegen muß eine magere Person ungleich viel mehr Kraft aufwenden, um nicht unterzugehen. Der Grund dafür ist, daß mageres Muskelgewebe eben nicht oben schwimmt, sondern sinkt.

Man kann dieses Phänomen auch noch anders beschreiben: Unter Wasser wird jeder Gegenstand leichter. Ein durchtrainierter magerer Leistungssportler wiegt, wenn er völlig ausgeatmet hat, im Wasser etwa drei bis vier Kilogramm. Ein übergewichtiger Mensch dagegen wird unter denselben Bedingungen überhaupt kein Gewicht haben: Er schwimmt von selbst.

Ist der Körper dagegen nur zum Teil von Wasser bedeckt, etwa beim Wasser-Volleyball in einem flachen Becken, dann »verliert« er natürlich auch entsprechend weniger Gewicht. Eine einfache Regel besagt: Der »Gewichtsverlust« im Stehen wächst proportional mit der Höhe des Wasser. Das heißt: Ein 100 Kilogramm schwerer Mensch, der bis zum Nabel im Wasser steht, wiegt etwa 50 Kilogramm.

Ein weiterer Unterschied zwischen Übungen an Land und im Wasser besteht in der Überwindung der Schwerkraft. Wer etwa an Land joggt oder geht, muß seine ganze Körpermasse einsetzen, um die Schwerkraft zu überwinden. Die Rolle des Luftwiderstands (ausgenommen bei sehr starkem Wind) ist gewöhnlich unbedeutend.

Im Wasser dagegen muß der Mensch gegen den Fließwiderstand des Wassers ankämpfen. Dabei braucht er bisweilen große Kraft. Die Überwindung der Schwerkraft allerdings fällt hier kaum ins Gewicht.

Übungen, bei denen sich der Körper nur zur Hälfte im Wasser befindet, scheinen die besten zu sein, weil sie beide »Welten« vereinigen: Der Mensch muß einerseits gegen die Schwerkraft ankämpfen, allerdings nicht so stark wie an Land. Andererseits

muß er sich auch durch das Wasser bewegen, das sehr viel mehr Widerstand hat als Luft.

In tieferem Wasser nimmt der Wasserwiderstand zu, die Belastung von Skelett und Gelenken dagegen ab. In seichterem Wasser ist es umgekehrt: Hier nimmt die Schwerkraft zu und damit die Beanspruchung von Skelett und Gelenken.

Das bedeutet: Alle Menschen mit Gelenk-, Knochen- oder Muskelbeschwerden, die durch die Schwerkraft verschlimmert werden, profitieren von Wasserübungen. Mehr noch, mit Wasserübungen können sie ihr Herz-Gefäß-System auf Vordermann bringen, ohne Verletzungen oder Schmerzen befürchten zu müssen, die gewöhnlich bei Ausdauertraining an Land (etwa beim Laufen oder Joggen) auftreten.

9

Kontrolle
durch Ernährung

Welche Rolle kann die Ernährung bei der Kontrolle von Bluthochdruck spielen? Im australischen *Journal of Hypertension* faßt Lawrence Beilin
den gegenwärtigen Wissensstand zusammen:»Inzwischen liegen
klare Beweise dafür vor, daß [falsche]* Ernährung, Bewegungsmangel und Alkoholkonsum die drei wichtigsten äußeren Einfluß-
faktoren für die Höhe des Blutdrucks sind...«
Besonders Patienten mit leichter Hypertonie können durch
Umstellung ihrer Ernährung ihren Blutdruck vollständig unter
Kontrolle bringen. Auch wenn Diät allein in Ihrem speziellen Fall
nicht ausreicht, eine angepaßte Ernährung zusammen mit anderen
blutdrucksenkenden Maßnahmen, wie körperliche Betätigung
und/oder Medikamente, bleibt ein unverzichtbarer Bestandteil
jeder Behandlungsstrategie.

Ein wirksamer Ernährungsplan gegen Bluthochdruck – und die
damit verbundenen Risiken – folgt drei Grundregeln:

Prinzip 1: Halten Sie Ihr Idealgewicht. Der Ernährungsplan sollte
Übergewicht verringern bzw. Ihnen dabei helfen, Ihr Idealgewicht
zu halten. Am wichtigsten ist, überschüssiges Körperfett im Taillenbereich und darüber abzubauen, weil es ein nicht geringer
Risikofaktor für Bluthochdruck ist.

Da wir heute aber noch keine speziellen Techniken kennen, dem
Körperfett gezielt zu Leibe zu rücken, ist die Diät darauf angelegt,
das gesamte Übergewicht zu reduzieren. Das Körperfett im oberen
Körperbereich wird dabei automatisch mit abgebaut.

---

* Einfügung durch d. Übers.

Prinzip 2: Nehmen Sie viel Kalium zu sich. Jede Mahlzeit sollte viel Kalium enthalten. Das gilt ganz besonders für die Patienten, die Entwässerungsmittel (Diuretika) einnehmen, weil sie sehr viel Kalium über den Urin verlieren.

Die Ernährung sollte über den normalen Tagesbedarf hinaus zusätzlich 1000 bis 2000 mg Kalium enthalten, das heißt, insgesamt sollten Sie täglich zwischen 4000 und 5000 mg Kalium zu sich nehmen. Gewöhnlich reichen sechs bis acht Lebensmittel mit hohem Kaliumgehalt aus, um dieses Ziel zu erreichen.

Die folgende Tabelle wird Ihnen dabei helfen, jeglichen Kaliumverlust über den Urin durch eine entsprechende Ernährung auszugleichen. Viele der Lebensmittel werden Sie in den Rezepten am Ende dieses Kapitels wiederfinden.

Stark kaliumhaltige Lebensmittel

Obst	Portionsgröße	Kaliumgehalt (mg)
Apfelsine	1 mittlere	270
Aprikosen	3 mittlere	280
Avocado	1/2	680
Banane	1 mittlere	440
Datteln	10 Stück	250
Erdbeeren	150 g	520
Grapefruit	1 große	260
Honigmelone	1/8 Melone	210
Pflaumen, getrocknet	5 Stück	350
Rosinen	2 Teelöffel	140
Wassermelone	100 g	160
Warzenmelone, Kantalup, Zuckermelone	1/2	800

Getränke	Portion	Kaliumgehalt (mg)
Ananassaft	1 Tasse	380
Grapefruitsaft	1 Tasse	400
Milch	1 Tasse	370
Orangensaft	1 Tasse	500
Pflaumensaft	1 Tasse	600
Tomatensaft	1 Tasse	540

Gemüse

Artischocke	1 mittlere	360
Bohnen, getrocknet	35 g	420
Brokkoli, gekocht	80 g	200
grüne Bohnen, gekocht	50 g	160
Karotten, gekocht	70 g	160
Kartoffel, gebacken	60 g	450
Limabohnen, gekocht	30 g	360
Rosenkohl, gekocht	80 g	230
Spinat, gekocht	160 g	300
Tomate, roh	1 mittlere	300

Fleisch/Fisch/Nüsse

Rindfleisch	80 g	200-300
Fisch .	80 g	350-500
Hamburger	80 g	200-250
Huhn/Truthahnfleisch	80 g	200-350
Erdnüsse	100 g	630

Sonstiges

Kleieflocken, Weizenkeime, Vollkornbrot und -getreide, Erdnußbutter, Schokolade, Ketchup, getrocknete Petersilie, Instant-Tee oder Instant-Kaffee, Salzersatzstoffe (nach Absprache mit dem Arzt)

Prinzip 3: Essen Sie weniger Natrium. Eine Diät zur Regulierung von Bluthochdruck sollte den Natriumverbrauch stark einschränken — auf etwa zwei Gramm (2000 mg) pro Tag. Die folgenden Hinweise sollen Ihnen dabei helfen, dieses Ziel zu erreichen.

Mehr über natriumarme Ernährung

Im Durchschnitt sollte jeder von uns täglich zwischen 1100 und 3300 mg Natrium zu sich nehmen. Das empfiehlt das amerikanische Food und Nutrition Board of the National Academy of Sciences (vergleichbar der Deutschen Gesellschaft für Ernährung, Anm. d. Übers.). Ich selber rate Hochdruckkranken oder -gefährdeten eine Tagesmenge von höchstens 2000 mg.

Doch ungeachtet aller medizinischen Empfehlungen verbraucht der Durchschnittsamerikaner täglich zwischen 3000 und 5850 mg

Natrium! Erinnern wir uns: Salz besteht zu etwa 40 Prozent aus Natrium und 60 Prozent aus Chlorid. Um täglich 4000 mg Natrium aufzunehmen, muß der Mensch also 10 000 mg, das heißt 10 Gramm Salz täglich zu sich nehmen. (Diese Menge entspricht knapp einem Eßlöffel Salz, Anm. d. Übers.)

Wo überall versteckt sich Natrium? Die folgende Grafik aus der US-Zeitschrift *Environmental Nutrition* vom März 1988 gibt Ihnen einen Überblick:

Natrium in der Ernährung

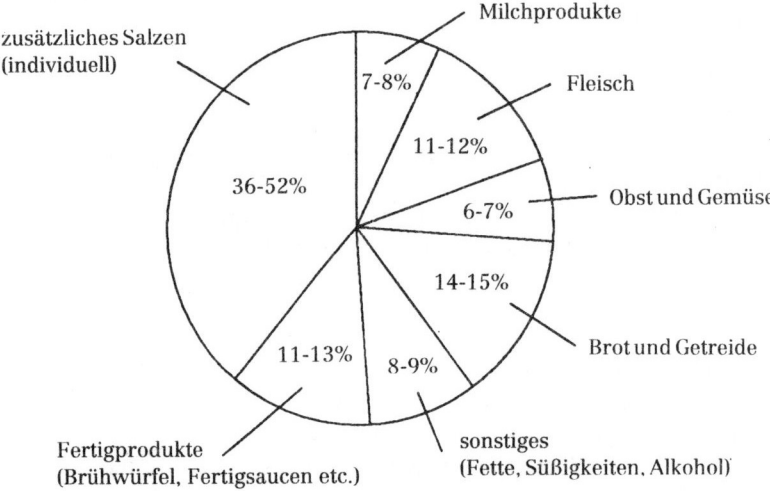

Anmerkung: Anderen wissenschaftlichen Untersuchungen zufolge, macht der Anteil des individuellen »zusätzlichen Salzens« weniger als ein Drittel der Natriumgesamtmenge in der Ernährung aus. Dagegen sind Halbfertig- und Fertigprodukte sehr viel stärker zusätzlich mit Natrium angereichert (vgl. M.J. Fregley, *Estimates of Natrium and Potassium Intake*).

218

Hauptquellen für die Zufuhr von Natrium mit Lebensmitteln

	Prozent	Mittelwerte g/Woche
Gebäck	31,2	5,73
Fleischwaren	26,2	4,81
Brot	18,5	3,40
Käse	8,6	1,58
Fisch, Fischwaren	4,4	0,80
Fleisch	4,2	0,78
gesamt	93,1	17,10

Quelle: Arab, E., B. Schellenberg, G. Schierf: Nutrition and health of young men and women in Heidelberg. *Ann. Nutr. Metal.* 26, Suppl. 1 (1982) 1
Zitiert nach: Kasper, H., Ernährungsmedizin u. Diätetik, 6. Aufl., Urban & Schwarzenberg
(Dies ist die Natriumaufnahme von zwanzig- bis vierzigjährigen Heidelberger Frauen und Männern, ohne zu salzen; dies entspricht einer täglichen Salzmenge von fünf bis sechs Gramm.)

Salz erweist sich bei fast jeder Reduktionsdiät als ein Problem. Es ist jedoch lösbar: Wie, das erfahren Sie in den folgenden Abschnitten.

Regel 1: Nehmen Sie zunächst beim Kochen nur noch halb soviel Salz wie gewöhnlich. Ersetzen Sie dann diese Menge schrittweise durch Kräuter und andere Gewürze, bis Sie schließlich überhaupt kein zusätzliches Salz mehr brauchen. Welche Kräuter zu welchen Lebensmitteln passen, erfahren Sie aus der folgenden Tabelle. Experimentieren Sie aber auch ruhig selbst.

Kräuter und Gewürze statt Salz

Lebensmittel	gewürzt mit
Rindfleisch	Kräuter der Provence, Knoblauch, Kümmel, Lorbeerblätter, Majoran, Muskat, Pfeffer, grüner Pfeffer, Senfpulver, Zwiebeln, Thymian
Fisch	Curry, Lorbeerblätter, Majoran, Petersilie, grüner Pfeffer, Senfpulver, Tomate, Zitrone
Lammfleisch	Basilikum, Curry, Knoblauch, Pfefferminze, Rosmarin, Thymian
Geflügel	Curry, Paprika, Petersilie, Preiselbeeren, Rosmarin, Salbei, Thymian
Kalbfleisch	Curry, Ingwer, Lorbeerblätter, Majoran, Oregano, Rosmarin, Thymian, Zitrone
Eier	Curry, Paprika, Petersilie, grüner Pfeffer, Pfeffer, Senfpulver, Thymian, Tomate, Zwiebeln
Auberginen	Majoran, Oregano, Petersilie, Schnittlauch, Knoblauch, Zwiebeln
Blattsalat	Basilikum, Borretsch, Dill, Essig, Knoblauch, Petersilie, Schnittlauch, Thymian, Zitrone, Zwiebeln
Blumenkohl	Dillsamen, Kümmel, Muskat, Muskatblüte, Petersilie, Rosmarin, Schnittlauch, Zitrone
Bohnen	Bohnenkraut, Dill, Majoran, Muskat, Oregano, Pfefferminze, Salbei, Senfpulver, Thymian
Brokkoli	Dillsamen, Kümmel, Oregano, Senfpulver
Erbsen	Basilikum, Bohnenkraut, Dill, Majoran, Mohnsamen, Oregano, Petersilie, grüner Pfeffer, Rosmarin, Salbei, Thymian
Gurken	Basilikum, Dill, Muskat, Pfefferminze, Zitrone
Kartoffeln	Basilikum, Kümmel, Muskat, Muskatblüte, Mohnsamen, Lorbeerblätter, Paprika, Petersilie, grüner Pfeffer, Rosmarin, Schnittlauch, Thymian
Kohl	Bohnenkraut, Dillsamen, Essig, Fenchelsamen, Kümmel, Mohnsamen, Muskat, Pfefferminze, Senfpulver, Thymian
Kürbis	Basilikum, Fenchel, Ingwer, Muskatblüte, Nelken, Schnittlauch, Senfsamen, Zimt, Zwiebeln
Mais	Curry, grüner Pfeffer

Lebensmittel	gewürzt mit
rote Bete	Dillsamen, Essig, Kümmel, Lorbeerblätter, Nelken, Senfpulver, Zwiebeln
Spargel	Dill, Kümmel, Petersilie, Schnittlauch, Senfsamen, Sesamsamen, Zitrone
Spinat	Basilikum, Knoblauch, Muskatblüte, Muskat, Majoran, Oregano, Zwiebeln
Süßkartoffeln	Kardamom, Muskat, Nelken, Zimt
Tomaten	Basilikum, Curry, Lorbeerblätter, Majoran, Salbei, Selleriepulver, Thymian, Zwiebeln
Zwiebeln	Kümmel, Muskat, Oregano, Pfeffer, Salbei, Senfpulver, Thymian

▷ Wenn Sie Kräuter und Gewürze ausprobieren wollen, nehmen Sie nur kleine Mengen. 1/4 Teelöffel getrockneter Kräuter für vier Portionen reicht.

▷ Frische Kräuter können getrocknete ersetzen: 1/3 Teelöffel gemahlene Kräuter = 1 Teelöffel getrocknete Kräuter = 1 Eßlöffel frische Kräuter.

▷ 1 mittelgroße Knoblauchzehe = 1/8 Teelöffel Knoblauchpulver oder -paste.

▷ Blätter geben ihren Geschmack besser ab, wenn sie zerrieben oder zerdrückt werden.

▷ Kräuter und Gewürze pur verwenden, nicht durch salzhaltige Gewürzzubereitungen ersetzen (etwa Knoblauch- und Zwiebelpulver statt Knoblauch- und Zwiebelsalz).

▷ In Getränke und klare Suppen nur ganze Gewürze geben (etwa Kardamomkörner oder Zimtstangen), weil gemahlene Gewürze die Flüssigkeit trüben.

▷ Ganze Gewürze gleich zu Beginn des Kochens zugeben, gemahlene oder gehackte erst kurz bevor das Gericht fertig ist, denn ihr Geschmack löst sich bei Hitze sehr schnell.

▷ Kräuter und Gewürze an einem dunklen, kühlen und trockenen Ort aufbewahren, keinesfalls über dem Herd. Nach einem halben Jahr ersetzen; Kräuter lassen sich auch einfrieren.

▷ Mischen Sie sich ihren eigenen Salzersatz aus Kräutern und Gewürzen, füllen Sie ihn in den Salzstreuer auf dem Tisch:

1. Grundmischung (für Fleisch und Gemüse)

1 TL Basilikum	1 TL Muskatblüte
1 TL Majoran	1 TL gemahlene Nelken
1 TL Thymian	¼ TL geriebene Muskatnuß
1 TL Oregano	1 TL schwarzer Pfeffer
1 TL Petersilie	¼ TL Cayennepfeffer
1 TL Bohnenkraut	

2. Kräftige Gewürzmischung (nach Belieben)

5 TL Zwiebelpulver	2½ TL Knoblauchpulver
2½ TL Paprika	2½ TL Senfpulver
1¼ TL Thymian	½ TL weißer Pfeffer
¼ TL Selleriesamen	

3. Kräftige Kräutermischung (nach Belieben)

2 EL Dill oder Basilikum	¼ TL geriebene Zitronen-
1 TL gehackte Oreganoblätter	schale
2 TL Zwiebelpulver	1 TL Selleriesamen
	1 Messerspitze schwarzer
	Pfeffer

4. Scharfe Mischung (nach Belieben)

2 EL gerebeltes Bohnenkraut	1 EL Senfpulver
2½ TL Zwiebelpulver	1¼ TL weißer Pfeffer
1⅜ TL Currypulver	½ TL Knoblauchpulver
1¼ TL Kreuzkümmel	

Regel 2: Nicht mehr bei Tisch nachsalzen.

Regel 3: Essig und Öl statt der gewöhnlich stark salzhaltigen Fertigsaucen verwenden. Oder: Fertigsaucen mit der gleichen Menge Essig und Öl verdünnen.

Regel 4: Tomatenprodukte aus der Dose durch folgende Rezepte ersetzen:

▷ 1 Dose salzfreies Tomatenmark plus 2 Dosen kaltes Wasser ergibt salzfreie Tomatensauce.
▷ 1 Dose salzfreies Tomatenmark plus 3 Dosen kaltes Wasser plus Zitronensaft und Tabascosauce ergibt salzfreien Tomatensaft.

▷ 1 Dose salzfreies Tomatenmark plus 2 Dosen kaltes Wasser plus 2 Eßlöffel Apfelcidre plus 1 1/2 Eßlöffel konzentrierten Ananassaft ergibt salzfreies Ketchup.

Regel 5: Salzarme Sojasauce kaufen oder normale Sojasauce mit der gleichen Menge Wasser verdünnen.

Regel 6: Machen Sie sich Ihre eigenen salzarmen Brühwürfel: Ein Suppenhuhn ohne zusätzliches Salz auskochen, die Bouillon zu einem Fond einkochen und diesen in der Eiswürfelbox einfrieren. Die »Suppenwürfel« herauslösen und in einem Beutel im Gefrierschrank aufbewahren.

Regel 7: Inhaltsangaben von Lebensmittelverpackungen stets aufmerksam lesen. Es gibt inzwischen eine Vielzahl natriumverminderter Produkte, die nach der deutschen Diätverordnung genau gekennzeichnet sein müssen:

▷ »streng natriumarm« (auch: »streng kochsalzarm«): Diese Lebensmittel dürfen höchstens 40 mg Natrium pro 100 Gramm enthalten.
▷ »natriumarm« (auch: »kochsalzarm«): Höchstens 120 mg Natrium pro 100 Gramm.

Unter der Bezeichnung »natriumarm« findet man in zunehmendem Maß Lebensmittel im Handel, deren Salzgehalt gegenüber den vergleichbaren Lebensmitteln zwar vermindert ist, aber mehr als 120 mg Natrium pro 100 Gramm beträgt. Diese Lebensmittel gelten nicht als diätetisch. Ihr Salzgehalt kann stark variieren und muß nicht deklariert sein.

Regel 8: Stellen Sie sich Ihre eigenen Marinadenrezepte zusammen, zum Beispiel:

▷ <u>für Fisch:</u>
1 TL Estragon
1 EL Zitronensaft
1 TL salzarme Sojasauce
mit frisch gemahlenem Pfeffer abschmecken

▷ für Geflügel:
1 kleine Zwiebel, gehackt
1 Knoblauchzehe, gehackt
1/4 Tasse salzarmes Ketchup
1/4 Tasse salzarme Sojasauce
1 Tasse Weißwein
1 1/2 TL brauner Zucker
mit frisch gemahlenem Pfeffer abschmecken

Regel 9: Stark natriumhaltige Lebensmittel möglichst ganz vom Speisezettel streichen. Dazu gehören:

– Gepökeltes oder geräuchertes Fleisch, wie gekochter Schinken, roher Schinken, durchwachsener Speck, Kassler, sowie alle anderen Fleisch- und Wurstwaren, wie Kochwurst, Bratwurst, Corned beef.
– Eingelegter oder geräucherter Fisch, wie Kaviar, Hering, Sardellen, Sardinen.
– Veredelter Käse und käsehaltige Produkte. Einfachen, natürlich gereiften Käse wählen.
– Suppenfonds, Dosensuppen (ausgenommen natriumarme), Tütensuppen.
– Gemüse aus der Dose und Gemüsesäfte (ausgenommen natriumarme), Sauerkraut, Schweinefleisch und Bohnen.
– Knabbergebäck, wie Kartoffelchips, Brezeln, gesalzene Nüsse, gesalzenes Popcorn, gesalzene Cracker, Partysaucen.
– Eingelegte Oliven, Mixed pickles, Fertigsaucen für Salat (ausgenommen natriumarme).
– Fleischextrakte und Fleischzartmacher.
– Alle Arten von Fertigsaucen, wie Barbecue-, Worcestershiresauce, Senf, Ketchup.
– Fertige Würzmischungen, die Natrium oder Glutamat enthalten, Zitronenpfeffer.
– Andere Fertiggerichte, wie Tiefkühlgerichte, Instant-Getreide, Puddingmischungen, Pizza, Schnellgerichte, Pasteten.
– Frühstücksflocken. (Die beste Mischung besteht aus Weizenschrot, Weizenpopcorn, Reispopcorn und Reiscrispies.)

Regel 10: Überprüfen Sie die Medikamente in Ihrer Hausapotheke. Oft enthalten auch sie Natrium, wie etwa Alka-Selzer, Mittel

gegen Sodbrennen, Hustensäfte, Abführ-, Schmerz- und Beruhigungsmittel.

Regel 11: Möglichst viele natriumarme Lebensmittel kaufen, wie etwa natriumarme Margarine (Diätmargarine), natriumarmen Käse, natriumarme Wurst, ungesalzenes Knabbergebäck, natriumarme Gemüsesäfte.

Regel 12: Salzersatzstoffe (Diätsalz, etwa aus der Apotheke oder dem Reformhaus) statt Salz verwenden. Aber: nur nach Absprache mit Ihrem Arzt; denn viele Ersatzstoffe sind nicht für Nierenkranke geeignet.
Salzersatzstoffe enthalten meist Kalium und kein oder nur wenig Natrium. Ihr Arzt wird Sie beraten, welches Produkt für Sie am besten geeignet ist.

Regel 13: Wann immer möglich, naturbelassene, nicht weiterverarbeitete Lebensmittel bevorzugen. Grundsätzlich gilt: Je stärker ein Lebensmittel künstlich verfeinert ist, desto mehr Natrium enthält es.
Die folgende Tabelle gibt Ihnen einen Überblick über den Natriumgehalt einiger Lebensmittel.

Natriumgehalt beliebter Lebensmittel

Wichtig: Der Natriumgehalt steigt mit der Verarbeitungsstufe.

Lebensmittel	Portionsgröße	Natriumgehalt (mg)
Apfel	1 mittlerer	1
Apfelmus	230 g	6
Apfelstrudel, tiefgekühlt	1/8	482
Bisquit, selbstgebacken	1 Stück	175
Bisquit, gekauft	1 Stück	270
Brot	1 Scheibe	130
Butter, ungesalzen	1 EL	2
Butter, gesalzen	1 EL	120
Margarine	1 EL	10
Weißkraut, gekocht	150 g	22
Weißkrautsalat	150 g	150
Sauerkraut (Dose)	150 g	1750

Lebensmittel	Portionsgröße	Natriumgehalt (mg)
Huhn, gebacken	80 g	86
Huhn, fritiert (Fast food)	80 g	500
Hühnerpastete, tiefgekühlt	1 Portion	863
Mais	1 Kolben	1
Cornflakes	30 g	325
Maiskörner (Dose)	120 g	400
Zitrone	1 Stück	3
Sojasauce	1 EL	1330
Salz	1 TL	2130
Erdnüsse, ungesalzen	30 g/30 Nüsse	1
Erdnußbutter	1 EL	95
Erdnüsse, gesalzen	30 g/30 Nüsse	120
Schnittkäse	30 g	175
Streichkäse	30 g	380
Käsesauce (Dose)	250 ml	1020
Schweinekotelett	80 g	54
Schinken, roher	3 Scheiben	303
Würstchen	1 Stück	418
Bratkartoffeln	1 mittlere	5
Pommes frites	18 Fritten	120
Kartoffelchips	10 Chips	200
Tomaten	1 mittlere	4
Tomatensaft (Dose)	250 ml	500
Tomatensauce (Dose)	250 ml	1300
Tomatenmark (Dose)	250 ml	60
Tomatensuppe (Dose)	250 ml	970
Spaghettisauce (Dose)	250 ml	2000
Thunfisch, natur	80 g	372
Thunfisch in Öl	80 g	442
Thunfisch-Nudelauflauf	1 Tasse	715
Wasser	340 ml	4
Limonade	340 ml	30-60
Club Soda	340 ml	90

(Genehmigte Veröffentlichung aus G. Kostas/K. Rojohn, *The Balancing Act*, 1989)

Essen im Restaurant

Auch wenn Sie auswärts essen, können Sie Ihre natriumarme Diät einhalten, obwohl Ihnen das am Anfang unmöglich erscheinen mag. Halten Sie sich an die folgenden Hinweise:

▷ Wählen Sie einfach zubereitete Gerichte, etwa gegrilltes Fleisch, gebackene Kartoffeln, frischen Salat mit Essig und Öl. Vermeiden Sie Aufläufe und Gerichte, die aus unbekannten (und damit möglicherweise stark natriumhaltigen) Zutaten bestehen.
▷ Bitten Sie die Küche, Ihre Speisen ohne zusätzliches Salz, Glutamat und Fertigsaucen zuzubereiten.
▷ Lassen Sie Salz durch Zitronensaft ersetzen (wenn es paßt).
▷ Bei Flugreisen schon bei der Buchung nach natriumarmer Verpflegung an Bord fragen und spätestens 24 Stunden vor Abflug ordern (oder eher, wenn die Fluglinie mehr Zeit benötigt).

Nach diesen allgemeinen Grundprinzipien wollen wir uns nun dem konkreten Ernährungsplan zur Regulierung von Bluthochdruck zuwenden. Zunächst werden Sie das Lebensmittelaustausch-System kennenlernen, das Ihnen zusätzlich zu den noch folgenden Rezepten eine abwechslungsreiche Ernährung bietet. Denn mit diesem System können Sie sich Ihren eigenen Ernährungsplan zusammenstellen.

Das Lebensmittelaustausch-System

Manche Menschen richten sich exakt nach unseren Rezepten, weil sie genau ihrem Geschmack entsprechen. Andere dagegen bevorzugen andere Lebensmittel. Deswegen haben wir das Lebensmittelaustausch-System entwickelt.

Um es Ihnen so einfach wie möglich zu machen, haben wir die einzelnen Lebensmittel nach ihrem Gehalt an Kohlenhydraten, Eiweiß (Protein) und Fetten in Gruppen eingeteilt. Die einzelnen Posten in jeder Gruppe haben in etwa denselben Kaloriengehalt. Daher können Sie innerhalb der jeweiligen Gruppe die einzelnen Lebensmittel problemlos austauschen. Achten Sie aber darauf, daß die angegebenen Portionsgrößen übereinstimmen. Ein Tausch zwischen zwei verschiedenen Gruppen ist jedoch nicht möglich.

Bei der Lektüre der Rezepte werden Sie feststellen, daß hinter jeder einzelnen Zutat ein Gruppenname steht. So bezeichnet zum Beispiel (Milch) die Gruppe Milchprodukte und (Fleisch) die Gruppe eiweißhaltiger Lebensmittel wie Fisch, Geflügel und Hülsenfrüchte.

Die einzelnen Gruppen und ihre Hauptinhaltsstoffe

1. Milch und Milchprodukte – Eiweiß
2. Fleisch und Ersatzprodukte – Eiweiß
3. Brot/stärkehaltige Lebensmittel – Kohlenhydrate
4. Gemüse – Kohlenhydrate
5. Obst – Kohlenhydrate
6. Fette – Fette

Wichtig: Wenn ich hier den Begriff der Kohlenhydrate verwende, meine ich nicht lediglich zuckerhaltige Lebensmittel, sondern die Lebensmittel, die zusätzlich zu ihrem Zuckergehalt einen großen Anteil vielfältiger anderer Nährstoffe enthalten.

Vorsicht: Wenn sich die Portionsgröße ändert, ändert sich auch der Kalorien- und Nährstoffgehalt. Innerhalb einer Lebensmittelgruppe sind die Lebensmittel nur austauschbar, wenn die angegebene Portionsgröße des jeweiligen Lebensmittels beibehalten wird.

Jede gute Diät muß die Grundversorgung mit Kohlenhydraten, Eiweiß und Fett enthalten. Unsere Tagesmenüs sind wie folgt zusammengestellt:

▷ Kohlenhydrate: 50 bis 70 Prozent der Gesamtkalorienmenge
▷ Eiweiß: 10 bis 20 Prozent der Gesamtkalorienmenge
▷ Fett: 20 bis 30 Prozent der Gesamtkalorienmenge

Das Lebensmittelaustausch-System ermöglicht Ihnen eine große Wahlmöglichkeit und garantiert täglich eine ausgewogene Versorgung mit Kohlenhydraten, Eiweiß und Fett, ebenso mit Vitaminen und Mineralien.

Auf den folgenden Seiten finden Sie umfangreiche Inhaltsangaben zu den einzelnen Lebensmittelgruppen. Ich habe außerdem noch einige Tips zur Zubereitung von Fleisch hinzugefügt sowie einige praktische Hinweise zu den verschiedenen Maßeinheiten.

Eiweiß

> Milch und Milchprodukte
> Eine Portion enthält 80 Kalorien
> (8 g Eiweiß, 12 g Kohlenhydrate)

Verzehren Sie vorzugsweise

```
entrahmte Milch (0,3% Fett) ........................ 250 ml
fettarme Milch (1,5% Fett). ......................... 250 ml
Kondensmilch (4% Fett, ungezuckert) ................ 125 ml
Milch aus Milchpulver. .............................. 60 ml
Buttermilch ........................................ 250 ml
Joghurt
    aus Magermilch (0,3% Fett), natur, ungezuckert. ....... 250 ml
    aus fettarmer Milch (1,5% Fett), natur, ungezuckert ..... 125 ml
kalorienarme Kakao- oder Milchmixgetränke ........... 250 ml
```

Verzichten Sie auf

Vollmilchprodukte	Instant-Frühstücksgetränke
Schokolade	Joghurt mit Früchten
Kondensmilch	Eis
Milchpulver	Pudding
Milchmixgetränke	Vanillesauce
mit Geschmack*	

---

*stark natriumhaltig

Eiweiß

> Fleisch/Ersatzprodukte
> Eine Portion (30 g) enthält 70 Kalorien
> (8 g Eiweiß, 3 bis 5 g Fett)
> Essen Sie 4 bis 8 Portionen (110 bis 220 g) Fleisch
> oder Ersatzprodukte pro Tag

Verzehren Sie vorzugsweise

Zehn oder mehr Mahlzeiten pro Woche:

Junges Geflügel (enthäutet) wie Hähnchen, Truthahn, Taube . 30 g
Fisch, alle Arten (frisch oder tiefgekühlt) . . . . 30 g
   Thunfisch, Lachs, Hummer*, Langusten (natur). . . . . 30 g
   Austern, Krabben, Muscheln . . . . 30 g oder 5 Stück
   Sardinen (gewässert). . . . . 3 Stück
Kalbfleisch, alle mageren Stücke . . . . 30 g
Erdnußbutter* . . . . 1 EL
Getrocknete Bohnen, Erbsen. . . . . 50 g
   (zählt als 1 Fleisch + 1 Brot)
Geflügelaufschnitt, kalt . . . . 30 g

Höchstens vier Mahlzeiten pro Woche:

Mageres Rindfleisch
   Filet, Lende, T-Bone-Steak . . . . 30 g
   Grillstücke, Suppenfleisch . . . . 30 g
   Gulasch, Tatar. . . . . 30 g
Mageres Lammfleisch
   Filet, Schulter, Keule . . . . 30 g
Mageres Schweinefleisch
   Filet, Kotelett, Schnitzel. . . . . 30 g

Höchstens 80 bis 140 g pro Woche:

Cholesterinfreie Käse, fettarme Käse (20%) und
   halbfette Käse (30%) . . . . 30 g

Höchstens ein bis drei Eigelb pro Woche:

Ganzes Ei . . . . 1 Stück
Eiweiß . . . . nach Belieben

Verzichten Sie auf

Ente, Gans, Geflügelhaut
Kaviar, Krabben
Fette Fleischgerichte (auch Saucen, Eintöpfe, Aufläufe)
Fettes Rindfleisch (z.B. Corned beef, Spare rips, Hochrippe)
Fettes Schweinefleisch (z.B. Bratwurst, Rippe, kalter Aufschnitt)

Käse (ausgenommen aus entrahmter Milch)
Fertiggerichte* aus der Dose oder Tiefkühltruhe, Schmelzkäse und
Scheibletten*, Fertigsaucen*, Pizza*, Schnellgerichte*, kalten
Aufschnitt*

---

*stark natriumhaltig

Kohlenhydrate

Stärkehaltige Lebensmittel Eine Portion enthält 70 Kalorien (2 g Eiweiß, 15 g Kohlenhydrate)

Verzehren Sie vorzugsweise

Brotwaren
Brot, alle Sorten . . . . (25 g) 1 Scheibe
Knäckebrot o.ä. . . . . 2 Scheiben
Paniermehl . . . . 3 EL
Brötchen . . . . ½ Stück
Löffelbisquit . . . . 1 Stück

Getreide und Getreideprodukte
Kleieflocken . . . . 45 g
Cornflakes u.ä. . . . . 8 g
Crispies . . . . 20 g
Rosinen . . . . 25 g
Haferflocken u.ä. . . . . 20 g
Teigwaren (gekocht) . . . . 90 g
Weizenkeime . . . . 40 g

Stärkereiches Gemüse
Mais . . . . 60 g
Maiskolben . . . . 1 kleiner
gemischtes Gemüse . . . . 70 g
Limabohnen . . . . 30 g
grüne Erbsen (aus der Dose oder tiefgekühlt) . . . . 130 g

```
Kartoffeln . . . . . . . . . . . . . . . . . . . : . . . . . . . . . . . . . . . 1 kleine
Kartoffelpüree. . . . . . . . . . . . . . . . . . . . . . . . . (Instant) 120 g
```

Hülsenfrüchte
```
getrocknete Bohnen, Erbsen, Linsen (gekocht). . . . . . . . . . 30 g
   (½ Tasse = 1 Fleisch + 1 Stärke)
Kichererbsen . . . . . . . . . . . . . . . . . . . . . . . . . . . . . . . 15 g
```

Sonstiges
```
Ketchup, Chilisauce o.ä.* . . . . . . . . . . . . . . . . . . . . . . . . 60 ml
Tomatensauce* . . . . . . . . . . . . . . . . . . . . . . . . . . . . . . 60 ml
Roggenmehl, Stärkepulver, Saucenbinder, Mehl. . . . . . . . . . 2 EL
Suppen. . . . . . . . . . . . . . . . . . . . . . . . . . . . . . . . . . . 250 ml
   Dosensuppen* im Kühlschrank kalt werden lassen,
   das abgesetzte Fett entfernen
Brühe, fettlos . . . . . . . . . . . . . . . . . . . . . . . . ohne Beschränkung
```

Verzichten Sie auf

Getreideflocken mit Zuckerüberzug
Kaffeegebäck*
Kuchen, Torten, Kaffestückchen
Blätterteigwaren (z.B. Croissants)
Popcorn
Vollkornbrot und -kekse (ausgenommen selbstgemachte)*
Cremesuppen*
Eierkuchen, Waffeln*
Pasteten*
Knabbergebäck (z.B. Brezeln, Kartoffelchips, Cracker)*
fritierte Gerichte (Pommes frites, Kartoffelpuffer)

---

*stark natriumhaltig

Kohlenhydrate

Obst/Säfte

Eine Portion enthält 40 Kalorien
(10 g Kohlenhydrate)
Große Früchte zählen als zwei Portionen

Verzehren Sie vorzugsweise

Frische oder tiefgekühlte Früchte und Fruchtsäfte sowie Früchte
und Fruchtsäfte aus der Dose ohne Zucker- oder Sirupzusatz dürfen Sie in den unten angegebenen Mengen essen. Für Preiselbeeren
ohne Zucker gilt keine Beschränkung.

Apfel . . . . ½ großer oder 1 kleiner
Aprikosen, frisch** 2
Aprikosen, getrocknet** . . . . 4 Hälften
Bananen . . . . ½
Beerenfrüchte
   Brombeeren . . . . 80 g
   Heidelbeeren . . . . 50 g
   rote oder schwarze Johannisbeeren . . . . 100 g
   Erdbeeren* . . . . 110 g
   Himbeeren . . . . 125 g
   Stachelbeeren . . . . 90 g
Kirschen 10
Datteln 2
Feigen, getrocknet oder frisch 1
Fruchtcocktail . . . . 100 g
Grapefruit* . . . . ½
Grapefruitschnitze (von ½ Frucht) . . . . 130 g
Weintrauben 12
Kiwi . . . . ½
Mango* . . . . ½
Melonen
   Kantalup (eine Art Honigmelone)*** . . . . ¼
   Honigmelone* . . . . ⅛

Wassermelone** .... 120 g
Nektarinen .... 1 kleine
Orangen* .... 1 kleine
Orangenschnitze (von 1 kleinenFrucht) .... 110 g
Papaya*** .... 100 g
Pfirsich, frisch** .... 1 mittlerer
Birne, frisch .... 1 kleine
Birne, aus der Dose .... 2 Hälften
Ananas, in Stückchen .... ½ Tasse
Ananas, in Scheiben .... 1½ Scheiben
Pflaumen .... 2 mittlere
Backpflaumen .... 2 mittlere
Rosinen .... 2 EL (ca. 40 g)
Mandarinen .... 1 mittlere

Säfte
Apfelsaft .... 80 ml
Apfelcidre .... 80 ml
Grapefruitsaft* .... 125 ml
Traubensaft .... 60 ml
Orangensaft* .... 125 ml
Ananassaft .... 80 ml
Pflaumensaft .... 60 ml

Verzichten Sie auf

alle konservierten Früchte und Fruchtsäfte mit Zuckerzusatz.

---

* enthält viel Vitamin C
** enthält viel Vitamin A
***enthält viel Vitamin A und C

Kohlenhydrate

Gemüse

> Eine Portion enthält 25 Kalorien
> (2 g Eiweiß, 5 g Kohlenhydrate)
> Eine Portion = 100 g

Verzehren Sie vorzugsweise

roh, gebacken, gedämpft, gedünstet, gekocht

Artischocken	Auberginen	Stangenbohnen
Spargel	Blattgemüse***	(grün oder gelb)
Sojakeime	(alle Arten)	Sommerkürbis
rote Bete	Kohlrabi	Tomaten***
Brokkoli***	Pilze	Tomatensaft*/****
Rosenkohl	Okra	gemischten Gemüse-
Weißkraut*	Zwiebeln	saft*/****
Karotten**	Rhabarber	Zucchini
Blumenkohl*	gelbe Kohlrüben	Wasserkastanien
Sauerkraut		weiße Rüben
Sellerie		

Rohkost ohne Beschränkung

Chicorée**	Blattsalate	Kresse***
Chinakohl	Petersilie*	Rhabarber
Gurken	Dill- oder saure	Radieschen
Endivien**	Gurken****	Kopfsalat**

Verzichten Sie auf

Rahmgemüse, fritiertes Gemüse, Gemüsegerichte mit schweren gebundenen Saucen.

---

* enthält viel Vitamin C
** enthält viel Vitamin A
*** enthält viel Vitamin A und C
****stark natriumhaltig

Fette

Fette

Eine Portion enthält 45 Kalorien (5 g Fett)

Verzehren Sie vorzugsweise

Pflanzenmargarine (Diätmargarine) . . . . 1 TL
Halbfettmargarine . . . . 3 TL
Pflanzenöle (aber kein Kokosöl) . . . . 1 TL
Mayonnaise (80% Fett) . . . . 1 TL
Mayonnaise (50% Fett) . . . . 2 TL
Joghurt-Mayonnaise (25% Fett) . . . . 4 TL
Avocado 1/8
Oliven**** 5
Salatsaucen (ohne Sauerrahm oder Käse)**** . . . . 1 EL
Sonnenblumensamen, Sesamkörner u.ä., ungesalzen . . . . 1 EL
Nüsse, ungesalzen . . . . 6 kleine
Mandeln, ungesalzen 6
Erdnüsse, ungesalzen 10
Pecannüsse, ungesalzen 2

Wichtig: Nur Margarine und Öle verwenden, die aus Mais-, Baumwoll- oder Distelsamen oder Sonnenblumenkernen hergestellt sind.

Verzichten Sie auf

Speck und Specksaucen	Jus, Saucen, Bratenfett
Butter	gehärtete Fette
Hühnertalg	Eis
Schokolade, Kakaobutter	Schweinefett
Kokosnuß- und Palmöl	gewöhnliche Margarine
handelsübliche Backwaren	handelsübliches Popcorn****

süße Sahne, Schlagsahne
saure Sahne
Creme fraîche
Cashewnüsse, Krokant

Salatsaucen mit Sahne****
gepökeltes Fleisch****
Pflanzenöl ohne genaue
   Inhaltsangabe (meist
   Mischöle)
Desserts

****stark natriumhaltig

Tips zur Zubereitung von Fleisch

So wenig Fett wie möglich

1. Höchstens 220 g Fleisch/Fisch/Geflügel pro Tag essen. Rindfleisch/Lamm/Schweinefleisch auf 340 bis 450 g pro Woche beschränken.
2. Nur mageres Fleisch (siehe Seite 230) verwenden. Auf Fleischstücke, die zwar mager aussehen, aber im Innern doch Fett enthalten (Rippe, Hochrippe, Braten- und Bruststücke) verzichten.
3. Alles sichtbare Fett entfernen; bei Geflügel die Haut abziehen.
4. Fleisch ohne Fettzugaben backen, kochen oder grillen.
5. Beim Backen oder Grillen einen Spieß verwenden, damit das Fett abtropfen kann.
6. Eier ohne zusätzliches Fett zubereiten (kochen, im Wasserbad zubereiten oder in beschichteten Pfannen braten).
7. Fett aus dem Bratensatz entfernen: Den Satz im Kühlschrank kalt werden lassen, das abgesetzte Fett entfernen. Bei heißen Gerichten feines Sieb zum Abschöpfen des Fetts nehmen.
8. Das Fleisch ohne Knochen nach dem Kochen wiegen. Eine 80-g-Portion gekochten Fleisches entspricht etwa ¼ Pfund (125 g) rohem Fleisch.

Portionsgrößen ohne Wiegen

80-g-Portionen

1 Schweine- oder Kalbskotelett
2 Lammkoteletts aus der Rippe oder 1 Schulterkotelett
1/2 Hähnchenbrust (Gesamtgewicht 1,5 kg) oder 1 Bein
2 dünne Scheiben Grillfleisch
3 mittlere Stücke Suppenfleisch
1 kleines Rinderfilet oder 1/2 Roastbeef
1 Fischfilet
1/4 Tasse Thunfisch, Lachs, Langusten, Hüttenkäse
12 mittelgroße Krabben (oder 15 kleine)
3 gekochte Langusten, 15 Austern

Typische Portionsgrößen

Fleisch, Geflügel, Fisch

80 g = innere Handfläche mittlerer Größe (ohne Finger)
    = Größe eines Sandwichs
    = Größe eines Hühnerbrustfilets

Käse****

30 g = Größe einer Käsescheiblette
120 g = 1 kleine Schöpfkelle Hüttenkäse

****stark natriumhaltig

Der Ernährungsplan zur Bekämpfung von Bluthochdruck

Der Ernährungsplan für Hochdruckkranke und -gefährdete orientiert sich an folgenden ernährungswissenschaftlichen Richtlinien:

▷ Die Mahlzeiten pro Tagesplan enthalten etwa 2 Gramm Natrium. Im Durchschnitt liegt die Tagesmenge an Natrium in jedem Fall unter 2,3 Gramm.

▷ Die Mahlzeiten sind fettarm, wobei die Fette weniger als 30 Prozent der Tageskalorienmenge ausmachen.

Die fetthaltigen Nahrungsmittel wurden nach neuesten wissenschaftlichen Erkenntnissen über ihre Wirkung auf Bluthochdruck ausgewählt. So verwenden wir beispielsweise Meeresfrüchte, die mehrfach ungesättigtes Fischöl enthalten, besonders häufig, weil diese Substanz blutdrucksenkend wirkt.

In diesem Zusammenhang sei auf einen Report vom 20. April 1989 im *New England Journal of Medicine* hingewiesen, der feststellt, daß »Fischöl in hohen Dosen Bluthochdruck bei Männern mit essentiellem Hochdruck senkt. Allerdings: Die klinische Verwendung und die Sicherheit von Fischöl bei der Behandlung von Bluthochdruck erfordern noch weitere Forschungen« (Knapp, Howard R., u.a. »The antihypertensive effects of fish oil«, Bd. 320, Seite 1037).

▷ Die Mahlzeiten enthalten nur wenig Cholesterin, pro Tag weniger als 300 mg. (In vielen Fällen liegen die Werte erheblich unter dieser Menge.)

▷ Der Ballaststoffanteil der Mahlzeiten liegt sehr hoch; 50 bis 70 Prozent der täglichen Kalorienmenge entfallen auf kohlenhydrathaltige Nahrungsmittel.

▷ Die Mahlzeiten sind stark kalziumhaltig. Die Tageskalziummenge liegt zwischen 1000 und 1500 mg.

▷ Es gibt drei verschiedene Tagespläne: Einen 1200-Kalorienplan für Frauen, die abnehmen wollen. Der 1500-Kalorienplan wendet sich an Frauen, die ihr Gewicht halten wollen, und an Männer, die abnehmen wollen. Der 2200-Kalorien-Tagesplan ist für Männer bestimmt, die ihr Idealgewicht halten wollen.

▷ Die Mahlzeiten enthalten viel Kalium, was mit dem hohen Kohlenhydratanteil in der Diät zusammenhängt.

Wie ich bereits erwähnt habe, sind die folgenden Menüs so angelegt, daß sie mit dem Lebensmittelaustausch-System verändert werden können. Die folgende Tabelle gibt die jeweilige Anzahl der Austauscheinheiten pro Lebensmittelgruppe und Menü an. Unter der jeweiligen Kalorienzahl finden Sie die Anzahl von Portionen pro ausgetauschter Gruppe.

Lebensmittelaustausch-Einheiten für die einzelnen Diätpläne

Ausgetauscht	1200 cal.	1500 cal.	2200 cal.
Milch	1	1	2
Fleisch (inkl. Käse)	5	7	8
Brot/Stärke	5	7	12
Gemüse	3	3	4
Obst	4	4	8
Fett	4	5	6

Obwohl wir diese Austauschraten nicht in jedem Menü dieses Buches exakt befolgt haben, sollen sie Ihnen als praktische Richtlinie bei der Benutzung des Austausch-Systems dienen.

Wichtige Hinweise zur Zubereitung der Mahlzeiten und zum Gebrauch des Lebensmittelaustausch-Systems

Einige der folgenden Hinweise haben Sie bereits kennengelernt. Trotzdem möchte ich an dieser Stelle noch einmal alle wichtigen Grundsätze zusammenfassen, weil sie Ihnen bei der Zubereitung der Mahlzeiten stets präsent sein sollten.

Hinweis 1: Seien Sie bei eiweißhaltigen Nahrungsmitteln, einschließlich Milch und Fleischprodukten, wählerisch, denn diese Produkte enthalten normalerweise sehr viel Natrium.
So sind beispielsweise in 250 ml Milch oder 220 g frischem Fisch oder Geflügel etwa 150 mg Natrium, in 30 g Käse aber bis zu 400 mg enthalten. Um Fett- und Cholesterinzufuhr zu beschrän-

ken, sollten Sie pro Tag nicht mehr als 220 g Fleisch oder Fleischersatzprodukte und höchstens zwei bis drei fettarme Milchprodukte essen.

Hinweis 2: Essen Sie viel frische Lebensmittel, besonders Obst und Gemüse. Diese Produkte enthalten gewöhnlich kaum Natrium, nur sehr wenig Fett und Cholesterin, aber viel Kalium und Ballaststoffe. Sie gehören außerdem zur Gruppe der sehr nährstoffreichen Kohlenhydrate.

Ich empfehle mindestens sechs Obst- und Gemüseportionen pro Tag. Mit dem Lebensmittelaustausch-System können Sie auch die jeweiligen Früchte der Jahreszeit in den Diätplan integrieren.

Kaufen Sie nur ungesalzene oder natriumarme Obst- und Gemüsekonserven, überprüfen Sie stets die Dosenaufschrift.

Hinweis 3: Auf Fertiggerichte aus Dose und Kühltruhe verzichten. Sie enthalten meist große Mengen Natrium.

Hinweis 4: Essen Sie vier bis sechs Portionen stärkehaltige Produkte pro Tag. Die meisten wie Reis, Nudeln, Haferflocken, Kartoffeln und Mais sind natriumfrei. Kein Salz ins Kochwasser geben!

Hinweis 5: Denken Sie daran, daß jede Scheibe Brot etwa 125 mg Natrium enthält. Bevorzugen Sie Getreideprodukte wie Reis, Nudeln, Hafermehl oder Kleieflocken sowie frische Kartoffeln, Mais, Erbsen und Bohnen. Nur ungesalzenes Knabbergebäck kaufen und auf fertige Brotteig- und Kuchenmischungen verzichten.

Hinweis 6: Verbannen Sie den Salzstreuer vom Tisch! Beim Kochen höchstens die Hälfte der angegebenen Salzmenge nehmen – oder am besten überhaupt kein Salz mehr.

Hinweis 7: Vorsicht bei Frühstücksflocken. Manche Produkte enthalten zwischen 300 und 600 mg Natrium pro Portion.

Nehmen Sie Weizenschrot (mit zusätzlichen Ballaststoffen), Haferflocken, Kleieflocken, »gepufften« Weizen, Reis oder Mais und besonders gekennzeichnete »natriumarme« Produkte. Weizenkleie ist ein ausgezeichneter Ballaststofflieferant.

Hinweis 8: Essen Sie viel Fisch, Geflügel (ohne Haut) und fleischlose Mahlzeiten (acht bis zehn Portionen pro Woche), um Ihren Fett- und Cholesterinkonsum zu senken. Auf rotes Fleisch dagegen möglichst verzichten (keine bis höchstens vier Portionen pro Woche).

Hinweis 9: Mischen Sie sich Ihre eigene salzlose Salatsauce aus Essig, Öl und frischen Kräutern (als Salzersatz) selbst.

Hinweis 10: Auf den Natriumanteil in der Margarine achten: Normale Margarine enthält 5 mg pro Teelöffel; Diätmargarine 2 mg, Halbfettmargarine 20 g pro Teelöffel und Diät-Halbfettmargarine 2 mg pro Teelöffel.

Hinweis 11: Als Getränke eignen sich Wasser (Leitungswasser, natriumarmes Mineralwasser) und frische Obst- und Gemüsesäfte am besten. Obst- und Gemüsesäfte aus der Dose oder dem Glas dagegen sind stark natriumhaltig, es sei denn, Sie kaufen »natriumarme« Produkte.

Hinweis 12: Beim Kochen auf stark natriumhaltige Zutaten wie Glutamat (Fleischzartmacher und Geschmacksverstärker), Brühwürfel und Fleischbrühe, Dosensuppen, Knoblauch- und Zwiebelsalz sowie alle Arten von Fertigsaucen wie Ketchup, Sojasauce und Worcestershire-Sauce verzichten.

Nehmen Sie statt dessen Kräuter, Gewürze, salzfreie Würzmischungen, Zitronensaft, Tabascosauce, salzfreie Brühwürfel und Wein.

Weitere Informationen entnehmen Sie bitte der Tabelle auf Seite 220 f.

Hinweis 13: Alle Rezepte in diesem Buch wurden in der Küche der Cooper Clinic ausprobiert und teilweise verändert. So haben unsere Ernährungsfachleute sich erfolgreich bemüht, einige nahezu salzlose Variationen bestimmter Gerichte zu entwickeln. Sie finden sie in diesem Buch unter der Bezeichnng »besonders natriumarme Variante«.

Hinweis 14: Indem wir konservierte Lebensmittel (etwa aus der Dose) durch frische ersetzen und statt Salz Kräuter-Gewürzmi-

schungen verwenden, können wir Ihnen oft die Suche nach speziellen natriumarmen Zutaten ersparen.

Hinweis 15: Wenn Sie auf zusätzliches Salzen nicht verzichten können, verwenden Sie Salzersatzstoffe (Diätsalz) oder eigene salzlose Kräuter-Gewürzmischungen.

Hinweis 16: Alle Rezepte und Mahlzeiten wurden in der ernährungswissenschaftlichen Abteilung der Cooper Clinic mit Hilfe eines Computerprogramms genau analysiert.

Hinweis 17: Denken Sie stets an die folgenden beiden wichtigen Tips:
1. Selbstgemachte salzlose »Brühwürfel« sind ein perfekter Ersatz für die stark natriumhaltigen käuflichen Produkte. Ein Suppenhuhn ohne Salzzugabe auskochen, die Brühe einkochen lassen, entfetten und in der Eiswürfelbox einfrieren.
2. Beim Kochen normalen Tafelwein verwenden.

Hinweis 18: Wenn Sie auswärts essen, stellen Sie sich an der Salatbar Ihren eigenen frischen Salat zusammen. Würzen Sie mit frischen Kräutern, Essig und Öl. Wählen Sie keine Fertigsalate (Thunfisch-, Nudelsalate etc.), denn sie enthalten meist viel Natrium. Aus diesem Grund sollten Sie auch auf eingelegte Gurken, Mixed Pickles, Oliven, dicke Bohnen, Schinken, Croûtons, Fertigsaucen, gesalzene Nüsse und Samenkörner (etwa Sesam) verzichten.

Hinweis 19: Zum Knabbern nur ungesalzene Brezeln, selbstgemachtes Studentenfutter aus getrockneten Früchten oder ähnliches nehmen. Noch besser eignet sich Obst als natriumfreie, blutdrucksenkende Zwischenmahlzeit.

Hinweis 20: Als Dessert nur Obst, Sorbets, Fruchteis, Rote Grütze und andere selbstgemachte Speisen aus natriumarmen Zutaten essen. Fertigprodukte wie Kuchen, Kekse, Pudding und Milchspeiseeis enthalten gewöhnlich viel Natrium. Machen Sie einen großen Bogen um Lebensmittel.

Hinweis 21: Kein Fast food.

Hinweis 22: Selbstgemachter Brotbelag aus ungesalzenem Hühnerfleisch oder Braten ist ein guter Ersatz für die meist sehr natriumhaltigen Wurstwaren. Zum Beispiel enthalten 80 g Hühnerfleisch 75 mg Natrium, 80 g Salami oder Schinken dagegen bis zu 1200 mg.
Auch Mayonnaise und Senf enthalten meist sehr viel Natrium. Eine rohe Karotte ist ein guter Ersatz für Mixed Pickles.

Hinweis 23: Zur Deckung Ihres Kalziumbedarfs sollten Sie täglich zwei bis drei fettarme Milchprodukte (Milch, Joghurt, Quark) zu sich nehmen. Mozzarella aus fettarmer Milch ist ein ausgezeichneter natriumarmer Kalziumlieferant. Achten Sie bei Käse aber stets auf den Natriumgehalt. Auch Hüttenkäse enthält außer viel Kalzium leider auch viel Natrium.

Hinweis 24: Wenn in den folgenden Rezepten Diätmargarine angegeben ist, handelt es sich um »leichte, kalorienreduzierte« Produkte oder »50 Kalorien pro Teelöffel«.

Hinweis 25: Stets frisches Gemüse verwenden. Müssen Sie einmal auf eine Dose ausweichen, dann lassen Sie das Gemüse vorher in einem Sieb abtropfen, denn der Sud enthält ebenfalls meist viel Natrium.

Ernährungsprogramm zur Blutdrucksenkung

Der 1200-Kalorien-Tagesplan

Frühstück
40 g Haferflocken (2 Brot)
2 EL Rosinen (1 Obst)
1 Tasse fettarme Milch (1 Milch)

Mittagessen
»Belegte Brote«
2 Scheiben Vollkornbrot (2 Brot)
30 g Truthahnfleisch in Scheiben
  (1 Fleisch)
15 g fettarmer Mozzarella-Käse*
  (½ Fleisch)
1 TL Mayonnaise (1 Fett)
½ TL Senf
Salatblätter und ½ Tasse
  zerkleinerte Tomaten (1 Gemüse)
1 kleiner Apfel (1 Obst)
½ Tasse fettarme Milch (½ Milch)

Abendessen
1 Portion (180 ml) Gazpacho
  (1½ Gemüse, ½ Fett;
  24 mg Natrium), siehe Seite 272
¼ Avocado in Scheiben (2 Fett)
½ Knäckebrot
1 Portion Spanisches Huhn mit Reis
  (3½ Fleisch, 2 Brot, 1 Fett,
  2 Gemüse; 375 mg Natrium),
  siehe Seite 277)
12 große grüne Weintrauben
  (1 Obst)

---

*zu ersetzen durch 7 g Mozzarella und 8 g Magerquark

Frühstück
50 g frische Orangenschnitze
(1 Obst)
1 gekochtes Ei (1 Fleisch)
1 Scheibe Weizen-Vollkorntoast
(1 Brot)
1 TL Diätmargarine (1 Fett)
250 ml fettarme Milch (1 Milch)

Mittagessen
1 Portion Kalter Nudelsalat
(1½ Brot, ½ Fleisch, 2 Gemüse,
½ Fett; 412 mg Natrium), siehe
Seite 273
1 Scheibe Knoblauchbrot:
1 8 cm dicke Scheibe Baguette
(1 Brot)

1 TL Diätmargarine (1 Fett)
½ TL Knoblauchpulver
1 Kiwi (2 Obst)

Abendessen
70 g Gepfeffertes Kalbfleisch
(2½ Fleisch, 1 Gemüse, ½ Brot,
½ Fett; 208 mg Natrium), siehe
Seite 278)
1 kleine gebackene Kartoffel
(1 Brot)
1 TL Diätmargarine (1 Fett)
80 g gedämpfter Brokkoli
(1 Gemüse), gewürzt mit 1 TL
Piment
130 g ungesüßtes Apfelmus (1 Obst)

Frühstück
125 ml ungesüßter Orangensaft
(1 Obst)
45 g Kleieflocken (1 Brot)
250 ml fettarme Milch (1 Milch)
1 kleiner, frischer Pfirsich (oder
2 ungesüßte Hälften aus der Dose) (1 Obst)

Mittagessen
1 überbackenes Käse-Sandwich
aus:
2 Scheiben Weizen-Vollkornbrot
(2 Brot)
45 g fettarmer Käse (1½ Fleisch)
2 TL Diätmargarine (2 Fett)
3 Tomaten in Scheiben
(1 Gemüse)
220 g frische Erdbeeren (2 Obst)
125 ml fettarme Milch (½ Milch)

Abendessen
80 g Kräuter-Fischfilet mit
Knoblauch (3 Fleisch; 202 mg
Natrium), siehe Seite 279
1 Portion Französisches Kartoffel-
gratin (2 Brot; 5 mg Natrium),
siehe Seite 288
1 Portion Salat römischer Art:
60 g Romana-Salat (2 Gemüse)
80 g frische Mandarinen (oder
ungesüßte aus der Dose)
(1 Obst)
1 TL Essig
1 TL Olivenöl (1 Fett)
½ Weizen-Vollkornbrötchen
(1 Brot)
125 ml fettarme Milch (½ Milch)

WOCHE 1 – DONNERSTAG

Frühstück
1 Birne (2 Obst)
1 Gemüse-Omelett:
  1 Ei (1 Fleisch)
  1 Tomte in Scheiben
  2 frische Champignons in
  Scheiben
  1 Stengel gehacktes Zwiebelgrün
  (zusammen 1 Gemüse)
1 Weizen-Vollkornbrötchen (2 Brot)
2 TL Diätmargarine (2 Fett)
125 ml fettarme Milch (½ Milch)

Mittagessen
1 Munchie Tray aus:
  30 g Hühnerfleisch in Scheiben
  (1 Fleisch)
  15 g fettarmer Käse (½ Fleisch)
  2 ungesalzene Cracker (2 Brot)
  12 große grüne Weintrauben
  (1 Obst)
1 Portion Fruchtcreme (1½ Milch;
  85 mg Natrium), siehe Seite 287

Abendessen
1 Würzige Bohnen-Enchiladas
  (1 Fleisch, 2 Brot, ½ Gemüse;
  553 mg Natrium), siehe Seite 284
1 Portion Rohkostsalat (1 Gemüse)
1½ TL Essig- und Ölmischung
  (1½ Fett)

WOCHE 1 – FREITAG

Frühstück
1 Portion Hafergrütze (40 g Haferflocken, 220 ml Wasser, kein
  Salz) (2 Brot)
½ zerdrückte Banane (1 Obst)
250 ml fettarme Milch (1 Milch)

Mittagessen
1 Portion Wildreissalat mit Huhn
  (1 Fleisch, 1 Brot, ½ Gemüse,
  ½ Obst, 1 Fett; 250 mg Natrium),
  siehe Seite 274
10 g zerpflückter grüner Salat
1 Scheibe Vollkornbrot (1 Brot)

Abendessen
1 Stück Vegetarische Lasagne
  (2 Brot, 2 Fleisch 2½ Gemüse,
  ½ Fett; 350 mg Natrium), siehe
  Seite 285
½ Weizen-Vollkornbrötchen
  (1 Brot)
2 TL Diätmargarine (2 Fett)
100 g frischer Obstsalat (1 Obst)
125 ml Tasse fettarme Milch
  (½ Milch)

Frühstück

1 Scheibe Überbackener Toast
  französisch (1 Fleisch, ⅛ Milch,
  ½ Obst, 1 Brot; 230 mg Natrium),
  siehe Seite 270
1 TL Diätmargarine (1 Fett)
2 EL Beerensirup (1 Obst; 0 mg
  Natrium), siehe Seite 289
250 ml fettarme Milch (1 Milch)

Abendesen

3 Gefüllte Muscheln (1 Fleisch,
  2 Brot, 3 Gemüse, ½ Fett; 150 mg
  Natrium), siehe Seite 285
150 g Gemüsesalat aus geriebenen
  Gurken und Karotten (1 Gemüse)
1 EL Essig-Öl-Mischung (1 Fett)

Mittagessen

1 Portion Thunfischsalat
  (2 Fleisch, 1 Milch; 707 mg
  Natrium), siehe Seite 275, auf
  1 Salatblatt mit 3 Tomatenscheiben (1 Gemüse)
2 Scheiben Vollkorntoast (2 Brot)
1 mittlerer Apfel (2 Obst)
125 ml fettarme Milch (½ Milch)

Frühstück

1 Pfannkuchen (1 Brot, ⅙ Milch;
  199 mg Natrium), siehe Seite 271
1 TL Diätmargarine
1 EL kalorienarmer Sirup (¼ Obst)
250 ml fettarme Milch (1 Milch)

Mittagessen

1 Obstsalat:
  110 g frische Erdbeeren (1 Obst)
  12 große grüne Weintrauben
    (1 Obst)
  1 Banane in Scheiben (2 Obst)
60 g Hüttenkäse (1 Fleisch)
6 salzarme Cracker (1 Brot)

Abendessen

110 g Teriyaki-Steak (4 Fleisch,
  ½ Gemüse, ½ Fett; 472 mg
  Natrium), siehe Seite 281
50 g gedämpfter Reis (1½ Brot)
1 TL Diätmargarine (1 Fett)
150 g gedämpftes gemischtes
  Gemüse aus:
  Zucchini (½ Gemüse), Karotten
  (½ Gemüse), gehackten roten Paprika (½ Gemüse), Zwiebelscheiben (½ Gemüse)
1 TL Distelöl (1 Fett)
¼ TL Ingwerpulver
¼ TL zerdrücktem Knoblauch
125 ml fettarme Milch (½ Milch)

Frühstück
1 Waffel (1 Brot, 1 Fett) mit
130 g ungesüßtem Apfelmus
(1 Obst) und ½ TL Zimt
250 ml fettarme Milch (1 Milch)

Mittagessen
1 kleine gebackene Kartoffel
(1 Brot), bestreut mit
2 EL geriebenem Cheddarkäse
(½ Fleisch)
200 g frischer Obstsalat (2 Obst)

Abendessen
80 g Gegrillte Hühnerbrust mit
Sesam (3 Fleisch, ½ Fett, ½ Obst;
443 mg Natrium), siehe Seite 276
90 g Korkenziehernudeln (gekocht)
(1 Brot) mit
1 TL Diätmargarine (1 Fett)
80 g gedämpfter Brokkoli (1 Gemüse)
150 g mariniertes Gemüse aus:
Tomaten- und Gurkenscheiben
(zusammen 1 Gemüse) und 1 EL
italienischer Salatsauce (1 Fett)

Frühstück
125 ml ungesüßter Orangensaft
(1 Obst)
1 selbstgebackenes Haferkleie-Voll-
kornbrötchen (½ Brot, ½ Obst,
½ Fett; 60 mg Natrium), siehe
Seite 271
Rühreiersatz, entsprechend
2 Eiern* (1 Fleisch), mit Pflanzenöl gebraten
1 TL Diätmargarine (1 Fett)

---

*z. B. Diät-Dotterfrei, zu beziehen über UNION
Deutsche Lebensmittelwerke GmbH, Pf.
501020, 2000 Hamburg 50

Mittagessen
250 ml natriumarme Minestrone
(1 Brot, 1 Gemüse; 57 mg Natrium), siehe Seite 272
1 Truthahn-Sandwich:
2 Scheiben Diät-Weizen-Vollkorn-
brot (1 Brot)

30 g Truthahnbrust in Scheiben
(1 Fleisch)
1 TL Mayonnaise, 50% Fett
(½ Fett)
10 g Luzernesprossen (1 Gemüse)
250 g Magermilchjoghurt, natur
(1 Milch) mit
1 TL Zuckerersatz
1 TL Vanillezucker
110 g frischen Erdbeeren (1 Obst)

Abendessen
1 Portion natriumarmer Gemüseeintopf mit Krabben (3 Fleisch,
2 Brot, 3 Gemüse; 436 mg Natrium), siehe Seite 281
1 8 cm langes Stück Baguette
(1 Brot)
1 TL Diätmargarine (1 Fett)
Einige Salatblätter mit
1 TL French-Dressing (1 Fett)
1 kleiner gebackener Apfel (1 Obst)

Frühstück
1 Brötchen (2 Brot)
3 TL Diätmargarine (1 Fett)
1 frischer Obstsalat:
  ¼ Banane in Scheiben (½ Obst)
  ½ Orange (½ Obst)
Selbstgemachter Kakao aus
  250 ml heißer fettarmer Milch
  (1 Milch)
  1 EL Kakao
  ½ TL Zucker
  Süßstoff

Mittagessen
1 Tostada:
  1 Tortilla (1 Brot)
  30 g abgetropftes gedünstetes
  Tatar (1 Fleisch)

1 EL pikante Sauce
2 EL geriebener Cheddar
  (½ Fleisch)
70 g gehackte Tomaten (½ Gemüse)
½ Honigmelone (2 Obst)

Abendessen
60 g Scaloppina vom Kalb
  (2 Fleisch, 1 Gemüse, 1 Fett,
  1 Brot; 168 mg Natrium), siehe
  Seite 279
90 g gekochte Eiernudeln (1 Brot)
50 g gedämpfte grüne Bohnen
  (1 Gemüse)
30 g Romana-Salat mit
  1 TL Essig-Öl-Vinaigrette (1 Fett)
100 g ungesüßte Birnen aus der
  Dose (1 Obst)

Frühstück
1 selbstgebackenes Kleiebrötchen
  (1 Brot, ½ Obst, 1 Fett;
  200 mg Natrium), siehe Seite 270
Rühreiersatz, entsprechend
  2 Eiern* (1 Fleisch), mit Pflanzenöl gebraten
½ frische Grapefruit (1 Obst)

———————

*siehe Seite 249

Mittagessen
90 g gekochte Spaghetti (1 Brot)
125 ml natriumarme Italienische
  Tomatensauce (1½ Gemüse;
  200 mg Natrium), siehe Seite 289
1½ TL geriebener Parmesan
  (½ Fleisch)
1 kleiner frischer Pfirsich (1 Obst)

Abendessen
¾ Portion natriumarmer Rind-
fleisch-Broccoli-Eintopf
  (3 Fleisch, 1 Gemüse; 408 mg
  Natrium), siehe Seite 282
35 g gekochter Reis (1 Brot)
1 Orientalischer Salat:
  150 g gemischte grüne Rohkost
  (1 Gemüse)
  80 g ungesüßte Mandarinen
  (1 Obst)
  1 EL gesplitterte Mandeln (1 Fett)
  2 TL Essig-Öl-Vinaigrette (1 Fett)
1 Portion Apel-Hafer-Crisp (2 Obst,
  1 Brot, ½ Fett; 80 mg Natrium),
  siehe Seite 286

Frühstück
125 ml ungesüßter Grapefruitsaft
(1 Obst)
50 g Haferflocken und Kleie,
gemischt (1 Brot)
250 ml fettarme Milch (1 Milch)
1 Scheibe Weizen-Vollkorntoast
(1 Brot)
1 TL Diätmargarine (1 Fett)

Mittagessen
1 Portion natriumarme Meeres-
früchte-Quiche (½ Milch, 2½
Fleisch; 350 mg Natrium), siehe
Seite 280
150 g gedämpfter Spargel
(1 Gemüse)
1 Portion Apfel-Waldorf-Salat
(1 Obst, 1 Fett; 76 mg Natrium),
siehe Seite 273

½ Weizen-Vollkornbrötchen
(1 Brot)
1 TL Diätmargarine (1 Fett)

Abendessen
2 Tacos:
   2 Taco-Muscheln oder 2 Tortillas,
   oder 1 Scheibe Vollkornbrot
   (1 Brot, 1 Fett)
   60 g gedünstetes, gewürztes
   Hühnergehacktes (2 Fleisch)
   70 g gehackte Tomaten (½ Gemüse)
   Einige Salatblätter, zerpflückt
   Pikante Sauce
100 g gedämpfte Zucchini
(1 Gemüse)
125 g zuckerfreier Vanillepudding
(½ Milch) mit ½ Banane in
Scheiben (1 Obst) und 4 kleinen
Vanillewaffeln (1 Brot)

Frühstück
125 ml ungesüßter Orangensaft
(1 Obst)
½ Portion Hafergrütze (15 g Haferflocken, 110 ml Wasser, kein Salz)
(1 Brot)
250 ml fettarme Milch (1 Milch)

Mittagessen
1 Portion Ricotta-Parmesan-Torte
(1 Fett, ½ Gemüse, 1½ Brot,
1 Fleisch; 365 mg Natrium), siehe
Seite 283
150 g gedämpftes gemischtes
Gemüse (2 Gemüse)

1 TL Diätmargarine (1 Fett)
12 große grüne Weintrauben
(1 Obst)
250 ml fettarme Milch (1 Milch)

Abendessen
110 g natriumarmes Gebackenes
Huhn (4 Fleisch, ½ Brot, ½ Fett;
98 mg Natrium), siehe Seite 276
120 g Kartoffelbrei (1 Brot)
50 g gedämpfte grüne Bohnen
(1 Gemüse)
70 g frische Ananas (1 Obst)
1 TL Diätmargarine (1 Fett)

Frühstück

125 ml ungesüßter Grapefruitsaft
(1 Obst)
½ Brötchen (1 Brot), belegt mit
½ kleinem Apfel in Scheiben
(½ Obst) und 2 EL geriebenem
Cheddar (½ Fleisch)
45 g Kleieflocken (1 Brot)
250 ml fettarme Milch (1 Milch)

Mittagessen

1 Huhnsalat-Sandwich:
2 Scheiben Weizen-Vollkornbrot
(2 Brot)
30 g gedünstetes Hühnergehacktes (1 Fleisch)
2 EL Mayonnaise, 50% Fett
(2 Fett)
6 kleine rohe Karotten (1 Gemüse)
1 kleine frische Birne (1 Obst)
190 ml fettarme Milch (¾ Milch)

Abendessen

60 g Shishkebab (2 Fleisch,
1 Gemüse; 196 mg Natrium),
siehe Seite 277
1 kleine gebackene Kartoffel
(1 Brot) mit
1 EL saurer Sahne (1 Fett) und
1 TL gehacktem Schnittlauch
80 g gedämpfter Brokkoli
(1 Gemüse)
¼ Honigmelone (2 Obst)

Der 1500-Kalorien-Tagesplan

Frühstück
40 g Haferflocken (2 Brot)
2 EL Rosinen (1 Obst)
½ Tasse fettarme Milch (½ Milch)

Mittagessen
Belegte Brote:
  2 Scheiben Vollkornbrot (2 Brot)
  30 g Truthahnfleisch in Scheiben
  (1 Fleisch)
  15 g fettarmer Mozzarella*
  (½ Fleisch)
  1 TL Mayonnaise (1 Fett)
  ½ TL Senf
  Salatblätter und ½ Tasse
  zerkleinerte Tomaten (1 Gemüse)
1 großer Apfel (3 Obst)

Abendessen
1 Portion (180 ml) Gazpacho
  (1½ Gemüse, ½ Fett; 24 mg
  Natrium), siehe Seite 272
¼ Avocado in Scheiben (2 Fett)
½ Knäckebrot (⅛ Brot, 23 mg
  Natrium)
1 Portion Spanisches Huhn mit Reis
  (3½ Fleisch, 2 Brot, 1 Fett, 2 Gemüse; 375 mg Natrium), siehe
  Seite 277
24 große grüne Weintrauben
  (2 Obst)

Zwischenmahlzeit
250 Magermilchjoghurt, natur
  (1 Milch)
75 g ungesüßte Ananas in Stücken
  (1 Obst)
2 kleine Vollkornplätzchen (½ Brot)

---

*zu ersetzen durch 7 g Mozzarella und 8 g Magerquark

Frühstück
50 g frische Orangenschnitze
(1 Obst)
1 gekochtes Ei (1 Fleisch)
1 Scheibe Weizen-Vollkorntoast
(1 Brot)
1 TL Diätmargarine (1 Fett)
250 ml fettarme Milch (1 Milch)

Mittagessen
1½ Portionen Kalter Nudelsalat
(2¼ Brot, ¾ Fleisch, 3 Gemüse,
¾ Fett; 618 mg Natrium), siehe
Seite 273
2 Scheiben Knoblauchbrot:
2 8 cm dicke Scheiben Baguette
(2 Brot)

1 TL Diätmargarine (1 Fett)
½ TL Knoblauchpulver
1 Kiwi (2 Obst)

Abendessen
70 g Gepfeffertes Kalbfleisch
(2½ Fleisch, 1 Gemüse, ½ Brot,
½ Fett; 208 mg Natrium), siehe
Seite 278
1 kleine gebackene Kartoffel
(1 Brot)
1 TL Diätmargarine (1 Fett)
60 g Magermilchjoghurt, natur
(¼ Milch)
80 g gedämpfter Brokkoli
(1 Gemüse) gewürzt mit
1 TL Piment
130 g ungesüßtes Apfelmus
(1 Obst)

WOCHE 1 – MITTWOCH

Frühstück
125 g ungesüßter Orangensaft
(1 Obst)
45 g Weizenfrühstücksflocken
(1 Brot)
250 ml fettarme Milch (1 Milch)
1 kleiner frischer Pfirsich (oder
2 ungesüßte Hälften aus der
Dose) (2 Obst)

Mittagessen
1 überbackenes Käse-Sandwich:
2 Scheiben Weizen-Vollkornbrot
(2 Brot)
45 g fettarmer Käse (1½ Fleisch)
2 TL Diätmargarine (2 Fett)
3 Tomaten in Scheiben (1 Gemüse)
220 g frische Erdbeeren (2 Obst)
125 ml fettarme Milch (½ Milch)

Abendessen
80 g Kräuter-Fischfilet mit
Knoblauch (3 Fleisch; 202 mg
Natrium), siehe Seite 279
1 Portion Französischer Kartoffel-
gratin (4 Brot; 10 mg Natrium),
siehe Seite 288
1 Portion Salat römischer Art
60 g Romana-Salat (2 Gemüse)
80 g frische Mandarinen (oder
ungesüßte aus der Dose (1 Obst)
1 TL Essig
1 TL Olivenöl (1 Fett)
½ Weizen-Vollkornbrötchen
(1 Brot)
1 TL Diätmargarine (1 Fett)

Zwischenmahlzeit
125 ml Milch (1 Milch)

Frühstück
1 Birne (2 Obst)
1 Gemüse-Omelett:
  1 ganzes Ei, 2 Eiweiß (2 Fleisch)
  3 Tomaten in Scheiben
  2 frische Champignons in
  Scheiben
  1 Stengel gehacktes Zwiebelgrün
  (zusammen 1½ Gemüse)
1 Weizen-Vollkornbrötchen (2 Brot)
2 TL Diätmargarine (2 Fett)

Mittagessen
1 Munchie Tray aus:
  30 g Hühnerfleisch in Scheiben
  (1 Fleisch)
  15 g fettarmem Käse (½ Fleisch)
  9 ungesalzenen Crackern (1½
  Brot)

12 großen grünen Weintrauben
(1 Obst)
1 Portion Fruchtcreme (1½ Milch;
  85 mg Natrium), siehe Seite 287

Abendessen
1 Portion Würzige Bohnen-
  Enchiladas (1 Fleisch, 2 Brot,
  ½ Gemüse; 553 mg Natrium),
  siehe Seite 284
70 g gedämpfter Reis (1 Brot)
60 ml Tomatensauce (1 Gemüse)
1 Portion Rohkostsalat (1 Gemüse)
2 TL Essig-Öl-Vinaigrette (2 Fett)

Zwischenmahlzeit
1 große Orange (2 Obst)

Frühstück
1 Portion Hafergrütze (40 g Haferflocken, 220 ml Wasser, kein
  Salz) (2 Brot)
½ zerdrückte Banane (1 Obst)
250 ml fettarme Milch (1 Milch)

Mittagessen
2 Portionen Wildreissalat mit Huhn
  (2 Fleisch, 2 Brot, 1 Gemüse,
  1 Obst, 2 Fett; 500 mg Natrium),
  siehe Seite 274
10 g zerpflückter grüner Salat
1 Scheibe Vollkornbrot (1 Brot)

Abendessen
1 Stück Vegetarische Lasagne
  (2 Brot, 2 Fleisch, 2½ Gemüse,
  ½ Fett; 350 mg Natrium), siehe
  Seite 285
½ Weizen-Vollkornbrötchen
  (1 Brot)
2 TL ungesalzene Margarine (2 Fett)
200 g frischer Obstsalat (2 Obst)
250 ml fettarme Milch (1 Milch)

Frühstück
125 ml Orangensaft (1 Obst)
1 Scheibe Überbackener Toast französisch (1 Fleisch, ⅛ Milch,
½ Obst, 1 Brot; 230 mg Natrium),
siehe Seite 270, mit 1 TL Diätmargarine (1 Fett)
125 g Magermilchjoghurt, natur
(½ Milch)
4 EL Beerensirup (2 Obst; 0 mg
Natrium), siehe Seite 289
125 ml fettarme Milch (½ Milch)

Mittagessen
1 Portion Thunfischsalat
(2 Fleisch, 1 Milch; 707 mg
Natrium), siehe Seite 275, auf
1 Salatblatt mit 3 Tomaten in
Scheiben (1 Gemüse)
2 Scheiben Vollkorntoast (2 Brot)
1 großer Apfel (3 Obst)
125 ml fettarme Milch (½ Milch)

Abendessen
3 Gefüllte Muscheln (1 Fleisch,
2 Brot, 3 Gemüse, ½ Fett; 150 mg
Natrium), siehe Seite 285
½ gedämpfter Brokkoli (1 Gemüse)
mit 1 TL Diätmargarine (1 Fett)
150 g Rohkost aus geriebenen
Gurken und Karotten (1 Gemüse)
1 EL Essig-Öl-Vinaigrette (1 Fett)

Zwischenmahlzeit
1 Hafer-Vollkornkeks (1 Brot)

Frühstück
2 Pfannkuchen (2 Brot, ⅓ Milch;
398 mg Natrium), siehe Seite 271
1 TL Diätmargarine
2 EL kalorienarmer Sirup (½ Obst)
250 ml fettarme Milch (1 Milch)

Mittagessen
1 Obstsalat:
110 g frische Erdbeeren (1 Obst)
12 große grüne Weintrauben
(1 Obst)
1 Banane in Scheiben (2 Obst)
1 kleiner Apfel in Scheiben
(1 Obst)
125 g Hüttenkäse (2 Fleisch)
6 salzarme Cracker (1 Brot)

Abendessen
110 g Teriyaki-Steak (4 Fleisch,
½ Gemüse, ½ Fett; 472 mg
Natrium), siehe Seite 281
70 g gedämpfter Reis (2 Brot)
1 TL Diätmargarine (1 Fett)
150 g gedämpftes gemischtes
Gemüse aus:
Zucchini (½ Gemüse), Karotten
(½ Gemüse), gehackter roter Paprika (½ Gemüse), Zwiebelscheiben (½ Gemüse)
1 TL Distelöl (1 Fett)
¼ TL Ingwerpulver
¼ TL zerdrückter Knoblauch
250 ml fettarme Milch (1 Milch)

Zwischenmahlzeit
4 kleine Vollkornkekse (1 Brot)

WOCHE 2 – MONTAG

Frühstück
190 ml ungesüßten Grapefruit-
Orangen-Saft (1½ Obst)
1 Waffel (1 Brot, 1 Fett) mit
130 g ungesüßtem Apfelmus
(1 Obst) und
1 TL Zimt
250 ml fettarme Milch (1 Milch)

Mittagessen
1 kleine gebackene Kartoffel
(1 Brot) bestreut mit
2 EL geriebenem Cheddarkäse
(½ Fleisch)
200 g frischer Obstsalat (2 Obst)
60 g Hüttenkäse (1 Fleisch)

Abendessen
80 g Gegrillte Hühnerbrust mit
Sesam (3 Fleisch, ½ Fett, ½ Obst;
443 mg Natrium), siehe Seite 276
90 g Korkenziehernudeln, gekocht
(1 Brot), mit
1 TL Diätmargarine (1 Fett)
80 g gedämpfter Brokkoli
(1 Gemüse)
150 g mariniertes Gemüse aus:
Tomatenscheiben, Gurkenscheiben (zusammen 1 Gemüse) und
1 EL italienischer Salatsauce
(1 Fett)
¼ Honigmelone (1 Obst)

WOCHE 2 – DIENSTAG

Frühstück
125 g ungesüßter Orangensaft
(1 Obst)
1 selbstgebackenes Haferkleie-Voll-
kornbrötchen (½ Brot, ½ Obst,
½ Fett; 60 mg Natrium), siehe
Seite 271
Rühreiersatz, entsprechend
2 Eiern* (1 Fleisch) mit Pflanzenöl
gebraten
1 TL Diätmargarine (1 Fett)
250 ml fettarme Milch (1 Milch)

---

*siehe Seite 249

Mittagessen
250 ml natriumarme Minestrone
(1 Brot, 1 Gemüse; 57 mg Natrium), siehe Seite 272
1 Truthahn-Sandwich:
2 Scheiben Diät-Weizen-Vollkorn-
brot (2 Brot)

60 g Truthahnbrust in Scheiben
(2 Fleisch)
1 TL Mayonnaise, 50% Fett
(½ Fett)
10 g Luzernesprossen (1 Gemüse)
1 Tomate in Scheiben (½ Gemüse)
250 g Magermilchjoghurt, natur
(1 Milch) mit Süßstoff
1 TL Vanillezucker
110 g frische Erdbeeren (1 Obst)

Abendessen
1½ Portionen natriumarmer
Gemüseeintopf mit Krabben
(2 Fleisch, 1½ Brot, 2 Gemüse;
291 mg Natrium), siehe Seite 281
1 8 cm langes Stück Baguette
(1 Brot)
1 TL Diätmargarine (1 Fett)
Einige Salatblätter mit
1 EL French-Dressing (1 Fett)
1 kleiner gebackener Apfel (1 Obst)

Frühstück
1 Brötchen (2 Brot)
3 TL ungesalzene Diätmargarine
(1 Fett)
1 frischer Obstsalat:
¼ Banane in Scheiben (½ Obst)
½ Orange (½ Obst)
Selbstgemachter Kakao aus:
250 ml heißer fettarmer Milch
(1 Milch)
1 EL Kakao
½ TL Süßstoff

Mittagessen
2 Tostadas:
2 Tortillas (2 Brot)
30 g abgetropftes gedünstetes Tatar (1 Fleisch)
2 EL pikante Sauce

2 EL geriebener Cheddar
(½ Fleisch)
150 g gehackte Tomaten
(1 Gemüse)
¼ Honigmelone (1 Obst)

Abendessen
80 g Scaloppina vom Kalb
(3 Fleisch, 1½ Gemüse, 1½ Fett,
1½ Brot; 252 mg Natrium), siehe
Seite 279
90 g gekochte Eiernudeln (1 Brot)
50 g gedämpfte grüne Bohnen
(1 Gemüse)
30 g Romana-Salat mit
1 TL Essig-Öl-Vinaigrette (1 Fett)
100 g ungesüßte Birnen aus der
Dose (1 Obst)
250 ml fettarme Milch (1 Milch)

Frühstück
1 selbstgebackenes Kleiebrötchen
(1 Brot, ½ Obst, 1 Fett; 200 mg
Natrium), siehe Seite 270
1 TL Diätmargarine (1 Fett)
Rühreiersatz, entsprechend
2 Eiern* (1 Fleisch), mit Pflanzenöl gebraten
½ frische Grapefruit (1 Obst)
250 ml fettarme Milch (1 Milch)

---

*siehe Seite 249

Mittagessen
130 g gekochte Spaghetti (1½ Brot)
125 ml natriumarme Italienische
Tomatensauce (1½ Gemüse;
20 mg Natrium), siehe Seite 289
1½ TL geriebener Parmesan
(½ Fleisch)

1 8-cm-Stück Baguette (1 Brot)
1 kleiner frischer Pfirsich (1 Obst)
250 ml fettarme Milch (1 Milch)

Abendessen
1 Portion natriumarmer Rindfleisch-Brokkoli-Eintopf
(4 Fleisch, 2 Gemüse, ½ Fett;
544 mg Natrium), siehe Seite 282
35 g gekochter Reis (1 Brot)
1 Orientalischer Salat
150 g gemischte grüne Rohkost
(1 Gemüse)
80 g unges. Mandarinen (1 Obst)
1 EL gesplitterte Mandeln (1 Fett)
1 EL Essig-Öl-Vinaigrette (1 Fett)
1 Portion Apfel-Hafer-Crisp (2 Obst,
1 Brot, ½ Fett; 80 mg Natrium),
siehe Seite 286

Frühstück

125 ml ungesüßter Grapefruitsaft
(1 Obst)

50 g Haferflocken und Kleie
gemischt (1 Brot)

50 g frische Heidelbeeren (1 Obst)

250 ml fettarme Milch (1 Milch)

1 Scheibe Weizen-Vollkorntoast
(1 Brot)

1 TL Diätmargarine (1 Fett)

Mittagessen

1 Portion natriumarme Meeres-
früchte-Quiche (½ Milch, 2½
Fleisch; 350 mg Natrium), siehe
Seite 280

150 g gedämpfter Spargel
(1 Gemüse)

1 Portion Apfel-Waldorf-Salat
(1 Obst, 1 Fett; 76 mg Natrium),
siehe Seite 273

1 Weizen-Vollkornbrötchen (2 Brot)

1 TL Diätmargarine (1 Fett)

Abendessen

2 Tacos:
2 Taco-Muscheln oder 2 Tortillas,
oder 1 Scheibe Vollkornbrot
(1 Brot, 1 Fett)
60 g gedünstetes, gewürztes
Hühnergehacktes (2 Fleisch)
70 g gehackte Tomaten (½ Gemüse)
Einige Salatblätter, zerpflückt
Pikante Sauce

100 g gedämpfte Zucchini
(1 Gemüse)

125 g zuckerfreier Vanillepudding
(½ Milch) mit

½ Banane in Scheiben (1 Obst)

4 kleine Vanillewaffeln (1 Brot)

Frühstück

125 ml Orangensaft (1 Obst)

½ Portion Hafergrütze (15 g Haferflocken, 110 ml Wasser, kein
Salz) (1 Brot)

1 Scheibe Weizen-Vollkorntoast
(1 Brot)

3 TL Diätmargarine (1 Fett)

250 ml fettarme Milch (1 Milch)

Mittagessen

1 Portion Ricotta-Parmesan-Torte
(1 Fett, ½ Gemüse, 1½ Brot,
1 Fleisch; 365 mg Natrium),
siehe Seite 283

1 8 cm langes Stück Baguette
(1 Brot)

150 g gedämpftes gemischtes
Gemüse (2 Gemüse)

1 TL Diätmargarine (1 Fett)

½ Portion Truthahn-Obstsalat
(1 Fleisch, 1 Obst, ½ Gemüse;
75 mg Natrium), siehe Seite 275

6 grüne Weintrauben (½ Obst)

250 ml fettarme Milch (1 Milch)

Abendessen

80 g Gebackenes Huhn (3 Fleisch,
½ Brot, ½ Fett; 195 mg Natrium), siehe Seite 276

120 g Kartoffelbrei (1 Brot)

50 g gedämpfte grüne Bohnen
(1 Gemüse)

150 g frische Ananas (2 Obst)

1 TL Diätmargarine (1 Fett)

Frühstück
125 ml ungesüßter Grapefruitsaft
  (1 Obst)
2 Brötchen (2 Brot), belegt mit
  1 kleinem Apfel in Scheiben
  (1 Obst) und
  1 EL geriebenem Cheddar
  (¼ Fleisch)
20 g Haferflocken (1 Brot)
45 g Kleieflocken (1 Brot)
250 ml fettarme Milch (1 Milch)

Mittagessen
1 Huhnsalat-Sandwich:
  2 Scheiben Weizen-Vollkornbrot
  (2 Brot)
  30 g gedünstetes Hühnergehacktes (1 Fleisch)
  2 EL Mayonnaise, 50% Fett (2
  Fett)
6 kleine rohe Karotten (1 Gemüse)
1 kleine frische Birne (1 Obst)
250 ml fettarme Milch (1 Milch)

Abendessen
80 g Shishkebab (3 Fleisch,
  2 Gemüse; 295 mg Natrium),
  siehe Seite 277
1 kleine gebackene Kartoffel
  (1 Brot) mit
  1 EL saurer Sahne (1 Fett) und
  1 TL gehacktem Schnittlauch
50 g gedämpfter Brokkoli
(1 Gemüse)
¼ Honigmelone (2 Obst)

Der 2200-Kalorien-Tagesplan

Frühstück
250 ml Orangensaft (2 Obst)
40 g Haferflocken (2 Brot)
2 EL Rosinen (1 Obst)
250 ml fettarme Milch (1 Milch)

Mittagessen
Belegte Brote
   2 Scheiben Vollkornbrot (2 Brot)
   30 g Truthahnfleisch in Scheiben
   (1 Fleisch)
   15 g fettarmer Mozzarella*
   (½ Fleisch)
   2 TL Mayonnaise, 50% Fett (2 Fett)
   ½ TL Senf
Salatblätter und 150 g zerkleinerte Tomaten (1 Gemüse)
1 großer Apfel (3 Obst)
125 ml fettarme Milch (½ Milch)

Abendessen
2 Portionen (360 ml) Gazpacho
   (3 Gemüse, 1 Fett; 48 mg
   Natrium), siehe Seite 272
¼ Avocado in Scheiben (2 Fett)
2 Knäckebrot (½ Brot; 92 mg
   Natrium)
1 Portion Spanisches Huhn mit Reis
   (5¼ Fleisch, 3 Brot, 1½ Fett,
   3 Gemüse; 563 mg Natrium),
   siehe Seite 277
24 große grüne Weintrauben
   (2 Obst)

Zwischenmahlzeit
250 g Magermilchjoghurt, natur
   (1 Milch)
75 g ungesüßte Ananas in Stücken
   (1 Obst)
4 kleine Vollkornplätzchen (1 Brot)

---

*zu ersetzen durch 7 g Mozzarella und 8 g Magerquark

Frühstück
110 g Orangenschnitze (2 Obst)
30 g kalter Braten
2 Scheiben Weizen-Vollkorntoast
   (2 Brot)
1 TL Diätmargarine (1 Fett)
250 ml fettarme Milch (1 Milch)

Mittagessen
2 Portionen Kalter Nudelsalat
   (3 Brot, 1 Fleisch, 4 Gemüse,
   1 Fett; 824 mg Natrium), s. S. 273
2 Scheiben Knoblauchbrot:
   2 8-cm-Stücke Baguette (2 Brot)
   2 TL Diätmargarine (2 Fett)
   ½ TL Knoblauchpulver

1 Kiwi (2 Obst)

Abendessen
140 g Gepfeffertes Kalbfleisch
   (5 Fleisch, 2 Gemüse, 1 Brot,
   1 Fett; 416 mg Natrium), s.S. 278
1 gebackene Kartoffel (1 Brot)
1 TL Diätmargarine (1 Fett)
60 g Magermilchjoghurt (¼ Milch)
80 g gedämpfter Brokkoli
   (1 Gemüse), mit 1 TL Piment
130 g ungesüßtes Apfelmus (1 Obst)

Zwischenmahlzeit
125 g Magermilchjoghurt (½ Milch)
50 g frische Heidelbeeren (1 Obst)

Frühstück

125 g ungesüßter Orangensaft
(2 Obst)
45 g Weizenfrühstücksflocken
(1 Brot)
250 ml fettarme Milch (1 Milch)
1 kleiner frischer Pfirsich (oder
2 ungesüßte Hälften aus der Dose) (2 Obst)

Mittagessen

1 überbackenes Thunfisch-Sand-
wich:
2 Scheiben Weizen-Vollkornbrot
(2 Brot)
60 g natriumarmer Thunfisch
(2 Fleisch)
2 TL Mayonnaise, 50% Fett
(2 Fett)
60 g Käsescheibletten (2 Fleisch)
1 TL Diätmargarineflöckchen
(1 Fett)
3 Tomaten in Scheiben (1 Gemüse)
1 Portion Rohkost aus Brokkoli und
Blumenkohl (1 Gemüse)
220 g frische Erdbeeren (2 Obst)
125 g fettarme Milch (½ Milch)

Abendessen

170 g Kräuter-Fischfilet mit
Knoblauch (6 Fleisch; 404 mg
Natrium), siehe Seite 279
1 Portion Französischer Kartoffel-
gratin (4 Brot; 10 mg Natrium),
siehe Seite 288
1 Portion Salat römische Art
60 g Romana-Salat (2 Gemüse)
80 g frische Mandarinen (oder
ungesüßte aus der Dose)
(1 Obst)
1 TL Essig
1 TL Olivenöl (1 Fett)
½ Weizen-Vollkornbrötchen
(1 Brot)
1 TL Diätmargarine (1 Fett)

Zwischenmahlzeit

125 ml Milch (1 Milch)
125 g frische Himbeeren (1 Obst)
4 kleine Vollkornplätzchen (1 Brot)

Frühstück
1 Birne (2 Obst)
1 Gemüse-Omelett:
  1 Ei, 3 Eiweiß (3 Fleisch)
  3 Tomaten in Scheiben
  2 frische Champignons in
    Scheiben
  1 Stengel gehacktes Zwiebelgrün
    (zusammen 1½ Gemüse)
  ¼ TL getrockneter Oregano
1 Weizen-Vollkornbrötchen (2 Brot)
2 TL Diätmargarine (2 Fett)

Mittagessen
1 Munchie Tray:
  110 g Hühnerfleisch in Scheiben
    (4 Fleisch)
  12 ungesalzene Cracker (2 Brot)
  24 grüne Weintrauben (1 Obst)
  70 g gestiftelte Karotten
    (½ Gemüse)
  70 g gestiftelte Sellerie (½ Ge-
    müse)

1 Portion Fruchtcreme (1½ Milch;
  85 mg Natrium), siehe Seite 287

Abendessen
1 Portion Würzige Bohnen-
  Enchiladas (1 Fleisch, 2 Brot,
  ½ Gemüse; 553 mg Natrium),
  siehe Seite 284
100 g gedämpfter Reis (3 Brot),
  gemischt mit
100 ml Tomatensauce (1 Gemüse)
1 Mais-Tortilla (1 Brot)
2 Portionen Rohkostsalat
  (1 Gemüse)
2 TL Essig-Öl-Vinaigrette (2 Fett)

Zwischenmahlzeit
1 große Orange (2 Obst)
250 ml Magermilchjoghurt, natur
  (1 Milch)
100 g ungesüßter Obstcocktail
  (1 Obst)

Frühstück
125 ml ungesüßter Orangensaft
  (1 Obst)
1 Portion Hafergrütze (60 g Haferflocken, 330 ml Wasser, kein
  Salz) (3 Brot)
1 zerdrückte Banane (2 Obst)
250 ml fettarme Milch (1 Milch)

Mittagessen
3 Portionen Wildreissalat mit Huhn
  (3 Fleisch, 3 Brot, 1½ Gemüse,
  1½ Obst, 3 Fett; 750 mg Natrium), siehe Seite 274
15 g zerpflückter grüner Salat
2 Scheiben Vollkornbrot (2 Brot)

Abendessen
1 Stück Vegetarische Lasagne
  (2 Brot, 2 Fleisch, 2½ Gemüse,
  ½ Fett; 350 mg Natr.), s.S. 285
100 g gedämpfte grüne Bohnen
  (2 Gemüse) mit
1 TL Diätmargarine (1 Fett)
½ Weizen-Vollkornbrötchen
  (1 Brot) mit
2 TL Diätmargarine (2 Fett)
200 g frischer Obstsalat (2 Obst)
125 ml fettarme Milch (½ Milch)

Zwischenmahlzeit
140 g roher Sellerie
  (1 Gemüse)
1 EL Streichkäse (1 Fett)

Frühstück
125 ml Orangensaft (1 Obst)
3 Scheiben Überbackener Toast
    französisch
    (3 Fleisch, ⅜ Milch, 1½ Obst,
    3 Brot; 690 mg Natrium), siehe
    Seite 270, mit
2 TL Diätmargarine (2 Fett)
125 g Magermilchjoghurt, natur
    (½ Milch)
4 EL Beerensirup (2 Obst; 0 mg
    Natrium), siehe Seite 289
125 ml fettarme Milch (½ Milch)

Mittagessen
1 Portion Thunfischsalat
    (2 Fleisch, 1 Milch; 707 mg
    Natrium), siehe Seite 275, auf
1 Salatblatt

150 g gehackte Gurken und
    Tomaten (1 Gemüse)
1 EL Essig-Öl-Vinaigrette (1 Fett)
1 großer Apfel (3 Obst)

Abendessen
3 Gefüllte Muscheln (1 Fleisch,
    2 Brot, 3 Gemüse, ½ Fett; 150 mg
    Natrium), siehe Seite 285
½ gedämpfter Brokkoli (1 Gemüse)
    mit
1 TL Diätmargarine (1 Fett)
150 g Rohkost aus geriebenen
    Gurken und Karotten (1 Gemüse)
1 EL Essig-Öl-Vinaigrette (1 Fett)

Zwischenmahlzeit
2 kleine Hafer-Vollkornkekse
    (2 Brot)
250 ml fettarme Milch (1 Milch)

Frühstück
½ Grapefruit (1 Obst)
3 Pfannkuchen (3 Brot, ½ Milch;
    597 mg Natrium), siehe Seite 271
2 TL Diätmargarine
4 EL kalorienarmer Sirup (½ Obst)
170 ml fettarme Milch (⅔ Milch)

Mittagessen
1 Obstsalat:
    110 g frische Erdbeeren (1 Obst)
    24 große grüne Weintrauben
        (1 Obst)
    1 Banane in Scheiben (2 Obst)
    1 kleiner Apfel in Scheiben
        (1 Obst)
190 g Hüttenkäse (3 Fleisch)
12 salzarme Cracker (2 Brot)

Abendessen
110 g Teriyaki-Steak (4 Fleisch,
    ½ Gemüse, ½ Fett; 472 mg
    Natrium), siehe Seite 281
70 g gedämpfter Reis (2 Brot)
1 TL Diätmargarine (1 Fett)
150 g gedämpftes gemischtes
Gemüse aus:
    Zucchini (½ Gemüse), Karotten
    (½ Gemüse), gehackten roten
    Paprika (½ Gemüse), Zwiebel-
    scheiben (½ Gemüse)
2 TL Distelöl (2 Fett)
¼ TL Ingwerpulver
¼ TL zerdrücktem Knoblauch
250 ml fettarme Milch (1 Milch)

Zwischenmahlzeit
250 g Joghurt (2 Milch)
2 Hafer-Vollkornkekse (2 Brot)

Frühstück

250 ml ungesüßter Grapefruit-
 Orangen-Saft (2 Obst)
2 Waffeln (2 Brot, 2 Fett) mit
130 g ungesüßtem Apfelmus
 (1 Obst) und
1 TL Zimt
250 ml fettarme Milch (1 Milch)

Mittagessen

80 g Thunfisch-Steak gegrillt
 (3 Brot)
1 kleine gebackene Kartoffel
 (1 Brot), bestreut mit
2 EL geriebenem Cheddar
 (½ Fleisch) und
2 TL Diätmargarineflöckchen
 (2 Fett)
200 g frischer Obstsalat (2 Obst)
60 g Hüttenkäse (1 Fleisch)
½ Weizen-Vollkornbrötchen
 (1 Brot)
1 TL Diätmargarine (1 Fett)

Abendessen

80 g Gegrillte Hühnerbrust mit
 Sesam (3 Fleisch, ½ Fett, ½ Obst;
 443 mg Natrium), siehe Seite 276
90 g Korkenziehernudeln, gekocht
 (2 Brot), mit
1 TL Diätmargarine (1 Fett)
160 g gedämpfter Brokkoli
 (2 Gemüse)
150 g mariniertes Gemüse aus:
 Tomaten- und Gurkenscheiben
 (zusammen 1 Gemüse) und
2 EL Essig-Öl-Vinaigrette
 (2 Fett)
½ Honigmelone (2 Obst)
250 ml fettarme Milch (1 Milch)

Frühstück

125 ml ungesüßter Orangensaft
(1 Obst)
2 selbstgebackene Haferkleie-Voll-
kornbrötchen (1 Brot, 1 Obst,
1 Fett; 120 mg Natrium), siehe
Seite 271
Rühreiersatz, entsprechend
2 Eiern* (1 Fleisch), mit Pflanzenöl gebraten
2 TL Diätmargarine (2 Fett)
250 ml fettarme Milch (1 Milch)

_____

*siehe Seite 249

Mittagessen

375 ml natriumarme Minestrone
(1½ Brot, 1½ Gemüse; 86 mg
Natrium), siehe Seite 272
1 Truthahn-Sandwich:
  2 Scheiben Diät-Weizen-Vollkorn-
  brot (2 Brot)
  110 g Truthahnbrust in Scheiben
  (4 Fleisch)
  1 TL Mayonnaise, 50% Fett
  (½ Fett)
  10 g Luzernesprossen (1 Gemüse)
  1 Tomate in Scheiben (½ Gemüse)
250 g Magermilchjoghurt, natur
  (1 Milch) mit
  1 TL Zuckerersatz
  1 TL Vanillezucker
110 g frische Erdbeeren (1 Obst)
4 kleine Vanillewaffeln (1 Brot)

Abendessen

1½ Portionen natriumarmer
  Gemüseeintopf mit Krabben
  (3 Fleisch, 2 Brot, 3 Gemüse;
  436 mg Natrium), siehe Seite 281
2 8 cm lange Stücke Baguette
  (2 Brot)
2 TL Diätmargarine (2 Fett)
Einige Salatblätter mit
  1 EL French-Dressing (1 Fett)
1 großer gebackener Apfel (3 Obst)

Zwischenmahlzeit

20 g luftgeröstetes Popcorn (1 Brot)
250 ml Apfelsaft (3 Obst)

Frühstück
2 Brötchen (4 Brot)
2 TL Diätmargarine (2 Fett)
1 frischer Obstsalat:
    ½ Banane in Scheiben (1 Obst)
    1 Orange (1 Obst)
Selbstgemachter Kakao aus:
    250 ml heißer fettarmer Milch
        (1 Milch)
    1 EL Kakao
    ½ TL Zucker
    Süßstoff

Mittagessen
2 Tostadas:
2 Tortillas (2 Brot)
    60 g abgetropftes gedünstetes
        Tatar (2 Fleisch)
    2 EL pikante Sauce
    ¼ Tasse geriebener Cheddar
        (1 Fleisch)

150 g gehackte Tomaten
    (1 Gemüse)
½ Honigmelone (2 Obst)

Abendessen
80 g Scaloppina vom Kalb
    (3 Fleisch, 1½ Gemüse, 1½ Fett,
    1½ Brot; 252 mg Natrium), siehe
    Seite 279
90 g gekochte Eiernudeln (2 Brot)
50 g gedämpfte grünen Bohnen
    (1 Gemüse)
30 g Romana-Salat mit
1 TL Essig-Öl-Vinaigrette (1 Fett)
1 8 cm langes Stück Baguette
    (1 Brot)
1 TL Diätmargarine (1 Fett)
100 g ungesüßte Birnen aus der
    Dose (1 Obst)

Zwischenmahlzeit
1 kleiner Apfel (1 Obst)

Frühstück
2 Kleiebrötchen
    (2 Brot, 1 Obst, 2 Fett; 400 mg
    Natrium), s. S. 270
2 TL Diätmargarine (2 Fett)
Rühreiersatz, entspr. 2 Eiern*
    (1 Fleisch), mit Pflanzenöl gebr.
½ frische Grapefruit (1 Obst)

*siehe Seite 249

Mittagessen
360 g gekochte Spaghetti (4 Brot)
250 ml Ital. Tomatensauce (3 Ge-
    müse; 40 mg Natrium), s.S. 289
2 8-cm-Stücke Baguette (2 Brot)
2 TL Diätmargarine (2 Fett)
1 kleiner frischer Pfirsich (1 Obst)

Abendessen
1 Portion Rindfleisch-Brokkoli-Ein-
    topf (4 Fleisch, 2 Gemüse, ½ Fett;
    544 mg Natrium), s.S. 282
50 g gekochter Reis (1½ Brot)
1 Orientalischer Salat
150 g gem. grüne Rohkost (1 Gem.)
80 g Mandarinen (1 Obst)
1 EL gesplitterte Mandeln (1 Fett)
1 EL Essig-Öl-Vinaigrette (1 Fett)
1 Portion Apfel-Hafer-Crisp (2 Obst,
    1 Br., ½ Fett; 80 mg Natr.), s.S. 286
250 ml fettarme Milch (1 Milch)

Zwischenmahlzeit
60 g Hüttenkäse (1 Fleisch)
100 g Birnen aus d. Dose (1 Obst)

Frühstück
250 ml ungesüßter Grapefruitsaft
(2 Obst)
100 g Haferflocken und Kleie
gemischt (2 Brot)
50 g frische Heidelbeeren (1 Obst)
250 ml fettarme Milch (1 Milch)
1 Scheibe Weizen-Vollkorntoast
(1 Brot)
1 TL Diätmargarine (1 Fett)

Mittagessen
2 Portionen natriumarme Meeres-
früchte-Quiche (1 Milch,
5 Fleisch, 750 mg Natrium),
siehe Seite 280
150 g gedämpfter Spargel
(1 Gemüse)
1 Portion Apfel-Waldorf-Salat

(1 Obst, 1 Fett; 76 mg Natrium),
siehe Seite 273
1 Weizen-Vollkornbrötchen (2 Brot)

Abendessen
2 Tacos:
2 Taco-Muscheln oder 2 Tortillas
oder 1 Scheibe Vollkornbrot
(1 Brot, 1 Fett)
60 g gedünstetes, gewürztes
Hühnergehacktes (2 Fleisch)
70 g gehackte Tomaten (½ Gemüse)
Einige Salatblätter, zerpflückt
Pikante Sauce
200 g gedämpfte Zucchini
(2 Gemüse)
250 g zuckerfreier Vanillepudding
(1 Milch) mit
½ Banane in Scheiben (2 Obst)
8 kleine Vanillewaffeln (2 Brot)

Frühstück
250 ml ungesüßter Orangensaft
(2 Obst)
2 große Weizen-Vollkornkekse
(2 Brot)
1 Scheibe Weizen-Vollkorntoast
(1 Brot)
1 TL Diätmargarine (1 Fett)
250 ml fettarme Milch (1 Milch)

Mittagessen
1½ Portionen Ricotta-Parmesan-
Torte (1½ Fett, 1 Gemüse, 2 Brot,
1½ Fleisch; 547 mg Natrium),
siehe Seite 283
2 10 cm lange Stücke Baguette
(2 Brot)

150 g gedämpftes gemischtes
Gemüse (2 Gemüse)
1 TL Diätmargarine (1 Fett)
½ Portion Truthahn-Obstsalat
(1 Fleisch, 1 Obst, ½ Gemüse;
75 mg Natrium), siehe Seite 275
12 große grüne Weintrauben
(1 Obst)

Abendessen
80 g natriumarmes Gebackenes
Huhn (3 Fleisch, ½ Brot, ½ Fett;
195 mg Natrium), siehe Seite 276
360 g Kartoffelbrei (3 Brot)
50 g gedämpfte grünen Bohnen
(1 Gemüse)
150 g frische Ananas (2 Obst)
2 TL Diätmargarine (2 Fett)

Frühstück

250 ml ungesüßter Grapefruitsaft
(2 Obst)
1 Brötchen (2 Brot) belegt mit
  1 kleinem Apfel in Scheiben
  (1 Obst) und
  2 EL geriebenem Cheddar
  (½ Fleisch)
45 g Kleieflocken (1 Brot)
20 g Haferflocken (1 Brot)
250 ml fettarme Milch (1 Milch)

Mittagessen

1 Huhnsalat-Sandwich:
  2 Scheiben Weizen-Vollkornbrot
  (2 Brot)
  60 g gedünstetes Hühnergehacktes (2 Fleisch)
  2 EL Mayonnaise, 50% Fett
  (2 Fett)
  35 g roher gestiftelter Sellerie
  (½ Gemüse)
6 kleine rohe Karotten (1 Gemüse)
1 kleine frische Birne (1 Obst)

Abendessen

110 g Shishkebab (4 Fleisch,
  3 Gemüse; 392 mg Natrium),
  siehe Seite 277
1 mittlere gebackene Kartoffel
  (2 Brot) mit
  1 EL saurer Sahne (1 Fett)
  2 TL ungesalzener Margarine
  (1 Fett)
  1 TL gehacktem Schnittlauch
80 g gedämpfter Brokkoli
  (1 Gemüse)
¼ Honigmelone (2 Obst)

Zwischenmahlzeit

250 g Magermilchjoghurt, natur
  (1 Milch)
125 g ungesüßte Himbeeren

Rezepte

Frühstück

Kleiebrötchen

Für 14 Brötchen	50 g Mehl (Typ 405)
1 Portion (1 Brötchen):	35 g Weizen-Vollkornmehl
Kalorien: 127	1 EL Backpulver
Cholesterin: 18 mg	½ TL Diätsalz
Fett: 5 g	60 g Zucker
Natrium: 165 mg	225 g Kleieflocken
Austauschraten: 1 Brot +	300 ml fettarme Milch
½ Obst +	1 Ei
1 Fett	60 ml Distelöl

Backofen auf 200 °C vorheizen. Mehl, Backpulver, Salz und Zucker gut mischen, beiseite stellen. Kleieflocken und Milch in einer großen Schüssel vermengen, 1-2 Minuten quellen lassen. Ei und Öl hinzufügen, gut schlagen, die Mehlmischung zugeben. Nur so lange rühren, bis alle Zutaten gut vermengt sind. Teig auf 14 gefettete Brötchenformen verteilen, etwa 18-20 Minuten backen.

Überbackener Toast französisch

Für 4 Portionen	4 steif geschlagene Eiweiß
1 Portion (1 Scheibe):	125 ml fettarme Kondensmilch
Kalorien: 215	1 TL Honig
Cholesterin: 2 mg	½ TL gemahlene Muskatblüte
Fett: 8 g	4 Scheiben Rosinenbrot
Natrium: 230 mg	Margarine zum Einfetten der Auf-
Austauschraten: 1 Fleisch +	laufform
1 Brot +	
½ Obst +	
⅛ Milch	

Backofen auf 180 °C vorheizen. Eine Auflaufform einfetten. Brotscheiben in die Form legen. Alle übrigen Zutaten in einer mittleren Schüssel vermischen und über den Brotscheiben verteilen. 25-30 Minuten backen, bis die Masse goldbraun ist. Sofort servieren.

Variante
Mit Fertigsirup oder selbstgemachtem Beerensirup (Seite 289) beträufeln.

Haferkleie-Vollkornbrötchen

Für 24 Brötchen
1 Portion (1 Brötchen):
    Kalorien: 66
    Cholesterin: 0 mg
    Fett: 1 g
    Natrium: 60 mg
    Austauschraten: ½ Brot +
              ½ Obst +
              ½ Fett

110 g Haferkleie
70 g Weizen-Vollkornmehl
2 EL Rosinen
1 EL Backpulver
125 ml fettarme Milch
125 ml ungesüßter Orangensaft
80 g (= 4 EL) Honig
2 EL Distelöl
3 Eiweiß

Backofen auf 220 °C vorheizen. Die trockenen Zutaten mischen, Milch, Orangensaft, Honig, Öl und Eiweiß hinzufügen, gut schlagen. Den Teig auf 24 kleine Brötchenformen verteilen. Backzeit 15 Minuten.

Pfannkuchen

Für 12 Pfannkuchen
1 Portion (1 Pfannkuchen):
    Kalorien: 98
    Cholesterin: 1 mg
    Fett: 1 g
    Natrium: 199 mg
    Austauschraten: 1 Brot +
              ⅙ Milch

135 g Haferflocken
500 ml Buttermilch
2 Eiweiß
70 g Weizen-Vollkornmehl
2 TL Backpulver
1 zerdrückte Banane

Haferflocken, Buttermilch und Eiweiß mischen, ½ Stunde bis 24 Stunden im Kühlschrank quellen lassen. Die restlichen Zutaten zugeben, den Teig nur so lange schlagen, bis alle Zutaten vermengt sind. In einer leicht geölten Pfanne bei starker Hitze von beiden Seiten braten.

Suppen

Gazpacho

Für 6 Portionen	1 l natriumarmer Tomatensaft
1 Portion (180 ml):	80 g ungeschälte gehackte Gurken
Kalorien: 60	40 g gehackte grüne Paprika
Cholesterin: 0 mg	100 g sehr fein gehackte Zwiebeln
Fett: 3 g	1 EL Olivenöl
Natrium: 24 mg	2 EL Weinessig
Austauschraten: 1½ Gemüse +	½ TL Pfeffer
½ Fett	1 TL getrockneter Oregano
	2 TL frisches gehacktes Basilikum
	1 zerdrückte Knoblauchzehe

Alle Zutaten mischen. Über Nacht im Kühlschrank ruhen lassen. Kalt servieren.

Minestrone

Für 8 Portionen
1 Portion (250 ml):
Kalorien: 100
Cholesterin: 0 mg
Fett: 1 g
Natrium: 170 mg
Austauschraten: 1 Brot +
1 Gemüse

1 gehackte Zwiebel
200 g gehackter Sellerie
800 ml selbstgemachter Gemüse-
fond oder natriumarme Brühe
7 geschälte Tomaten oder 550 g geschälte Tomaten aus der Dose*

750 ml Wasser
½ Bund gehackte Petersilie
1 Prise Pfeffer, 2 Lorbeerblätter
1 TL Oregano, 2 TL Basilikum
½ TL Rosmarin
1 zerdrückte Knoblauchzehe
70 g gehackte Karotten
100 g Zucchini in Würfeln
70 g gehackte grüne Paprika
30 g frischer Mais (tiefgekühlt)
200 g frische Champignons in
Scheiben
100 g Suppennudeln, ungekocht
60 g Kichererbesn aus der Dose,
ohne Sud
70 g gekochter Wirsingkohl

Zwiebel und Sellerie in Pflanzenöl glasig dünsten. Tomaten, Gemüsebrühe, Wasser, Kräuter und Gemüse hinzugeben, 30 Minuten simmern lassen. Suppennudeln, Kichererbsen und gekochten Wirsing hinzufügen, nochmals 10 Minuten bei mittlerer Hitze kochen lassen.

---

*Besonders natriumarme Variante
Bei Verwendung natriumarmer Tomaten aus der Dose reduziert sich der Natrium-gehalt einer Portion auf 57 mg.

Salate

Apfel-Waldorf-Salat

Für 4 Portionen
1 Portion:
  Kalorien: 90
  Cholesterin: 0 mg
  Fett: 4 g
  Natrium: 76 mg
  Austauschraten: 1 Obst +
               1 Fett

1 gehackter grüner Apfel
1 gehackter roter Apfel
1 EL frischer Zitronensaft
70 g gehackter Sellerie
1 EL grob gehackte Pecannüsse
60 g Magermilchjoghurt, natur
1 Prise gemahlener Zimt
1 Prise gemahlene Muskatnuß
2 EL Mayonnaise (50% Fett)
Salatblätter zum Garnieren

Äpfel mit Zitronensaft beträufeln, die restlichen Zutaten hinzufügen, vorsichtig mischen. Auf einem roten oder grünen Salatblatt servieren.

Kalter Nudelsalat

Für 4 Portionen
1 Portion:
  Kalorien: 240
  Cholesterin: 14 mg
  Fett: 7 g
  Natrium: 412 mg
  Austauschraten: 1½ Brot +
               ½ Fleisch +
               2 Gemüse +
               ½ Fett

500 g gekochte Nudeln
120 g Schafskäse (Feta)
80 ml italienisches Salatdressing*
100 g gehackte rote Zwiebeln
2 EL entsteinte schwarze Oliven in
  Scheiben
6-8 Cocktailtomaten, halbiert
600 g frischer Spinat ohne Stengel

Den Spinat auf einer Servierplatte verteilen. Alle übrigen Zutaten mischen und auf der Platte anrichten.

---

*Besonders natriumarme Variante
Fetakäse durch fettarmen Mozzarella und Dressing durch Essig-Öl-Vinaigrette ersetzen.
1 Portion: Kalorien: 265
          Cholesterin: 8 mg
          Fett: 10 g
          Natrium: 163 mg

Wildreissalat mit Huhn

Für 10 Portionen
1 Portion:
  Kalorien: 260
  Cholesterin: 30 mg
  Fett: 11 g
  Natrium: 250 mg
  Austauschraten: 1 Fleisch +
                    1 Brot +
                    1 Fett +
                    ½ Gemüse +
                    ½ Obst

50 g ungekochter brauner Langkornreis
15 g ungekochter Wildreis
625 ml Wasser
100 g Mayonnaise (50% Fett)
125 ml fettarme Milch
125 ml Zitronensaft
100 g kleingehackte Zwiebeln
1 TL gehackter Schnittlauch
340 g gekochtes Hühnerfleisch in Würfeln
225 g abgetropfte gehackte Kastanien
½ TL Currypulver
½ TL Pfeffer
250 g kernlose grüne Weintrauben, halbiert
70 g gehackte Nüsse (nach Belieben)
Salatblätter zum Garnieren

Reis mit dem Wasser zum Kochen bringen, bei geringer Hitze etwa 1 Stunde ausquellen lassen. Mayonnaise, Milch, Zitronensaft, Zwiebeln und Schnittlauch in einer großen Schüssel mischen. Hühnerfleisch, Kastanien, Curry und Pfeffer hinzufügen, gut mischen und den Reis zugeben. 2 Stunden im Kühlschrank ruhen lassen. Kurz vor dem Servieren die Weintraubenhälften unterheben. Auf Salatblättern anrichten und mit gehackten Nüssen garnieren (nach Belieben).

Thunfischsalat

Für 2 Portionen
1 Portion:
  Kalorien: 190
  Cholesterin: 65 mg
  Fett: 2 g
  Natrium: 707 mg
  Austauschraten: 2 Fleisch +
                  1 Milch

180 g natriumarmer Thunfisch, in
  Wasser eingelegt (Dose)
4 TL Joghurt-Mayonnaise (25%
  Fett)
4 TL Magermilchjoghurt, natur
2 gekochte Eier, gehackt
½ gehacktes eingelegtes Gurkenkraut (Borretsch)*
1 Prise Zwiebelpulver
1 Prise Pfeffer
1-2 EL gehackter Apfel (nach Belieben)

Alle Zutaten gut mischen.

---

*Besonders natriumarme Variante
Bei Verzicht auf eingelegtes Gurkenkraut reduziert sich der Natriumgehalt pro
Portion auf 225 mg.

Truthahn-Obstsalat

Für 4 Portionen
1 Portion:
  Kalorien: 185
  Cholesterin: 30 mg
  Fett: 4 g
  Natrium: 150 mg
  Austauschraten: ½ Fleisch +
                  2 Obst +
                  1 Gemüse

80 g Magermilchjoghurt, natur
1 EL Mayonnaise (50% Fett)
1 EL Honig
½ TL fein geriebene Orangenschale
⅛ TL Salz
60 g Truthahnfleisch, in Würfeln
150 g frische Erdbeeren, halbiert
1 kleine Banane, in dünne Scheiben
  geschnitten
70 g Sellerie in Scheiben
2 mittlere Orangen, in Schnitzen
  zerlegt
Einige Salatblätter

Die ersten fünf Zutaten zu einer Sauce mischen, beiseite stellen. Restliche
Zutaten in einer anderen Schüssel vorsichtig vermengen, die Sauce zugeben
und unterheben. Kalt stellen. Vor dem Servieren auf Salatblättern anrichten.

Hauptgerichte

Gegrillte Hühnerbrust mit Sesam

Für 4 Portionen
1 Portion:
  Kalorien: 265
  Cholesterin: 73 mg
  Fett: 11 g
  Natrium: 590 mg
  Austauschraten: 3½ Fleisch +
     ½ Obst +
     1 Fett +
     ½ Brot

125 ml ungesüßten weißen
  Traubensaft
60 ml natriumarme Sojasauce
60 ml trockener Weißwein
1 EL Sesamsamen
2 EL Distelöl
¼ TL Knoblauchpulver
¼ TL gemahlener Ingwer
1 TL flüssige Würze
450 g Hühnerbrustfilet (ohne Haut
  und Knochen)

Alle Zutaten außer dem Fleisch in einer flachen Schüssel mischen. Die Hühnerbrustfilets mit der Oberseite nach unten in die Marinade legen, im Kühlschrank 4 Stunden ziehen lassen. Filets aus der Marinade nehmen, 15 Minuten unter ständigem Drehen grillen. Wichtig: Fortlaufend mit der restlichen Marinade bestreichen.

Gebackenes Huhn

Für 6 Portionen
1 Portion:
  Kalorien: 262
  Cholesterin: 101 mg
  Fett: 11 g
  Natrium: 98 mg
  Austauschraten: 4 Fleisch +
     ½ Brot +
     ½ Fett

670 g Hühnerfleisch (ohne Haut und
  Knochen)
1 EL Distelöl
40 g weißes Mehl
1 TL Diätsalz
½ TL Paprika
¼ TL Geflügelgewürz
¼ TL Knoblauchpulver
⅛ TL Pfeffer
125 ml Wasser

Alles sichtbare Fett vom Hühnerfleisch entfernen. Mehl und Gewürze in einer Schüssel oder Papiertüte mischen. Fleischstücke nacheinander in der Mehlmischung wälzen, beiseite legen. Öl in einer stiellosen Bratpfanne erhitzen, Fleischstücke bei mittlerer Hitze 10-12 Minuten anbraten, bis sie hellbraun sind. Wasser hinzufügen, Deckel fest schließen und bei leichter Hitze 30 Minuten braten. Deckel entfernen, Temperatur erhöhen und die restliche Flüssigkeit verdampfen lassen. Fleisch noch 1-2 Minuten braten, bis es rotbraun ist.

Spanisches Huhn mit Reis

Für 2 Portionen
1 Portion:
  Kalorien: 421
  Cholesterin: 75 mg
  Fett: 12 g
  Natrium: 375 mg
  Austauschraten: 3½ Fleisch +
                2 Brot +
                2 Gemüse +
                1 Fett

2 TL Olivenöl
200 g gehackte Zwiebeln
80 g gehackte grüne Paprika
2 zerdrückte Knoblauchzehen
125 ml natriumarme Tomatensauce
  aus der Dose
80 ml Wasser
125 ml natriumarme Hühner-
  bouillon
¼ TL Kümmelpulver
1 Prise frisch gemahlener Peffer
170 g gekochtes Hühnerfleisch ohne
  Haut und Knochen
70 g gekochter Langkornreis
60 g gekochte Wachtelbohnen
1 EL frisch gehackte Petersilie

Das Öl in einer großen Stielkasserolle erhitzen; Zwiebeln, grüne Paprika und Knoblauch zugeben und bei leichter Hitze etwa 5 Minuten dünsten. Tomatensauce, Wasser, Bouillon und Gewürze beifügen, zum Kochen bringen. Hitze reduzieren und 5 Minuten simmern lassen; restliche Zutaten hinzufügen und kurz aufkochen.

Shishkebab

Für 4 Portionen
1 Portion:
  Kalorien: 257
  Cholesterin: 60 mg
  Fett: 9 g
  Natrium: 295 mg
  Austauschraten: 3 Fleisch +
                2 Gemüse

450 g mageres Lendenfleisch vom
  Rind, in große Würfel geschnitten
125 ml italienisches Salatdressing
125 ml Rotwein
8 Cocktailtomaten
½ mittlere Zwiebel, in 8 Würfel
  geschnitten
½ grüne Paprika, in 8 Würfel
  geschnitten
1 Zucchini, in 8 Würfel geschnitten
4 Spieße

Fleisch über Nacht in Salatdressing und Rotwein marinieren, einmal wenden. Gemüse und Fleisch gleichmäßig auf die Spieße verteilen. Über einem Holzkohlengrill oder im Backofen 10-15 Minuten auf jeder Seite braten, bis das Fleisch gar ist.

Gepfeffertes Kalbfleisch

Für 6 Portionen
1 Portion:
  Kalorien: 225
  Cholesterin: 58 mg
  Fett: 12 g
  Natrium: 208 mg
  Austauschraten: 2½ Fleisch +
    1 Gemüse +
    ½ Brot +
    ½ Fett

2 TL Olivenöl
1 zerdrückte Knoblauchzehe
500 g Kalbsschnitzel
¼ TL frisch gemahlener Pfeffer
1 mittlere Zwiebel, in Streifen
  geschnitten
2 grüne Paprika, in Streifen geschnitten
125 ml trockener Weißwein
125 ml Wasser
1 TL Rindfleischbouillon*
½ TL getrocknetes Basilikum
½ TL getrockneter Oregano
1½ TL Speisestärke
2 EL Wasser
12 Cocktailtomaten, halbiert

Alles sichtbare Fett vom Fleisch entfernen; Fleisch in 2½ cm dicke Streifen schneiden, mit Pfeffer bestäuben. Olivenöl in einer großen Stielpfanne erhitzen, Knoblauch darin glasig dünsten. Fleisch hinzufügen und anbraten. Die nächsten acht Zutaten der Liste zugeben, zum Kochen bringen. Deckel schließen, Hitze reduzieren und etwa 5 Minuten simmern lassen, bis das Gemüse gar ist (aber mit Biß). Speisestärke mit 2 Eßlöffel Wasser anrühren, in den Topf geben. Zum Kochen bringen und rühren, bis die Flüssigkeit leicht angedickt ist. Tomaten hinzufügen. Mit Nudeln oder Reis servieren.

---

*Besonders natriumarme Variante
Wenn die Rindfleischbouillon duch natriumarme Brühwürfel ersetzt wird, reduziert sich der Natriumgehalt pro Portion auf 50 mg.

Scaloppina vom Kalb

Für 4 Portionen
1 Portion:
  Kalorien: 290
  Cholesterin: 65 mg
  Fett: 15 g
  Natrium: 252 mg
  Austauschraten: 3 Fleisch +
    1½ Gemüse +
    1 Fett +
    1 Brot

220 g frische Champignons, in
  Scheiben
⅛ TL Pfeffer
125 ml trockener Weißwein
340 g Kalbsschnitzel
Diätsalz
2 EL Mehl
1 EL Olivenöl
300 g feingeriebene Zwiebeln
250 ml Hühnerbrühe

Pilze, Pfeffer und Wein in einer kleinen Stielpfanne ohne Deckel 10 Minuten simmern lassen, bis die Pilze gar sind. Schnitzel flach klopfen, mit Diätsalz würzen, in Mehl panieren. Olivenöl in einer großen Bratpfanne stark erhitzen. Zwiebeln hinzufügen und durch Schütteln verteilen. Schnitzel auf die Zwiebeln legen, 1-2 Minuten bei starker Hitze braten, bis das Fleisch braun wird. Wenden und nochmals 1-2 Minuten anbraten. Hitze reduzieren und das Fleisch weitere 1-2 Minuten simmern lassen. Wenden und die Pilzmischung zugeben. Temperatur für 3-5 Minuten erhöhen, um die Sauce einzukochen.
Variation: Scaloppina vom Truthahn; das Kalbfleisch durch Truthahnbrustfilets ersetzen.

Kräuter-Fischfilet mit Knoblauch
(Mikrowellen-Rezept)

Für 4 Portionen
1 Portion:
  Kalorien: 146
  Cholesterin: 47 mg
  Fett: 6 g
  Natrium: 202 mg
  Austauschraten: 3 Fleisch

1 EL Wasser
1 TL gehackte Orangenschale
½ TL getrockneter Rosmarin, im
  Mörser zerstoßen
¼ TL getrockneter Thymian, im
  Mörser zerstoßen
1 zerdrückte Knoblauchzehe
½ Bund gehackte Petersilie
340 g Fischfilet, in vier 1½ cm
  dicke Stücke aufgeteilt

Alle Zutaten außer der Petersilie und dem Fisch in einer Schüssel mischen und zugedeckt 1 Minute in der Mikrowelle auf stärkster Stufe erhitzen. Petersilie zufügen. Fischfilets in eine Auflaufform geben, dickste Teile nach außen. Gewürzmischung zugeben, mit Mikrowellenfolie abdecken und 5-7 Minuten auf stärkster Stufe kochen, bis sich der Fisch mit der Gabel lösen läßt. Während des Kochens die Form um 180 Grad drehen. Vor dem Servieren 3 Minuten ruhen lassen.

Meeresfrüchte-Quiche

Für 8 Portionen
1 Portion:
   Kalorien: 185
   Cholesterin: 70 mg
   Fett: 7 g
   Natrium: 475 mg
   Austauschraten: ½ Milch +
      2½ Fleisch

2 Eier
4 Eiweiß, sehr steif geschlagen
170 g vorgekochte Krabben
170 g Krabbenfleisch aus der Dose*
2 Stengel gehacktes Zwiebelgrün
100 g Champignons, in dünne
   Scheiben geschnitten
310 ml fettarme Kondensmilch
500 g gehackter fettarmer Mozzarella**
Margarine zum Einfetten der Auflaufform

Backofen auf 180 °C vorheizen. Eine Auflaufform ausfetten. Alle Zutaten mischen, in die Form geben und 30-60 Minuten backen, bis die Quiche fest und leicht braun ist.

---

*Besonders natriumarme Variante
Statt Krabbenfleisch aus der Dose weitere 170 g frische Krabben verwenden.
1 Portion: Kalorien: 169
       Cholesterin: 77 mg
       Fett: 5 g
       Natrium: 350 mg

** Fettarmer Mozzarella ist in der Bundesrepublik Deutschland nicht erhältlich. Um einen vergleichbaren Fettgehalt zu erzielen, können 250 g Mozzarella mit 250 g Magerquark gemischt werden.

Gemüseeintopf mit Krabben

Für 6 Portionen
1 Portion:
 Kalorien: 282
 Cholesterin: 106 mg
 Fett: 3 g
 Natrium: 291 mg
 Austauschraten: 2 Fleisch +
  1½ Brot +
  2 Gemüse

2 EL Halbfettmargarine
200 g in Würfel geschnittene Zwiebeln
70 g in Würfel geschnittener Sellerie
80 g in Würfel geschnittene grüne Paprika
1 zerdrückte Knoblauchzehe
450 ml natriumarme Tomatensauce aus der Dose
⅛ TL Pfeffer
¼ TL Chilipulver
¾ TL Diätsalz
450 g gekochte Krabben, gehackt
270 g gekochter Reis

Margarine in einer Stielkasserolle zerlassen. Gemüse und Knoblauch darin dünsten. Tomatensauce, Pfeffer, Chilipulver und Salz mischen, zum Gemüse geben und 15 Minuten simmern lassen. Gekochte Krabben hinzufügen und kurz durchziehen lassen. Auf gekochtem Reis servieren.

Teriyaki-Steak

Für 6 Portionen
1 Portion:
Kalorien: 280
Cholesterin: 76 mg
Fett: 10 g
Natrium: 472 mg
Austauschraten: 4 Fleisch +
  ½ Fett +
  ½ Gemüse

700 g mageres Lendensteak vom Rind
1 EL Olivenöl
60 ml salzarme Sojasauce
60 ml Ananassaft
2 EL Essig
1½ TL gemahlener Pfeffer
2 EL sehr fein gehackte grüne Zwiebel
1 zerdrückte Knoblauchzehe
1 EL Sherry zum Kochen

Das überschüssige Fett vom Fleisch entfernen. Steaks auf beiden Seiten diagonal leicht einritzen. Alle übrigen Zutaten in einer großen flachen Form mischen; Steaks gut mit der Marinade bedecken, zudecken, mindestens 4 Stunden, besser über Nacht im Kühlschrank ziehen lassen, mehrmals wenden. Steaks aus der Marinade nehmen, 5-7 Minuten auf jeder Seite 10-12 cm unter der Grillflamme braten. Zum Servieren in dünne Streifen quer zur Faserrichtung schneiden.
Variation: Kann auch über einem Holzkohlengrill zubereitet werden.

Rindfleisch-Brokkoli-Eintopf

Für 4 Portionen
1 Portion:
  Kalorien: 349
  Cholesterin: 76 mg
  Fett: 13 g
  Natrium: 736 mg
  Austauschraten: 4 Fleisch +
              2 Gemüse +
              ½ Fett

450 g Lendensteak
1 kg frischer Brokkoli
2 TL Distelöl
2 zerdrückte Knoblauchzehen
2 EL Wasser

Marinade
2 TL Reiswein (Sake) oder Sherry
  zum Kochen
½ TL Backpulver
2 EL salzarme Sojasauce
1½ TL Speisestärke
2 TL Distelöl
½ TL Zucker
½ TL gemahlener Ingwer

Sauce
2 TL Speisestärke
250 ml Rinderbouillon*
1 TL salzarme Sojasauce
¼-½ TL Pfeffer

Alles sichtbare Fett vom Fleisch entfernen, dann gegen die Faserrichtung in ca. ½ cm schmale Streifen schneiden. Alle Zutaten für die Marinade in einer Schüssel mischen, Fleischstreifen zugeben, gut verrühren und 20-30 Minuten ruhen lassen. Brokkoli säubern, in mundgerechte Stücke zerteilen, Stengel in 1,5 cm dünne Scheiben schneiden. Zutaten für die Sauce in einer kleinen Schüssel mischen, beiseite stellen. Eine große Bratpfanne oder einen Wok sehr stark erhitzen. Fleisch mit der Marinade hineingeben, so heiß wie möglich anbraten, bis die Streifen braun werden. Fleisch aus der Pfanne nehmen, beiseite stellen. 2 Teelöffel Distelöl in dieselbe Pfanne geben, Knoblauch und Brokkoli zufügen, bei starker Hitze 3-5 Minuten braten, bis das Gemüse knusprig ist. Wasser zugeben, Deckel fest schließen und weitere 3 Minuten bei mittlerer Hitze dämpfen. Deckel entfernen, Sauce zugeben, erhitzen, bis die Flüssigkeit brodelt. Fleisch zugeben, kurz erhitzen und sofort servieren.

---

*Besonders natriumarme Variante
Verwendung von natriumarmer Brühe reduziert den Natriumgehalt pro Portion auf 544 mg.

Ricotta-Parmesan-Torte

Für 8 Portionen
1 Portion:
  Kalorien: 250
  Cholesterin: 144 mg
  Fett: 12 g
  Natrium: 365 mg
  Austauschraten: 1 Fett +
        ½ Gemüse +
        1½ Brot +
        1 Fleisch

Teig
200 g Mehl (Typ 405)
3 EL heißes Wasser
1½ EL Distelöl
⅛ TL Salz

Füllung
1½ EL Margarine
400 g geriebene Schalotten
200 g gehackte Zucchini
70 g gehackte Karotten
2 zerdrückte Knoblauchzehen
140 g gekochter Langkornreis
250 g halbfetter Ricotta*
4 Eier (oder 8 Eiweiß)
3 EL geriebener Parmesan
⅛ TL Salz
⅛ TL frisch geriebener Pfeffer

Herstellung des Teigs

Mehl, Wasser, Öl und Salz in einer kleinen Schüssel mischen, mit den Händen zu einem kleinen Ball kneten. Der Teig sollte geschmeidig, aber nicht klebrig sein; wenn nötig, 1 Eßlöffel Wasser zugeben. Teig in Frischhaltefolie einschlagen, damit er nicht austrocknet, ruhen lassen.

Herstellung der Füllung

Margarine in einer großen beschichteten Kasserolle erhitzen, bis sie Blasen schlägt. Gemüse und Knoblauch zugeben und unter gelegentlichem Rühren etwa 3 Minuten dünsten, beiseite stellen und abkühlen lassen. Reis, Ricotta, 3 Eier, 2 Eßlöffel Parmesan, Salz und Pfeffer in einer großen Schüssel schlagen, bis die Masse geschmeidig ist. Gemüse zufügen.

Herstellung der Torte

Backofen auf 180 °C vorheizen. Teig zwischen zwei Blättern Butterbrotpapier zu einem dünnen Rechteck ausrollen, in eine ca. 25x16x5 cm große Backform heben, so daß die Teigenden leicht über den Rand hängen. Käsemischung mit einem Löffel auf dem Teig verteilen, Teigränder umschlagen, die Mitte der Torte unbedeckt lassen. In einer kleinen Schüssel das restliche Ei mit dem restlichen Parmesan schlagen, die ganze Torte damit bestreichen. Etwa 1 Stunde backen, bis die Torte hellbraun wird. Vor dem Servieren noch mindestens 15 Minuten ruhen lassen. Schmeckt auch lauwarm.

---

*Halbfetter Ricotta ist in der Bundesrepublik Deutschland im Handel nicht erhältlich. Um einen vergleichbaren Fettgehalt zu erzielen, können 125 g Ricotta mit 125 g Magerquark gemischt werden.

283

Würzige Bohnen-Enchiladas

Für 8 Portionen
1 Portion:
   Kalorien: 200
   Cholesterin: 3 mg
   Fett: 2 g
   Natrium: 354 mg
   Austauschraten: 1 Fleisch +
               2 Brot +
               ½ Gemüse

340 g getrocknete Wachtelbohnen
2 l Wasser
2 zerdrücke Knoblauchzehen
1 Lorbeerblatt
¾ TL Diätsalz
8 Portionen Würzige Tomatensauce,
  siehe Seite 289
½ TL Chilipulver
¼ TL Pfeffer
8 Mais-Tortillas, Durchmesser
  15 cm
Fett für die Backform
120 g geriebener fettarmer Cheddar
  (oder anderen fettreduzierten
  Schnitt- oder Hartkäse)
125 g Magermilchjoghurt, natur
2 EL gehacktes Zwiebelgrün
Salatblätter, in Streifen (nach
  Belieben)

Bohnen verlesen, waschen und mindestens 8 Stunden einweichen (Wasser soll 5 cm über den Bohnen stehen); abtropfen lassen. Backofen auf 180 °C vorheizen. Bohnen, 2 l Wasser, Knoblauch, Lorbeerblatt und Salz auf ein tiefes Backblech oder in einen flachen Bräter geben, im Backofen zum Kochen bringen, mit Alufolie abdecken und 1½ Stunden kochen lassen, bis die Bohnen gar sind. Abtropfen lassen, Lorbeerblatt entfernen. Bohnen zerstampfen, die Hälfte der Tomatensauce, Chilipulver und Pfeffer zugeben, gut verrühren. Die Bohnenmasse auf die Tortillas geben, zusammenrollen und in eine ausgefettete rechteckige Backform (30x24x5 cm) legen. Restliche Tomatensauce darüber verteilen, zudecken und 20 Minuten backen. Mit Käse bestreuen und nochmals ohne Deckel 5 Minuten überbacken. Auf jede Portion 1 Teelöffel Joghurt geben und mit gehackten Zwiebeln bestreuen. Mit Salatblättern garnieren (nach Belieben).

Hinweis: Wenn die Tortillas zu hart sind oder sich nicht aufrollen lassen, hilft kurzes Dämpfen: Zwei bis drei Tortillas auf einen großen Teller legen, zudecken und den Teller 2-3 Minuten auf einen Topf mit kochendem Wasser stellen.

Gefüllte Muscheln

Für 7 Portionen
1 Portion:
   Kalorien: 320
   Cholesterin: 55 mg
   Fett: 9 g
   Natrium: 150 mg
   Austauschraten: 2 Brot +
      3 Gemüse +
      1 Fleisch +
      ½ Fett

250 g Muscheln (21 Stück), nach
   Packungsaufschrift kochen
300 g tiefgekühlter Spinat
1 EL gehackte Zwiebeln
2 TL Diätmargarine
2 Eiweiß, steif geschlagen
160 g halbfetter Ricotta*
50 g geriebener Parmesan
1 TL gemahlene Muskatnuß
6 Portionen Frische Tomatensauce,
   siehe Seite 288

Backofen auf 180°C vorheizen. Spinat auftauen, ausdrücken. Zwiebeln in der Margarine glasig dünsten, Spinat hinzufügen, ziehen lassen. Eischnee, Ricotta, Parmesan, Muskatnuß und Spinatmasse mischen. Die Hälfte der Masse in einer Auflaufform verteilen. Muscheln mit der Käse-Spinat-Masse füllen, in die Form geben und mit der restlichen Masse überziehen. Etwa 30 Minuten backen.

---

*siehe Seite 283: 80 g Ricotta und 80 g Magerquark

Vegetarische Lasagne

Für 8 Portionen
1 Portion:
   Kalorien: 350
   Cholesterin: 50 mg
   Fett: 11 g
   Natrium: 350 mg
   Austauschraten: 2 Brot +
      2 Fleisch +
      2½ Gemüse +
      ½ Fett

1 große gehackte Zwiebel
2 zerdrückte Knoblauchzehen
100 g Champignons, in Scheiben
4 Auberginen (Zucchinis), in
   Würfeln
220 g Lasagnenudeln, gekocht
6 Portionen Frische Tomatensauce,
   siehe Seite 288
500 g Hüttenkäse
220 g halbfetter Mozzarella*
50 g geriebener Parmesan
1 EL Distelöl

Backofen auf 180°C vorheizen. Zwiebeln und Knoblauch in Öl glasig dünsten, Pilze und Gemüse zugeben. Nudeln kochen. Das Gemüse mit der Tomatensauce mischen. Mozzarella mit zwei Dritteln Parmesan mischen. Die Hälfte der Nudeln in eine rechteckige Auflaufform füllen, die Hälfte der Gemüsemischung verteilen, dann die Käsemischung; Vorgang wiederholen; Zum Schluß restliche Käsemischung und restlichen Parmesan darübergeben. 45 Minuten backen.

---

*siehe Seite 280: 110 g Mozzarella und 110 g Magerquark

Beilagen

Apfel-Hafer-Crisp

Für 4 Portionen
1 Portion:
  Kalorien: 165
  Cholesterin: 0 mg
  Fett: 3 g
  Natrium: 80 mg
  Austauschraten: 1 Brot +
                  2 Obst +
                  ½ Fett

Obst
3 kleine Äpfel, entkernt und in
  Scheiben geschnitten
130 g ungesüßtes Apfelmus
1½ TL Zitronensaft
½ TL geriebene Zitronenschale
1 TL Zucker
¼ TL gemahlener Zimt

Überzug
30 g Instant-Haferflocken (schnell-
  kochend)
2 EL Weizen-Vollkornmehl
2 EL brauner Zucker
2 TL gemahlener Zimt
1½ EL Diätmargarine

Backofen auf 180 °C vorheizen. Alle Obstzutaten in einer Porzellan- oder Glas-schüssel (kein Aluminium!) mischen. In eine runde Backform (24 cm Durchmes-ser) füllen. Haferflocken, Mehl, braunen Zucker und Zimt in einer kleinen Schüssel vermengen. Margarine in Stückchen zufügen, mit einem Schneebesen schlagen, bis die Masse krümelig ist. Diese über dem Apfelmus verteilen und alles 35-40 Minuten backen. Die Äpfel sollten weich und der Belag leicht braun sein.

Nach Belieben
Jede Portion mit 125 ml eisgekühlter Milch übergießen.
Pro Portion Apfel-Hafer-Crisp mit Milch:
Kalorien: 260
Cholesterin: 13 mg
Fett: 6 g
Natrium: 145 mg
Austauschraten: Milch +
                  1 Brot +
                  2 Obst +
                  ½ Fett

Fruchtcreme

Für 4 Portionen
1 Portion:
  Kalorien: 100
  Cholesterin: 4 mg
  Fett: 0 g
  Natrium: 85 mg
  Austauschraten: 1½ Milch

220 g Fruchtcocktail, ungezuckert,
  aus der Dose, gut gekühlt
250 ml Magermilch
60 g Magermilchpulver
60 g Magermilchjoghurt, natur
½ TL Vanille
3-4 große Eiswürfel (aus 120 ml
  Wasser)
1 Prise gemahlener Zimt
Süßstoff (nach Belieben)

Alle Zutaten bis auf die Eiswürfel und den Zimt im Mixer zu einer Paste verrühren. Eiswürfel zugeben, zerkleinern, bis die Masse wieder geschmeidig ist. Mit Zimt bestreuen und sofort servieren.

Italienisches Risibisi

Für 8 Portionen
1 Portion:
  Kalorien: 134
  Cholesterin: 3 mg
  Fett: 2 g
  Natrium: 206 mg
  Austauschraten: 1½ Brot +
      ½ Fett

2 Tassen Wasser
1 EL Diätmargarine
1 kleine gehackte Zwiebel
300 g tiefgekühlte Erbsen
500 ml Wasser
70 g ungekochter Langkornreis
1 TL gekörnte Hühnerbrühe*
25 g geriebener Parmesan

Die Zwiebel in der Margarine glasig dünsten. Restliche Zutaten bis auf den Käse zugeben und unter gelegentlichem Rühren zum Kochen bringen. Zudecken und 15 Minuten simmern lassen. (Deckel nicht öffnen oder umrühren!) Von der Herdplatte nehmen. Reis vorsichtig mit einer Gabel lockern; zudecken und 5-10 Minuten dämpfen. Vor dem Servieren den Käse vorsichtig mit einer Gabel unterziehen.

---

*Besonders natriumarme Variante
Bei Verwendung eines natriumarmen Brühwürfels reduziert sich der Natriumgehalt pro Portion auf 87 mg.

Französischer Kartoffelgratin

Für 6 Portionen
1 Portion:
  Kalorien: 100
  Cholesterin: 0 mg
  Fett: 0 g
  Natrium: 5 mg
  Austauschraten: 2 Brot

Fett für die Auflaufform
500 g mittelgroße Kartoffeln, in
  dünne Scheiben geschnitten
1 Bund gehackter Schnittlauch
3 EL gehackte Petersilie
½ TL Pfeffer
½ TL Paprika
1 TL gehackter Rosmarin

Backofen auf 180 °C vorheizen. Ein Drittel der Kartoffeln in eine runde, gefettete Auflaufform (26 cm Durchmesser) geben. Ein Drittel der Kräuter und Gewürze über die Kartoffeln streuen. Vorgang wiederholen, bis alle Zutaten verbraucht sind. Mit Deckel oder Alufolie abdecken. Etwa 45 Minuten backen.

Saucen

Frische Tomatensauce

Für 6 Portionen
1 Portion:
  Kalorien: 100
  Cholesterin: 0 mg
  Fett: 3 g
  Natrium: 10 mg
  Austauschraten: 2½ Gemüse +
    ½ Fett

½-1 zerdrückte Knoblauchzehe
1 EL Olivenöl
2 kg frische italienische Tomaten
  (Eiertomaten), in kleine Stücke
  geschnitten
1 kleine gehackte Zwiebel
½ gehackte Paprikaschote, ohne
  Samen
½ TL Diätsalz
½ gehackte grüne Paprika (nach
  Belieben)
Tabascosauce (nach Belieben)

Knoblauch in Olivenöl leicht bräunen. Tomaten, Zwiebel, Paprikaschote, Salz und Paprika hinzufügen. Bei hoher Temperatur kochen, bis die Tomaten weich sind, Hitze reduzieren und 20 Minuten simmern lassen. Nach Belieben mit Tabascosauce abschmecken. Verwendung nach Bedarf.

Italienische Tomatensauce

Für 14 Portionen
1 Portion:
  Kalorien: 40
  Cholesterin: 0 mg
  Fett: 0 g
  Natrium: 150 mg
  Austauschraten: 1½ Gemüse

800 g gehackte italienische Tomaten aus der Dose
1 TL getrocknetes Basilikum
½ TL getrockneter Oregano
170 g Tomatenmark*
1 Lorbeerblatt
10 zerdrückte Knoblauchzehen
½ TL Pfeffer

Alle Zutaten in einem schweren Saucentopf etwa 2 Stunden simmern lassen.

---

*Besonders natriumarme Variante
Bei Verwendung natriumarmen Tomatenmarks reduziert sich der Natriumgehalt pro Portion auf 20 mg.

Würzige Tomatensauce

Für 8 Portionen
1 Portion:
  Kalorien: 28
  Cholesterin: 0 mg
  Fett: 0 g
  Natrium: 340 mg
  Austauschraten: 1 Gemüse

450 ml natriumarme Tomatensauce aus der Dose
100 g gehackte grüne Pfefferpaprika aus dem Glas
1 zerdrückte Knoblauchzehe
3 Stengel gehacktes Zwiebelgrün
2 TL Chilipulver
1 TL Kümmelpulver
¼ TL getrockneter Oregano

Alle Zutaten etwa 5 Minuten in einem schweren Saucentopf ohne Deckel simmern lassen.

Beerensirup

Für 8 Portionen
1 Portion:
  Kalorien: 20
  Cholesterin: 0 mg
  Fett: 0 g
  Natrium: 0 mg
  Austauschraten: ½ Obst

400 g frische Beeren (Heidelbeeren, Erdbeeren, Himbeeren)
2 EL Ananassaftkonzentrat
½ TL Vanille

Beeren im Mixer zerkleinern, in einem schweren Saucentopf aufkochen und 25-30 Minuten simmern lassen. Kalt servieren.

10

Beobachten Sie Ihre Reaktionen – und lernen Sie zu entspannen

Jeder Mensch reagiert auf starke Streßsituationen mit Anspannung, Besorgnis und Angst. Das ist völlig normal. Aber nicht bei jedem Menschen steigt in solchen Situationen auch der Blutdruck. Bei manchen Menschen erhöht sich der Blutdruck, wenn überhaupt, nur wenig, wenn sie unter emotionalen Druck geraten. Andere bemerken einen leichten Anstieg bis zu 140/90 mm Hg (leichter Bluthochdruck). Und wieder andere, die man auch als »vaskuläre Reaktionstypen« bezeichnen könnte, erleben einen steilen Anstieg ihres Blutdrucks, in Extremfällen bis zu 200/110 mm Hg.

Wie bereits in Kapitel 3 ausführlich dargestellt, gibt es eindeutige Beweise dafür, daß Menschen, die unter Dauerstreß leben und arbeiten, sehr viel stärker hochdruckgefährdet sind als Menschen, die sich in einer ruhigen Umgebung aufhalten. Und gerade die »vaskulären Reaktionstypen« scheinen am stärksten gefährdet zu sein.

Die Ausdehnung der Blutgefäße während der wiederkehrenden Perioden hohen Blutdrucks fordern letztendlich ihren Tribut: Die Muskeln der Gefäßwände verdicken, das Gewebe an der Innenwand der Blutgefäße vernarbt, so daß sich dort leicht Fett, Kalk und andere Stoffe ablagern können. Im Endeffekt kommt es dadurch zu einer Erhöhung des Gefäßwiderstands und damit zu andauerndem Bluthochdruck.

Wie der einzelne Mensch auf Streß reagiert, ist wahrscheinlich vor allem genetisch bedingt. So wird zum Beispiel angenommen, daß manche Menschen ein im Vergleich zu anderen besonders empfindliches sympathisches Nervensystem haben. Auch angeborene Probleme bei der Natriumausscheidung können möglicherweise zum Entstehen von Bluthochdruck beitragen.

Darauf weist auch eine Studie des Hochdruckforschers K.C. Light aus dem Jahr 1983 hin, über die die Zeitschrift *Sciene* berichtete.

Light kam zu dem Ergebnis, daß Streß bei Kindern von Hochdruckkranken zu Störungen der Natriumausscheidung führen kann.

So ging beim Großteil der ausschließlich männlichen Teilnehmer der Studie, deren Eltern an Bluthochdruck litten, nach einer Stunde emotionalen Streßes die Natriumausscheidung zurück. Eine solche Verlangsamung führt aber automatisch zu einem Anstieg des Natriumgehalts im Blut, damit zu einem Anstieg der Blutmenge – und gleichzeitig zu einem Anstieg des Blutdrucks.

Bei den Teilnehmern, deren Eltern normalen Blutdruck aufwiesen, führte Streß dagegen zu einer Erhöhung der Natriumausscheidung. Eine Beschleunigung bewirkt in der Tendenz jedoch eine Verringerung des Blutvolumens und schützt damit vor Bluthochdruck.

Ferner wurde bei den Studienteilnehmern mit der niedrigsten Natriumausscheidung während der Streßstunde die höchste Beschleunigung des Herzschlags gemessen. Auch dieses Ergebnis ist sehr interessant, weil die Pumpleistung des Herzens ebenfalls ein wichtiger Regulationsmechanismus des Blutdrucks ist.

Fassen wir zusammen: Die Blutdrucksteigerungen bei den Studienteilnehmern sind zurückzuführen 1. auf die Erhöhung des Blutvolumens aufgrund der verlangsamten Natriumausscheidung und 2. der Erhöhung des Herzschlags. Und weiter: Die Störungen der Natriumausscheidung und die starke Erhöhung des Herzschlags in Streßsituationen scheinen beide angeboren oder genetisch bedingt zu sein.

Das heißt jedoch nicht, daß ein Mensch, der solche Anlagen geerbt hat, auch ein Leben lang unter Bluthochdruck leiden muß. Denn es gibt eine Menge wirksamer Methoden, um mit den Folgen von Streß fertig zu werden: 1. Entspannungstechniken und 2. Umstellung der Lebensgewohnheiten.

Entspannungstechniken
gegen Streß

Eine Reihe von Studien haben gezeigt, daß verschiedene Entspannungstechniken wie Meditation, Biofeedback und Muskelentspannungsverfahren sowohl den diastolischen als auch den systolischen Druck verringern helfen – zumindest zeitweise. So beispielsweise eine Untersuchung des Hochdruckforschers Chandra Patel

und zwei seiner Kollegen aus dem Jahr 1981, deren Ergebnisse das *British Medical Journal* veröffentlichte.

Patel und seine Kollegen stellten fest, daß eine achtwöchige Entspannungstherapie, unterstützt durch Biofeedback, den durchschnittlichen systolischen Blutdruck von mehr als 160 mm Hg auf 142 mm Hg und den diastolischen von 100 mm Hg auf weniger als 90 mm Hg senken konnte.

In einer späteren Untersuchung aus dem Jahr 1988, über die das *British Medical Journal* ebenfalls berichtete, kamen Patel und Michael Marmot zu ähnlichen Ergebnissen: Nach einer einjährigen Entspannungstherapie sank der durchschnittliche systolische Druck bei den untersuchten Patienten um mehr als 12 mm Hg im Vergleich zu Kontrollpersonen ohne Behandlung. Auch der diastolische Druck ging bei den behandelten Studienteilnehmern verglichen mit der Kontrollgruppe um mehr als 4 mm Hg zurück.

Entspannungstechniken wirken aber auch zusammen mit blutdrucksenkenden Medikamenten. So untersuchte Rolf G. Jacob gemeinsam mit fünf Kollegen den Einfluß von Entspannungstherapien bei gleichzeitiger Einnahme eines Betablockers (100 mg Atenolol pro Tag) und eines Diuretikums (50 mg Chlortalidon pro Tag). Wie die *Archives of Internal Medicine* 1986 berichteten, fanden die Forscher heraus, daß Entspannungstechniken langfristig hilfreich sind, und zwar unabhängig von der medikamentösen Therapie. Außerdem stellten sie fest, daß Entspannungstherapien offensichtlich die Wirkungen der gleichzeitig verabreichten Medikamente verstärken, ganz besonders die des Diuretikums.

Aber warum? Eine endgültige Erklärung fanden die Forscher nicht. Sie vermuten jedoch, daß die Entspannungstechniken die Wirkung des Entwässerungsmittels auf die Nieren und das sympathische Nervensystem potenzieren. Allerdings ist ein entsprechender biologischer Mechanismus noch nicht gefunden.

Es gibt jedoch auch eine ganze Reihe skeptischer Hochdruckexperten. Sie meinen, daß Entspannungstherapien beim »durchschnittlichen« Hypertoniepatienten nur »bescheidene« Erfolge erzielt. Auch halte die Wirkung in vielen Fällen nur kurze Zeit an.

Andererseits berichten hochmotivierte Patienten immer wieder, daß sie mittels regelmäßiger Entspannungsübungen ihren Blutdruck erheblich senken konnten. Diese Menschen haben zudem entdeckt, daß Entspannungstherapie für sie eine Schlüsselrolle bei der Kontrolle von Bluthochdruck ohne Medikamente spielen kann.

Im allgemeinen empfehle ich deswegen jedem Hochdruckpatienten Entspannungstraining. Denn auch nach meiner Erfahrung ist es nicht ungewöhnlich, daß regelmäßiges und sorgfältiges Training sowohl den diastolischen als auch den systolischen Blutdruck um 10 oder mehr mm Hg senken kann.

Wer sich für eine Entspannungstherapie interessiert, kann zwischen einer ganzen Reihe von Verfahren wählen. Einige Therapien, etwa das Biofeedback, sind für den Hausgebrauch ungeeignet, weil sie teure und komplizierte technische Geräte erfordern. Die folgende Methode jedoch, die einige Ansätze vereint, einschließlich des klassischen »Relaxation-Response«-Ansatzes von Herbert Benson von der Harvard Medical School, ist jederzeit einfach anzuwenden. Sie hat schon vielen Menschen geholfen.

▷ Suchen Sie sich einen ruhigen Raum; setzen Sie sich auf den Boden, Rücken gerade, Beine ausgestreckt, Augen geschlossen und Arme locker und bequem im Schoß liegend.

▷ Konzentrieren Sie sich etwa eine Minute lang darauf, alle Muskeln Ihres Körpers zu entspannen. Beginnen Sie mit den Füßen: anspannen und dann lockerlassen. Arbeiten Sie sich dann langsam über Beine, Bauch, Genick, Schultern bis zu den Armen und Händen vor.

▷ Atmen Sie die nächsten zehn Minuten ganz ruhig und regelmäßig. Suchen Sie sich ein Schlüsselwort (oder einen Schlüsselsatz), bei dem Sie sich wohl und sicher fühlen. Wiederholen Sie Ihr Schlüsselwort bei jedem Ausatmen. Übrigens wählen viele Menschen religiöse Begriffe.

▷ Wenn Gedanken von außen diese Entspannungsübung zu stören beginnen (was sie immer wieder tun werden), nicht dagegen ankämpfen. Schieben Sie die Störenfriede sanft beiseite und kehren Sie zu Ihrem Schlüsselwort zurück.

▷ Wer diese Entspannungsübung regelmäßig ein- bis zweimal am Tag sorgfältig ausübt, wird wahrscheinlich darüber erstaunt sein, was mit seinem Blutdruck geschieht.

▷ Eine andere Möglichkeit ist, was Benson die »Minimeditation« nennt. Dabei machen Sie mehrmals täglich kurze Schlüsselwort-Atemübungen. Wenn Sie nur wenig Zeit haben, können auch schon einige Sekunden dafür genügen. Wichtig: Diese Minimeditation kann die längere Entspannungsübung nicht ersetzen, sie ist nur eine Ergänzung.

Wie bereits erwähnt, hilft diese Entspannungstechnik nicht jedem Patienten, möglicherweise trifft das auch auf Sie zu. Andererseits hat sie aber schon vielen Patienten geholfen, und sie hilft möglicherweise auch Ihnen. Deswegen: Warum nicht einen Versuch wagen?

Neuer Umgang mit dem Alltagsstreß

Wenn Sie den Streß in Ihrem Leben in den Griff bekommen wollen, sind Entspannungsübungen, wie im vorigen Abschnitt beschrieben, natürlich der erste Schritt. Anschließend sollten Sie aber auch lernen, Ihrem alltäglichen Streß anders als bisher zu begegnen. Im folgenden finden Sie dazu ein ganz einfaches Programm zu seiner Kontrolle, das auf den Arbeiten von Chandra Patel und anderen Hypertonieforschern basiert.

Schritt 1: Wann ist Ihr Streß am größten? Möglicherweise kennen Sie diese Zeiten schon ziemlich genau, weil Sie sich dann ängstlicher und hilfloser fühlen als sonst.

Ein Blutdruckmesser kann Ihnen jetzt gute Dienste leisten. Messen Sie, wenn möglich, Ihren Blutdruck vor, während und nach den typischen Streßsituationen. Natürlich können Sie das Gerät nicht während einer Konferenz oder einem Kundengespräch auf den Tisch stellen. Aber während eines anstrengenden Telefongesprächs in Ihrem Büro können Sie sicher Ihren Blutdruck überprüfen.

Versuchen Sie folgende Fragen zu beantworten, wenn Sie Ihre augenblickliche Gefühlslage überdenken und/oder Ihren Blutdruck messen:

▷ Ist der Streß am größten, wenn Sie telefonieren, eine Geschäftsverhandlung oder ein Kundengespräch führen?
▷ Wie fühlen Sie sich bei Gesprächen mit Ihrem Chef oder bei Vorträgen, die Sie vor Kollegen oder Kunden halten müssen?
▷ Hat Ihre Anspannung mit fremden Menschen zu tun, etwa bei Verhandlungen mit neuen Kunden? Oder mit Reisevorbereitungen? Oder mit dem Wiedereinstieg in Ihren beruflichen Alltag nach mehrtägiger Abwesenheit?

Mehrere Forscher haben festgestellt, daß viele Menschen den größten Streß außerhalb ihrer Arbeitsstelle empfinden – etwa bei der Autofahrt zum Büro oder wieder nach Hause; beim Warten an der Ampel; bei Bahn- oder Flugreisen; aber auch im Wartezimmer ihres Zahnarztes. Andere empfinden das Zusammensein mit ihrer Frau oder den Kindern als stärkste Belastung, und wieder andere fühlen sich bei öffentlichen Veranstaltungen unter großem Druck.

Was immer auf Sie zutrifft, machen Sie sich genaue Notizen über die Art der Situation und die Tageszeit. So werden Sie nicht mehr überrascht, können sich besser vorbereiten und dem Druck mit größerem Gleichmut begegnen.

Schritt 2: Entwickeln Sie eine Strategie, um die schwierigen Tageszeiten in den Griff zu bekommen.

Vielen Menschen hilft schon eine kleine Entspannungsübung kurz vor und nach dem problematischen Augenblick (zum Beispiel eine Minimeditation). Wenn Sie etwa ein schwieriges Telefongespräch führen müssen, nehmen Sie sich vorher noch eine Minute Zeit. Entspannen Sie Ihre Muskeln, konzentrieren Sie sich auf Ihre Atmung, und wiederholen Sie in Gedanken Ihr Schlüsselwort. Erst dann zum Hörer greifen. Und sofort nach dem Gespräch die Übung wiederholen.

Wenn Sie diese Technik regelmäßig anwenden, werden Sie vermutlich mit dem Ergebnis sehr zufrieden sein. Denn viele Menschen stellen plötzlich fest, daß sie sich ruhiger fühlen, leichter mit streßbeladenen Begegnungen fertig werden – und bessere Blutdruckwerte erzielen.

Schritt 3: Führen Sie Ihre Entspannungsübungen auch während plötzlicher Streßsituationen durch.

Oft sind anstrengende, blutdrucksteigernde Begegnungen nicht vorhersehbar. In solchen Augenblicken – und selbst wenn Sie das Ereignis auf sich zukommen sehen – kann es helfen, wenn Sie Ihre Augen für einige Sekunden schließen, sich auf eine regelmäßige Atmung konzentrieren und Ihr Schlüsselwort lautlos wiederholen. Auch wenn Sie nur ein- oder zweimal tief durchatmen, reduziert sich der Streß.

Schritt 4: Schützen Sie sich vor dem alltäglichen Streß.

Wenn Sie zum Beispiel vor einem unangenehmen Gespräch

stehen, versetzen Sie sich in Gedanken einfach in ein anderes Büro oder in ein Flugzeug, das gerade über der Stadt kreist, oder auch an einen ruhigen und sonnigen Strand.

Oft hilft auch ein kurzes Selbstgespräch: »Das ist doch alles gar nicht so wichtig. Es ist einfach überflüssig, daß ich mich über dieses kleine Problem so aufrege, wo es doch sowieso gleich gelöst ist.«

Mit dieser Distanz wird Ihnen der tägliche Druck viel weniger ausmachen. Bei genauerer Betrachtung werden Sie nämlich feststellen, daß es so gut wie nichts in Ihrem Alltag gibt, das große Befürchtungen, Ärger und Anspannung rechtfertigen würde.

Natürlich sind Ärger und Besorgnis bis zu einem gewissen Grad für stark engagierte und ambitionierte Menschen unvermeidbar. Wenn aber diese Gefühle einen Menschen krankmachen, lähmen oder grenzenlos aufregen, dann sind diese Konsequenzen unannehmbar. Auch wird der Mensch bald selbst feststellen, daß er in diesem Zustand seinen Aufgaben nicht mehr gewachsen ist – was wiederum seinen Blutdruck in die Höhe treiben wird.

Herauszufinden, wie man auf Streß reagiert, ist ein sehr schwieriges persönliches Unterfangen. Manche Menschen besitzen die Fähigkeit und Disziplin, mit Entspannungsmethoden eine Gegenstrategie zu entwickeln. Andere nicht. Und einigen kann überhaupt keine Entspannungstechnik helfen. Die meisten aber werden feststellen, daß systematisch geübte Entspannung ein wirksames Instrument zur Kontrolle von Bluthochdruck ist.

Die Schlüsselfrage ist einfach: Sind Sie willensstark genug, um der Verpflichtung regelmäßigen Entspannungstrainings nachzukommen und Ihren Lebensstil zu verändern? Denn diese Disziplin ist Voraussetzung, wenn Sie wirklich die Folgen des Stresses in Ihrem Leben minimieren wollen. Und vergessen Sie nicht, was ich bereits mehrfach betont habe: Regelmäßiger Ausdauersport ist das beste und natürlichste Beruhigungsmittel.

11

Die sekundäre Hypertonie

In vielerlei Hinsicht ist Bluthochdruck eine ziemlich mysteriöse Erkrankung. Letztendlich werden 90 bis 95 Prozent aller Hochdruckbeschwerden als »primäre« oder »essentielle« Hypertonie eingestuft. Das bedeutet, daß eine zugrundeliegende organische Ursache nicht gefunden werden konnte. In der medizinischen Fachsprache bedeutet das, die Ätiologie der Erkrankung ist unbekannt. Mit diesen Fällen haben wir uns in den vorangegangenen Kapiteln ausführlich beschäftigt.

Bei fünf bis zehn Prozent aller Hypertoniepatienten ist jedoch die genaue Ursache für den Bluthochdruck bekannt. Ihre Beschwerden sind Ergebnis oder Begleitsymptom anderer Erkrankungen, aber auch der Lebensgewohnheiten. In solchen Fällen spricht die Medizin von einer »sekundären Hypertonie«. Ihre Ursachen können sein:

▷ Einnahme der Pille
▷ Schwangerschaft
▷ Nierenfunktionsstörungen und -erkrankungen
▷ Hormonstörungen
▷ akute Streßreaktionen
▷ Operationen
▷ Einnahme von Drogen wie Amphetamine, Heroin und Kokain
▷ Medikamentenmißbrauch, etwa Phenylpropanolamin-haltiger Arzneimittel
▷ Gehirntumor
▷ akuter Schlaganfall
▷ Kopfverletzungen

Beim erstenmal sollte der Arzt immer erst abklären, ob nicht Anzeichen für eine sekundäre Hypertonie vorliegen. Erst wenn solche nicht zu finden sind, wird er zu den bereits beschriebenen Behandlungsformen für den primären Bluthochdruck greifen.

Im folgenden finden Sie einen kurzen Überblick über die häufig-

sten Ursachen von sekundärem Bluthochdruck einschließlich der möglichen Therapien.

Erkrankungen der Nieren

Bei bis zu fünf Prozent aller Hypertoniepatienten sind Nierenerkrankungen die Ursache für Bluthochdruck; denn Verletzungen, bleibende Schädigungen oder Erkrankungen können die Aufgabe der Nieren, Natrium und Flüssigkeit auszuscheiden, beeinträchtigen. In solchen Fällen kann es zu einer starken Speicherung von Natrium und Flüssigkeit kommen, wodurch das Blutvolumen steigt und den Druck auf die Blutgefäße immens erhöht.

Bei einem anderen Typ – man könnte hier fast von einer »Waswar-zuerst-Situation: Henne oder Ei?« – sprechen, erleiden Patienten mit schwerem Bluthochdruck auch noch Nierenschäden. In solchen Fällen mag der Bluthochdruck die Ursache der Nierenschäden sein, umgekehrt verschlimmern aber die Nierenstörungen auch wieder den Bluthochdruck. Es könnte aber auch sein, daß die Nierenstörungen zuerst auftraten – oft ist das kaum feststellbar.

In einem weiteren relativ häufigen Fall verursachen Zysten in der Niere (sogenannte polyzystische Nieren) bleibende Schäden, die den Bluthochdruck verursachen.

Nierenschäden können aber auch das Ergebnis einer Diabeteserkrankung, insbesondere der juvenilen Diabetes sein.

In allen diesen Fällen wird die Therapie des sekundären Bluthochdrucks der des primären entsprechen: Verschreibung eines Schleifendiuretikums; natriumarme Diät; und, in sehr schweren Fällen, meist auch eine Dialyse (Blutwäsche).

Hinweis: Es gibt noch eine weitere Form von sekundärem Bluthochdruck, dem Erkrankungen der Blutgefäße in den Nieren zugrunde liegen. Dieser Typ tritt meist bei zwei Gruppen von Patienten auf: 1. bei jungen Frauen unter dreißig Jahren, bei denen sich aus unbekannten Gründen in den Arterien der Nieren (renale Arterien) vernarbtes Gewebe bildet, und 2. bei Patienten über fünfzig Jahren mit Arteriosklerose (fett- und plaquehaltige Ablagerungen) in den renalen Arterien. Bei vielen dieser Patienten wird eine Öffnung der Arterien durch Operation oder eine Ballondilatation nicht zu umgehen sein.

Störungen der
adrenalinregulierenden Drüsen

Nach Norman Kaplan tritt diese Form der sekundären Hypertonie bei weniger als einem Prozent aller erwachsenen Hochdruckpatienten auf.

Eine Ursache können Tumoren der Nebennieren sein (Phäochromozytom), die extreme Schwankungen des Blutdrucks bewirken. Therapie: zunächst Einnahme von Alphablockern; zeigen diese keine Wirkung, muß operiert werden.

Auch das sogenannte Cushing-Syndrom kann sekundären Bluthochdruck verursachen. Bei dieser Erkrankung führen tumorartige Wucherungen der Nebennierenrinde und Hyperaktivität des Hypothalamus-Hypophysen-Systems zu Beschwerden wie Bluthochdruck und Fettleibigkeit. Auch hier ist die operative Entfernung des Krankheitsherdes notwendig.

Und nicht zuletzt können auch Tumoren oder Wucherungen der Nebennierenrinde einen sogenannten Hyperaldosteronismus verursachen. Bei dieser Störung verliert der Patient große Mengen an Kalium, die Folge sind Lähmungserscheinungen und Bluthochdruck. In einem solchen Fall wird eine Operation ebenfalls nicht zu umgehen sein. Zusätzlich sollte der Patient Mittel zur Verringerung des Kaliumverlusts erhalten und Thiazide einnehmen, um die Hypertonie zu kontrollieren.

Östrogenhaltige Kontrazeptiva

Judy, vierunddreißigjährige Mutter zweier Kinder, hatte auf Anraten ihres Gynäkologen kurz nach der Geburt des zweiten Kindes mit der Einnahme einer östrogenhaltigen Antibabypille begonnen. Ihr Blutdruck lag damals bei 125/80 mm Hg. Als sie ein halbes Jahr später zur Kontrolle kam, lag er bereits bei 145/90 mm Hg. Daraufhin empfahl ihr der Arzt, die Pille abzusetzen und eine andere Verhütungsmethode zu wählen. Zwei Monate später hatte Judys Blutdruck mit 130/82 mm Hg fast wieder normale Werte erreicht. Ganz offensichtlich hatte die östrogenhaltige Pille bei ihr wie auch bei vielen anderen Frauen, die diese hormonelle Kontrazeption gewählt haben, die Blutdrucksteigerung verursacht.

Das hat inzwischen auch die Forschung festgestellt: Frauen, die

Östrogene zur Verhütung einer Schwangerschaft einnehmen, laufen Gefahr, Bluthochdruck zu entwickeln. Fünf Prozent von ihnen müssen damit rechnen, daß ihr Blutdruck in den folgenden fünf Jahren auf über 140/90 mm Hg ansteigen wird.

Die Gründe für diese Nebenwirkungen sind noch immer unbekannt, obwohl einige Forscher vermuten, daß die Pille auf irgendeine Weise den Reninspiegel in den Nieren erhöht. Diese Erhöhung, so nehmen sie an, führe wiederum zu einem Anstieg der Angiotensin-II-Produktion und damit gleichzeitig zu einer Steigerung des Blutdrucks.

Bei zwei Dritteln der Frauen, die wie Judy die Pille absetzen, normalisiert sich der Blutdruck gewöhnlich wieder. Die übrigen Frauen werden jedoch weiter mit Hypertonie zu kämpfen haben, vermutlich, weil sie bereits eine Anlage zu ihrer Entwicklung hatten. Es ist aber auch denkbar, daß ihre Gefäßwände durch den gestiegenen Druck während der Pilleneinnahme geschädigt wurden.

Um derartige Komplikationen auszuschließen, rät Kaplan dringend allen Frauen über fünfunddreißig Jahren, auf die Pille zu verzichten, ganz besonders, wenn sie rauchen. Jüngere Frauen könnten dagegen auf hormonelle Verhütungsmittel vertrauen, solange sie regelmäßig alle drei bis sechs Monate zur Kontrolluntersuchung gehen.

Interessanterweise verursacht dagegen die Östrogenersatztherapie, wie sie vielen Frauen nach der Menopause zur Vorbeugung von Osteoporose verschrieben wird, keine Hypertonie.

Hypertonie in der Schwangerschaft

In den ersten sechs Wochen der Schwangerschaft sinkt der Blutdruck der werdenden Mutter gewöhnlich auf relativ geringe Werte um 100/60 mm Hg. Anschließend kann jedoch die sogenannte »schwangerschaftsbedingte« Hypertonie auftreten.

Typisch für eine solche Entwicklung sind Blutdrucksteigerungen um etwa 30/15 mm Hg über den Normalwert der Frau, wobei oft die allgemeine Hochdruckgrenze von 140/90 mm Hg überschritten wird.

Bluthochdruck in der Schwangerschaft kann sehr gefährlich werden, und zwar für Mutter und Kind. So wurde bereits bei

diastolischen Werten über 85 mm Hg eine erhöhte intrauterine Sterblichkeit des Fetus beobachtet. Zu einer medikamentösen Senkung der diastolischen Werte entschließen sich die meisten Ärzte jedoch erst ab Werten über 100 mm Hg. Der Grund ist eine Risikoabwägung, denn eine milde Hypertonie der Mutter ist für das ungeborene Kind nicht so gefährlich wie eine zu starke medikamentöse Blutdrucksenkung. Denn heftige Druckschwankungen des mütterlichen Blutkreislaufs können die Versorgung des Kindes beeinträchtigen und damit Wachstums- und Entwicklungsstörungen verursachen.

Operationen und andere körperliche Traumen

Direkt nach Operationen auftretender Bluthochdruck kann verschiedene Gründe haben: mangelnde Sauerstoffversorgung der Lungen und des Blutes; Erhöhung des Flüssigkeitskreislaufs; aber auch einfach Anspannung und Belastung durch Schmerzen. Besonders häufig sind Hochdruckbeschwerden nach Bypaßoperationen.

Zur Therapie dieser Hochdruckform gibt man sofort eine hohe intravenöse Dosis des Vasodilatators Nitroprussid. Allerdings birgt diese Behandlung auch ein Risiko: Bei extrem hohen Dosen kann es zu einer Zyanidvergiftung kommen. Deswegen müssen alle diese Patienten sorgfältig auf einer Intensivstation überwacht werden. Auch der Alphablocker Labetalol und der Vasodilatator Hydralazin können bei Hypertonie nach Operationen helfen.

Ferner verursachen noch andere körperliche Traumen Bluthochdruck, zum Beispiel schwere Verbrennungen. Norman Kaplan weist darauf hin, daß sich bei den meisten Patienten mit Verbrennungen dritten Grades, die über ein Fünftel oder mehr der gesamten Hautoberfläche betreffen, eine behandlungsbedürftige Hypertonie entwickelt.

Drogenkonsum

Auch Drogen wie Kokain, Amphetamine und Heroin können neben ihren anderen gesundheitsschädlichen Wirkungen auch noch Bluthochdruck verursachen.

So führt die Einnahme von Kokain gewöhnlich zu einem signifikanten Anstieg des Blutdrucks, der sich jedoch wieder normalisiert, sobald die Droge vom Körper ausgeschieden ist. Obwohl also der blutdrucksteigernde Effekt nur vorübergehend auftritt, kann Kokain eine bereits bestehende Anlage zur Hypertonie aktivieren. Amphetamine erhöhen ebenfalls den Blutdruck. Und nicht nur das, sie können darüber hinaus auch die Wirkung blutdrucksenkender Medikamente neutralisieren.

Intravenös zugeführte Drogen wie Heroin verursachen schwere Nierenschäden und rufen so unmittelbar eine Hypertonie hervor. Außer den eben beschriebenen Ursachen einer sekundären Hypertonie gibt es noch eine ganze Reihe anderer, die allerdings eher selten anzutreffen sind. Dazu gehören beispielsweise Hormonstörungen wie eine Schilddrüsenunterfunktion (Hypothyreose). Deswegen muß der Arzt bei jedem Patienten mit Bluthochdruck zunächst alle Möglichkeiten abklären, ob nicht doch eine andere Erkrankung hinter der Hypertonie steckt und damit ein sekundärer Bluthochdruck vorliegt. In diesen Fällen reicht oft schon eine Behandlung der zugrundeliegenden Erkrankung aus, um den Bluthochdruck zum Verschwinden zu bringen.

12

Eine Zukunft ohne Bluthochdruck?

Die Fortschritte bei der Bekämpfung der verheerenden Folgen von Bluthochdruck sind vor allem dem Engagement vieler Ärzte und Institutionen des Gesundheitswesens zu verdanken – sowohl in den USA als auch in der Bundesrepublik. Die Bevölkerung hat das Angebot zum kostenlosen Blutdruckmessen in Apotheken und während öffentlicher Informationsveranstaltungen angenommen; Broschüren und Bücher über Vorbeugung und Therapie füllen inzwischen ganze Regale – und wie nie zuvor ist den Ärzten die Schwere des Problems bewußt.

Besonders deutlich zeigt dies das Beispiel der USA. Die Erfolge der dortigen Aufklärungskampagnen sind geradezu dramatisch. So sank die Schlaganfall-Sterberate von 1972 bis heute um 50 Prozent (Schlaganfälle sind, wie Sie wissen, eine der häufigsten tödlichen Komplikationen von Bluthochdruck). Auch die Sterberate bezogen auf koronare Herzerkrankungen verringerte sich im selben Zeitraum um 35 Prozent.

Trotzdem ist noch eine Menge zu tun. In der Bundesrepublik leben etwa neun Millionen Menschen, deren Blutdruck die Grenze von 140/90 mm Hg überschritten hat, in den USA sind es mindestens vierzig Millionen. Nach medizinischer Definiton leiden sie alle an Hypertonie, ihre Krankheit kann ihre Gesundheit und ihre Leben ernsthaft gefährden.

Glücklicherweise stehen inzwischen viele dieser Menschen, Schätzungen für die USA sprechen bereits von der Mehrheit, unter ärztlicher Aufsicht. Und immer mehr Hochdruckkranke und -gefährdete achten auf ihre Ernährung, treiben Sport, versuchen ihren alltäglichen Streß einzugrenzen und lassen sich regelmäßig vom Arzt untersuchen.

Trotzdem wollen immer noch viele, viel zu viele Menschen die Gefahr nicht wahrhaben. Oder sie nehmen die Diagnose nicht ernst. Darüber bin ich immer wieder erschüttert.

Fast täglich höre ich von Patienten Sätze wie: »Ich weiß, daß ich ein *bißchen* zu hohen Blutdruck habe, aber das ist ja nicht *so* schlimm. Abgesehen davon, weiß ich ja auch, daß Komplikationen erst nach Jahren auftreten.« Oder: »Ich besitze einfach nicht die Disziplin, mein Bewegungsprogramm durchzuhalten.« Oder: »Mit meinem Tagesablauf kann ich mir keine natriumarme Ernährungsweise erlauben.« Oder: »Ich vergesse ständig, meine blutdrucksenkenden Medikamente einzunehmen.«

Wie soll man solche Patienten motivieren? Für mich als Arzt ist es wirklich frustrierend, eine Hypertonie als Ursache für das Unwohlsein eines Patienten zu diagnostizieren oder mehrere Risikofaktoren festzustellen, ihm die Gefahr deutlich vor Augen zu führen und dann zu sehen, daß er alle meine ärztlichen Ratschläge in den Wind schlägt.

Ich halte nichts davon, Patienten mit Schreckensvisionen zu überzeugen, obwohl sie berechtigt wären. Eigentlich müßte die Motivation darin bestehen, auch in Zukunft bei guter Gesundheit zu bleiben und sich rundherum wohl zu fühlen.

Wenn Sie normale Blutdruckwerte haben, aber wissen, daß Sie zu einer Risikogruppe gehören: Warum beginnen Sie nicht schon jetzt mit nichtmedikamentösen Maßnahmen, um Ihre Gefährdung zu mindern? Warum so lange warten, bis Sie Medikamente brauchen oder, schlimmer noch, einen Schlaganfall erleiden oder schwere Nierenschäden auftreten?

Wenn bei Ihnen ein leichter Bluthochdruck festgestellt wurde: Warum befolgen Sie nicht sorgfältig die Anweisungen Ihres Arztes, ändern Ihre Ernährungs- und Bewegungsgewohnheiten und gehen anders mit Ihrem Alltagsstreß um?

Wenn Sie unter schwerer Hypertonie leiden: Warum beginnen Sie nicht ab sofort, die verordneten Medikamente regelmäßig einzunehmen? Und warum versuchen Sie es nicht zusätzlich mit einem nichtmedikamentösen Behandlungsansatz? Vielleicht brauchen Sie dann nicht mehr solche hohen Dosen wie bisher und können sogar eines Tages völlig auf Medikamente verzichten.

Wahrscheinlich werden wir die Hypertonie nie ganz zum Verschwinden bringen können, doch wenn wir noch ernsthafter all unser medizinisches Instrumentarium zu ihrer Bekämpfung einsetzen, werden die meisten Betroffenen irgendwann feststellen, daß sie eine Erkrankung ist, die völlig unter Kontrolle gebracht werden *sollte* und auch gebracht werden *kann*.

Anhang

I.

Natrium-, Kalium-, Kalzium- und Ballaststoffgehalt ausgewählter Lebensmittel

NATRIUM

OBST UND GEMÜSE (½ Tasse oder 1 kleine Portion)

0-140 mg Natrium
Obst frisch, tiefgekühlt oder aus der
 Dose 1-50 mg
Limabohnen, tiefgekühlt 125 mg
Erbsen, tiefgekühlt 90 mg
Tomatenmark 50 mg
Gemüse aus der Dose 300 mg
Gemüse, natur, tiefgekühlt 10-30 mg

141-400 mg Natrium
Rote Bete aus dem Glas 200 mg
Tomatensaft 243 mg
401 und mehr mg Natrium
Sauerkraut aus der Dose 880 mg
Spaghettisauce 925 mg
Tomatensauce 656 mg
Gemüsesuppe aus der Dose 505 mg

BROT UND GETREIDE (½ Tasse oder 1 Stück)

0-140 mg Natrium
Graham-Crackers 95 mg
Nudeln 2 mg
Reis 2 mg
Salzcracker 125 mg
Weizenschrot 1 mg
Weizenbrot 130 mg

141-400 mg Natrium
Bisquits 270 mg
Kleieflocken 182 mg
Cornflakes 163 mg
Roggenbrot 265 mg
Hafermehl (Instant) 350 mg
Waffeln 340 mg
Wheaties 158 mg

MILCH (225 ml Milch/Joghurt oder 30 g Käse)

0-140 mg Natrium
Magerjoghurt mit Obst 120 mg
Natriumarmer Käse 90 mg
Mozzarella 104 mg
Magermilch 125 mg
Schweizerkäse 75 mg
Vollmilch 120 mg

141-400 mg Natrium
Buttermilch 318 mg
Cheddar 175 mg
Schokoladenmilch 150 mg
Schokoladenpudding 320 mg
Fettarme Milch (2%), 145 mg
Magerjoghurt, natur, 159 mg

FLEISCH (80 g)

0-140 mg Natrium
Rindfleisch 52 mg
Huhn 74 mg
Ei 60 mg
Schweinefleisch 54 mg
141-400 mg Natrium
Rinderleber 155 mg
Erdnußbutter (2 EL) 190 mg

401 mg und mehr Natrium
Schinken, gebraten, 800 mg
Salami 1036 mg
Corned beef 808 mg
Frankfurter Würstchen 477 mg
Thunfisch 727 mg
Aufschnitt 788 mg

FERTIGGERICHTE

0-140 mg Natrium
Frischer Obstsalat (1 Tasse) 10 mg
Gemischter Salat (1 Tasse) mit Essig
und Öl (1 EL) 12 mg
141-400 mg Natrium
Selbstgem. Suppe (1 Tasse) 400 mg
401 mg und mehr Natrium
Hühnersuppe mit Nudeln aus der

Dose (1 Tasse) 1999 mg
Rindfleischeintopf aus der Dose
(1 Tasse) 980 mg
Hühnerpastete 863 mg
Chili con carne (1 Tasse) 1355 mg
Fischbrötchen 800 mg
Fast-food-Hamburger 774 mg
Pizza mit Salami (1 Stück) 720 mg

SONSTIGE LEBENSMITTEL (½ Tasse oder 1 Stück)

0-140 mg Natrium
Bier 8 mg
Wein 5 mg
Kaffee 2 mg
Cola 2 mg
Eis 90 mg
Haferkeks 69 mg

141-400 mg Natrium
Kartoffelchips 200 mg
Popcorn, gesalzen, 233 mg
Süße Pickles 200 mg
400 mg und mehr Natrium
Apfelstrudel 482 mg
Süß-saure Pickles 1930 mg

FETT UND ANDERE ZUTATEN (1 EL oder wie angegeben)

0-140 mg Natrium
Barbecuesauce 130 mg
Butter 120 mg
Margarine 150 mg
Diätmargarine, weniger als 8 mg
Mayonnaise 85 mg
Öl 0 mg
Pikante Sauce 74 mg
Tatarsauce 50 mg
Senf 65 mg
Kräuter und Gewürze (1 TL) 1 mg
Petersilie 12 mg
Salzersatz 0 mg
141-400 mg Natrium
Schinken, roh (3 Scheiben) 303 mg
Ketchup 155 mg

French-Dressing 220 mg
Italienisches Dressing 315 mg
Natriumarme Sojasauce 300 mg
Worcestershire-Sauce 157 mg
401 mg und mehr Natrium
Backpulver (1 TL) 405 mg
Backsoda (1TL) 821 mg
Brühwürfel (1 TL) 960 mg
Knoblauchsalz (1 TL) 1850 mg
Zwiebelsalz (1 TL) 1590 mg
Grüne Oliven 465 mg
Fleischzartmacher (1 TL) 1750 mg
Glutamat (1 TL) 492 mg
Sojasauce 1332 mg
Tafelsalz (1 TL) 2132 mg

KALIUM

MILCH (225 ml Milch oder 30 g Käse)

401 mg und mehr Kalium
Schokoladenmilch 417 mg
Fettarme Milch 450 mg
Fettarmer Joghurt, natur, 530 mg
200-400 mg Kalium
Buttermilch 342 mg
Magermilch 381 mg

Vollmilch 370 mg
Fruchtjoghurt 400 mg
0-199 mg Kalium
Cheddar 30 mg
Schokoladenpudding 170 mg
Hüttenkäse 95 mg
Schweizerkäse 30 mg

OBST UND GEMÜSE (½ Tasse oder 1 kleine Portion)

401 mg und mehr Kalium
Gebackene Kartoffel 780 mg
Banane 440 mg
Kantalup (Zuckermelone, Warzen-
melone) 401 mg
Feigen 640 mg
Pflaumen 528 mg
200-400 mg Kalium
Brokkoli 205 mg
Karotten, roh, 245 mg

Kartoffelbrei 260 mg
Nektarinen 295 mg
Orangensaft 370 mg
0-199 mg Kalium
Apfelsaft 125 mg
Apfelmus 100 mg
Fruchtcocktail 25 mg
Grüne Bohnen 95 mg
Birnen, aus der Dose, 130 mg

BROT UND GETREIDE (½ Tasse oder 1 Stück)

401 mg und mehr Kalium
Kleieschrot 700 mg
Weizenschrot (1 EL) 460 mg
200-400 mg Kalium
Kleieflocken 248 mg
Kidneybohnen 335 mg
Linsen 250 mg

0-199 mg Kalium
Cornflakes 24 mg
Mehl (Typ 405) 10 mg
Grahamkekse 55 mg
Nudeln 45 mg
Haferflocken 75 mg
Reis 40 mg
Weizenbrot 70 mg
Weißbrot 25 mg

FLEISCH (80 g, wenn nicht anders angegeben)

401 mg und mehr Kalium
Kabeljau 420 mg
Muscheln 455 mg
Seezunge 585 mg
200-400 mg Kalium
Rinderleber 325 mg
Huhn 243 mg
Schinkenfleisch aus der Dose
   304 mg
Schweinekotelett 287 mg

Thunfisch 275 mg
Truthahn 350 mg
0-199 mg Kalium
Schinken (3 Scheiben) 92 mg
Rindfleisch 185 mg
Mettwurst (30 g) 65 mg
Ei 65 mg
Frankfurter Würstchen 95 mg
Erdnußbutter (1 EL) 100 mg
Wurstaufschnitt (30 g)
   105 mg
Krabben 105 mg

FERTIGGERICHTE

401 mg und mehr Kalium
Rindfleischeintopf aus der Dose
   (1 Tasse) 615 mg
Fast-food-Hamburger (groß)
   454 mg
Lasagne (1 Tasse) 740 mg
Spaghetti mit Fleischsauce (1 Tasse)
   592 mg

200-400 mg Kalium
Fischbrötchen (Fast food) 250 mg
Gefüllte Paprika 270 mg
0-199 mg Kalium
Hühnersuppe mit Nudeln aus der
   Dose 55 mg
Hühnerpastete 172 mg
Pizza mit Salami (1 Stück) 160 mg

SONSTIGE LEBENSMITTEL

401 mg und mehr Kalium
Avocado (½) 680 mg
Bananenpudding (½ Tasse) 403 mg
Eiscreme (1 Tasse) 520 mg
200-400 mg Kalium
Süß-saure Pickles 270 mg
Erdnüsse (2 EL) 200 mg
Kartoffelchips 225 mg
0-199 mg Kalium
Bier (340 ml) 90 mg

Wein (125 ml) 95 mg
Kaffee 80 mg
Cola nicht nachweisbar
Orangensorbet 21 mg
Vanilleeiscreme 130 mg
Butter (1 TL) 1 mg
Margarine (1 TL) 1 mg
Hafer-Vollkornkeks 20 mg
Vanillewaffeln 51 mg
Knabberbrezeln (1 Tasse) 39 mg

SONSTIGE ZUTATEN (1 EL, wenn nicht anders angegeben)

401 mg und mehr Kalium
Tomatensauce (½ Tasse) 463 mg
200-400 mg Kalium
Petersilie 219 mg
0-199 mg Kalium
Italienisches Dressing 2 mg
Mayonnaise 15 mg

Senf 15 mg
Oregano 99 mg
Paprika 147 mg
Pfeffer 75 mg
Salbei 33 mg
Thymian 150 mg

KALZIUM

MILCH (225 ml Milch/Joghurt oder 30 g Käse)

270 mg und mehr Kalzium
Buttermilch 285 mg
Schokoladenmilch 285 mg
Magermilch 300 mg
Fettarme Milch (1,5%) 300 mg
Vollmilch 290 mg
Fettarmer Joghurt, natur, 415 mg
Fettarmer Fruchtjoghurt 345 mg

Schweizerkäse 270 mg
150-269 mg Kalzium
Roqueforte 150 mg
Schnittkäse 204 mg
Cheddar 204 mg
Edamer 207 mg
Mozzarella 212 mg

OBST UND GEMÜSE (½ Tasse oder 1 kleine Portion)

150-269 mg Kalzium
Wurzelgemüse 169 mg
Blattsalate 180 mg

Kohl 150 mg
80-149 mg Kalzium
Senfsamen 100 mg

BROTWAREN (½ Tasse oder 1 Stück)

80-149 mg Kalzium
Roggenbrot 135 mg

Pfannkuchen 115 mg
Waffeln 130 mg

FLEISCH (80 g)

270 mg und mehr Kalzium
Sardinen mit Gräten 370 mg
150-269 mg Kalzium
Lachs mit Gräten 170 mg

80-149 mg Kalzium
Bohnen, getrocknet und gekocht,
 90 mg
Austern, roh, 130 mg
Tofu, mit Kalziumsulfat angereich-
 ert, 108 mg

FERTIGGERICHTE

270 mg und mehr Kalzium
Makkaroni mit Käse (1 Tasse)
 360 mg
150-269 mg Kalzium
Champignon-Cremesuppe auf
 Milchbasis (1 Tasse) 178 mg

Tomaten-Cremesuppe auf Milchbasis (1 Tasse) 159 mg
80-149 mg Kalzium
Käsepizza (1 Stück) 145 mg
Bohnenchili (1 Tasse) 43 mg

SONSTIGE LEBENSMITTEL (½ Tasse, wenn nicht anders angegeben)

270 mg und mehr Kalzium
Schokoladen-Milchshake 198 mg
Vanille-Milchshake 229 mg

150-269 mg Kalzium
Eiercreme, gebacken, 150 mg

80-149 mg Kalzium
Eiscreme 90 mg
Eismilch 140 mg
Schokoladenpudding 133 mg

Hinweis: Um auf eine Tagesgesamtmenge von 1000 mg Kalzium zu kommen, sollten Sie zwei bis drei Lebensmittel aus der ersten und zwei bis drei Lebensmittel aus der zweiten und dritten Milligramm-Menge zu sich nehmen.

BALLASTSTOFFE

OBST (½ Tasse oder 1 kleine Portion)

5 g und mehr Ballaststoffe
Brombeeren 5,2 g
Pflaumen, getrocknet, 7,8 g

2-4 g Ballaststoffe
Apfel mit Schale 3,1 g
Aprikosen, getrocknet, 3,2 g
Banane 2 g
Datteln, getrocknet, 4 g

Orangen 2,6 g
Birne mit Schale 4,4 g
Himbeeren 3,3 g

0-1 g Ballaststoffe
Grapefruit (½) 0,6 g
Pfirsich mit Schale 1 g
Ananas 1,2 g
Rosinen (2 EL) 1,3 g

GEMÜSE (½ Tasse oder 1 kleine Portion)

2-4 g Ballaststoffe
Brokkoli, gekocht, 3,2 g
Rosenkohl, gekocht, 2,3 g
Weißkohl, gekocht, 3,3 g
Mais, gekocht, 3,3 g
Kartoffeln mit Schale, gebacken, 3,8 g
Süße Kartoffeln 3 g

0-1 g Ballaststoffe

Spargel, gekocht 1,3 g
Bohnensprossen 1,7 g
Blumenkohl, gekocht, 1,5 g
Karotten, gekocht, 1,3 g
Sellerie (1 Stange) 0,5 g
Grüne Bohnen, gekocht, 1,2 g
Zwiebeln 0,8 g
Spinat, gekocht, 1,7 g
Tomaten 1,1 g

BROT UND GETREIDE (½ Tasse oder 1 Stück)

5 g und mehr Ballaststoffe
Getreideschrot, gemischt, 12 g
Weizenschrot 10,2 g
Kidneybohnen 10 g
2-4 g Ballaststoffe
Kleiebrötchen 3 g
Weizen-Vollkornbrot 2,1 g
Maisschrot 4 g
Kleieflocken (40%) 3,2 g
Haferschrot, gekocht, 3,3 g

Haferflocken, gekocht, 2 g
Getreideschrot mit Rosinen 2,7 g
Vollkornreis, gekocht, 2,4 g
Linsen, gekocht, 2,8 g
Limabohnen, gekocht, 3,6 g
Erbsen, gekocht, 3,2 g
0-1 g Ballaststoffe
Roggenbrot 1,2 g
Weize-Vollkornnudeln 1,3 g

FERTIGGERICHTE

5 g und mehr Ballaststoffe
Gebackene Bohnen (½ Tasse) 7 g
Linsensuppe (1 Tasse) 7 g

2-4 g Ballaststoffe
Bohnensuppe (1 Tasse) 4,5 g

SONSTIGE LEBENSMITTEL (½ Tasse, wenn nicht anders angegeben)

5 g und mehr Ballaststoffe
Mandeln 10,3 g
Erdnüsse 6,7 g
Sonnenblumensamen 5 g

2-4 g Ballaststoffe
Popcorn (3 Tassen) 4,8 g
Walnüsse 2,6 g

II
Nährstoffanalyse
der Tagespläne und Rezepte

1200-KALORIEN-TAGESPLAN

Tag	Kalorien	Eiweiß g	Fett g	Kohlen-hydrate g	Chole-sterin mg	Kalzium mg	Natrium mg
WOCHE 1							
Montag	1202	71	34	153	116	854	770
Dienstag	1252	66	40	157	336	997	1220
Mittwoch	1163	70	27	160	67	1152	2046
Donnerstag	1187	65	39	144	338	899	1588
Freitag	1225	58	37	165	100	696	1662
Samstag	1218	73	34	155	135	1073	1361
Sonntag	1177	75	29	154	101	661	1248
Durchschnitt	**1203**	**68**	**34**	**155**	**170**	**905**	**1414**
		23%	25%	52%			
WOCHE 2							
Montag	1222	65	37	171	171	944	1655
Dienstag	1182	65	36	169	154	930	1771
Mittwoch	1255	57	36	166	112	826	1056
Donnerstag	1253	62	30	174	77	751	979
Freitag	1239	65	35	162	133	1061	1629
Samstag	1234	71	40	150	270	972	1470
Sonntag	1258	69	27	186	95	909	1376
Durchschnitt	**1234**	**65**	**34**	**168**	**144**	**913**	**1419**
		21%	25%	54%			

1500-KALORIEN-TAGESPLAN

Tag	Kalorien	Eiweiß g	Fett g	Kohlen-hydrate g	Chole-sterin mg	Kalzium mg	Natrium mg
WOCHE 1							
Montag	1524	76	40	215	134	1007	839
Dienstag	1485	69	45	201	343	911	1491
Mittwoch	1540	77	36	227	80	1239	2180
Donnerstag	1500	68	40	217	305	871	1882
Freitag	1576	77	48	209	132	899	1980
Samstag	1496	79	44	196	146	1233	1456
Sonntag	1556	93	32	224	112	942	1741
Durchschnitt	**1525**	**77**	**41**	**213**	**179**	**1014**	**1653**
		20%	24%	56%			
WOCHE 2							
Montag	1508	80	38	224	132	1073	1799
Dienstag	1457	84	34	212	193	1129	1654
Mittwoch	1502	75	47	190	141	1160	1495
Donnerstag	1530	88	36	207	99	1029	1395
Freitag	1442	80	39	192	165	1110	1858
Samstag	1513	87	46	214	286	1011	1801
Sonntag	1489	85	33	216	112	1078	1633
Durchschnitt	**1491**	**82**	**39**	**207**	**161**	**1084**	**1662**
		21%	24%	55%			

2200-KALORIEN-TAGESPLAN

Tag	Kalorien	Eiweiß g	Fett g	Kohlen-hydrate g	Chole-sterin mg	Kalzium mg	Natrium mg
WOCHE 1							
Montag	2134	106	54	306	189	1402	1304
Dienstag	2086	104	62	278	164	1295	2136
Mittwoch	2132	125	60	273	279	1323	2261
Donnerstag	2226	124	50	320	146	1369	1779
Freitag	2180	95	72	288	187	978	1926
Samstag	2261	113	77	279	163	1900	2118
Sonntag	2122	105	46	322	125	868	2150
Durchschnitt	**2163**	**110**	**60**	**295**	**179**	**1305**	**1953**
		20%	**25%**	**55%**			
WOCHE 2							
Montag	2240	124	71	299	238	1321	2439
Dienstag	2147	112	50	317	215	1184	2015
Mittwoch	2243	101	71	303	204	1511	1932
Donnerstag	2193	116	68	323	142	919	2146
Freitag	2224	123	56	285	278	1683	2480
Samstag	2142	93	64	320	347	1020	2417
Sonntag	2248	123	58	311	195	1386	2397
Durchschnitt	**2205**	**113**	**62**	**308**	**231**	**1289**	**2260**
		20%	**25%**	**55%**			

Nährwertanalyse der Rezepte auf einen Blick

Rezept	Menge	Kalorien	Natrium mg	Austausch-raten
Apfel-Hafer-Crisp	1 Portion	165	80	2 Obst 1 Brot ½ Fett
Apfel-Wal-dorf-Salat	1 Portion	90	76	1 Obst 1 Fett
Rindfleisch-Brokkoli-Eintopf	1 Portion	349	736	4 Fleisch 2 Gemüse ½ Fett
natrium-arme Variante	¼ Rezept	349	544	4 Fleisch 2 Gemüse ½ Fett
Beerensirup	1 EL	20	0	½ Obst
Kleie-brötchen	1 Stück	127	165	1Brot ½ Obst 1 Fett
Kalter Nudelsalat	1 Portion	240	412	1½ Brot ½ Fleisch 2 Gemüse ½ Fett
natrium-arme Variante	1 Portion	265	163	1½ Brot ½ Fleisch 2 Gemüse ½ Fett
Über-backener Toast französisch	1 Stück	215	230	1 Fleisch ⅛ Milch 1 Brot ½ Obst
Fruchtcreme	1 Portion	100	85	1½ Milch
Gazpacho	180 ml (= 1 Portion)	60	24	1½ Gemüse ½ Fett
Gegrillte Hühner-brust mit Sesam	80 g (= 1 Portion)	265	590	3½ Fleisch ½ Obst 1 Fett ½ Brot

Rezept	Menge	Kalorien	Natrium mg	Austausch-raten
Kräuter-Fischfilets mit Knoblauch	80 g (= 1 Portion)	146	202	3 Fleisch
Italienisches Risibisi	1 Portion	134	206	1½ Brot ½ Fett
natrium-arme Variante	½ Tasse	134	87	1½ Brot ½ Fett
Italienische Tomaten-sauce	1 Portion	40	150	1½ Gemüse
natrium-arme Variante	½ Tasse	40	20	1½ Gemüse
Wildreis-salat mit Huhn	1 Portion	260	250	1 Fleisch 1 Brot 1 Fett ½ Gemüse ½ Obst
Minestrone	250 ml (= 1 Portion)	100	170	1 Brot 1 Gemüse
natrium-arme Variante	1 Tasse	100	57	1 Brot 1 Gemüse
Haferkleie-Vollkorn-brötchen	1 Brötchen	66	60	½ Brot ½ Obst ½ Fett
Pfann-kuchen	1 Stück à 12,5 cm	98	199	1 Brot ⅙ Milch
Frische Tomaten-sauce	1 Portion	100	10	2½ Gemüse ½ Fett
Franzö-sisches Kartoffel-gratin	1 Portion	100	5	2 Brot

Rezept	Menge	Kalorien	Natrium mg	Austauschraten
Gepfeffertes Kalbfleisch	70 g (= 1 Portion)	225	208	2½ Fleisch 1 Gemüse ½ Brot ½ Fett
natriumarme Variante	70 g	225	50	2½ Fleisch 1 Gemüse ½ Brot ½ Fett
Ricotta-Parmesan-Torte	1 Stück	250	365	1½ Brot 1 Fleisch ½ Gemüse 1 Fett
Meeresfrüchte-Quiche	1 Portion	185	475	2½ Fleisch ½ Milch
natriumarme Variante	⅛ Rezept	169	350	2½ Fleisch ½ Milch
Shishkebab	80 g (= 1 Portion)	257	295	3 Fleisch 2 Gemüse
Gemüseeintopf mit Krabben	1 Portion	282	291	2 Fleisch 1½ Brot
Gebackenes Huhn	1 Portion	262	260	4 Fleisch ½ Brot ½ Fett
Spanisches Huhn mit Reis	1 Portion	421	375	3½ Fleisch 2 Brot 1 Fett 2 Gemüse
Würzige Bohnen-Enchiladas	1 Stück	200	354	1 Fleisch 2 Brot ½ Gemüse
Würzige Tomatensauce	4 EL (= 1 Portion)	28	340	1 Gemüse
Gefüllte Muscheln	3 Muscheln (= 1 Portion)	320	150	2 Brot, 3 Gemüse, 1 Fleisch, ½ Fett

Rezept	Menge	Kalorien	Natrium mg	Austausch- raten
Teriyaki- Steak	110 g (= 1 Portion)	280	472	4 Fleisch ½ Fett ½ Gemüse
Thunfisch- salat	1 Portion	190	707	2 Fleisch 1 Milch
natrium- arme Variante	½ Tasse	190	225	2 Fleisch 1 Milch
Truthahn- Obstsalat	1 Portion	185	150	1½ Fleisch 2 Obst 1 Gemüse
Scaloppina vom Kalb	80 g (= 1 Portion)	290	252	3 Fleisch 1½ Gemüse 1 Brot 1 Fett
Vegetari- sche Lasagne	⅛ Rezept	350	350	2 Brot 2 Fleisch 2½ Gemüse ½ Fett

III
Nährwert häufig verwendeter Lebensmittel
(Kalorien-, Fett-, Cholesterin- und Natriumanteile)

Lebensmittel	Menge	kcal	Fett g	Chole-sterin mg	Natrium mg
Ananas, frisch	140 g	80	0	0	2
Dose, gesüßt	200 g	190	0	0	4
Dose, ungesüßt	200 g	150	0	0	4
Apfel, frisch	1 mittlerer	80	0	0	1
Saft	125 ml	60	0	0	1
Apfelmus (Dose)					
ungesüßt	130 g	105	0	0	3
gesüßt	130 g	150	0	0	2
Aprikosen, frisch	3 kleine	50	0	0	1
aus der Dose	140 g	100	0	0	1
gesüßt	(4 Hälften)				
getrocknet	(4 Hälften)	80	0	0	9
Nektar	125 ml	70	0	0	0
Avocado, frisch	½ mittlere	190	18	0	5
Creme	125 ml	140	13	0	165
Backpulver	1 TL	4	0	0	405
Backsoda	1 TL	0	0	0	821
Banane, frisch	1 mittlere	100	0	0	1
Birnen, frisch	1 mittlere	100	0	0	3
Dose, gesüßt	½ Birne	65	0	0	2
Dose, ungesüßt	½ Birne	35	0	0	3
Blumenkohl,					
gekocht	65 g	15	0	0	10
Bohnen					
gebacken (Dose)	60 g	190	6	0	485
grüne, gekocht	50 g	15	0	0	2
Kidney (Dose)	50 g	112	0	0	4
Bohnensprossen	135 g	35	0	0	5
Brokkoli, gekocht	80 g	20	0	0	8
roh	80 g	24	0	0	24
Brombeeren,					
frisch	160 g	80	0	0	2
Brotwaren					
Bisquit	1 Stück	90	3	2	270
Diätbrot	1 Scheibe	40	0	0	115
Knäckebrot	1 Stück	23	0	0	46

Lebensmittel	Menge	kcal	Fett g	Cholesterin mg	Natrium mg
Maisbrot	1 Stück	180	6	3	265
Maisbrötchen	1 Stück	130	4	2	190
Croissant	1 Stück	180	11	48	270
Baguette	1 Scheibe	70	0	0	145
Mischbrot (25 g)	1 Scheibe	64	1	0	103
Rosinen- brot (25 g)	1 Scheibe	65	0	1	90
Brötchen	1 Stück	90	1	0	197
Weizen- Vollkorn normal	1 kleines	160	2	1	315
Roggenbrot (25 g)	1 Scheibe	65	0	1	140
Weißbrot (30 g)	1 Scheibe	70	0	1	130
Weizen- Vollkorn- brot (25 g)	1 Scheibe	65	0	1	130
Butter, gesalzen	1 TL	35	4	13	40
ungesalzen	1 TL	36	4	11	0
Champignons, frisch	70 g	10	0	0	5
Dose	140 g	17	0	0	400
Datteln	80 g	220	0	0	1
Ei	1 Stück	80	6	252	60
Eiernudeln, gekocht	190 g	220	3	55	15
Eis Eiscreme, (10% Fett)	80 g	135	8	36	60
Rahm-, Sahneeis (17% Fett)	120 g	266	20	72	120
Softeis	150 g	163	5	0	51
Erdbeeren frisch	100 g	35	0	0	1
ungesüßt	360 g	119	0	0	2
Erdnußbutter	1 EL	95	8	0	95
ungesalzen	1 EL	95	9	0	5
Feigen, frisch	1 Stück	80	0	0	2
getrocknet	2 Stück	274	1	0	34
Fisch Kaviar	1 EL	42	2	94	352

Lebensmittel	Menge	kcal	Fett g	Chole-sterin mg	Natrium mg
Kabeljau,					
gebraten	80 g	180	8	56	15
Barsch,					
gebraten	80 g	82	2	68	59
Krebsfleisch	80 g	100	2	100	850
Fischstäbchen	4 Stück	200	10	70	115
Flunder,					
gebraten	80 g	200	8	51	235
Heilbutt,					
gebraten	80 g	175	4	51	86
Schellfisch,					
gebraten	80 g	180	7	66	195
Hering (Dose)	125 g	208	17	85	74
Hummer	80 g	90	2	85	205
Makrele,					
gebraten	80 g	250	17	95	35
Muscheln	90 g	48	1	16	104
Austern, frisch	6 Stück	80	2	60	90
gebacken	6 Stück	139	8	131	116
Flußbarsch	80 g	227	13	55	153
Hecht	80 g	116	2	55	64
Rotbarsch	80 g	93	1	55	67
Lachs					
in Butter					
gebraten	80 g	189	12	58	116
Pastete	80 g	239	12	64	96
geräuchert	80 g	150	8	85	425
Sardinen	40 g	58	3	28	184
Jakobsmuscheln	80 g	105	2	53	250
Krabben, ge-					
kocht	100 g	100	1	119	250
fritiert	100 g	390	19	240	320
Seezunge, ge-					
braten	80 g	141	1	51	235
Sushi	80 g	93	1	50	67
Schwertfisch,					
gebraten	80 g	174	6	43	98
Forelle	80 g	196	5	55	61
Thunfisch in Öl	80 g	176	9	19	535
in Wasser	80 g	109	2	30	399
natriumarm	80 g	106	2	30	33
Steak	80 g	145	4	60	0

Lebensmittel	Menge	kcal	Fett g	Cholesterin mg	Natrium mg
Frankfurter	1 Stück	261	17	45	776
Fruchtcocktail					
(Dose) gesüßt	100 g	95	0	0	5
Gelee	1 EL	55	0	0	2
Gemüse, gemischt					
Dose	100 g	38	0	0	121
tiefgekühlt	140 g	54	0	0	45
Getränke					
Bier	340 ml	150	10	0	25
alkoholfrei	340 ml	65	0	0	0
Club Soda	170 ml	0	0	0	30
Kaffee	250 ml	3	0	0	2
Ginger Ale	340 ml	105	0	0	4
Limonade	250 ml	110	0	0	1
Mineralwasser	250 ml	0	0	0	5
Softdrinks					
(Dose)	340 ml	150	0	0	10-30
Tee	250 ml	3	0	0	0
Tonic Water	340 ml	132	0	0	0
Whisky	40 ml	107	0	0	0
Wein	125 ml	85	0	0	0
Getreide					
Schrotmischung	70 g	210	2	0	960
Kleieflocken	90 g	127	0	0	363
Cornflakes	30 g	95	0	0	325
Haferflocken	30 g	110	2	0	0
gekocht	20 g	69	1	0	218
Hafergrütze					
gekocht, ohne					
Salz	20 g	73	0	0	0
Müslimischung	100 g	402	0	0	299
Reiscrispies	20 g	112	0	0	340
Weizenschrot	70 g	190	1	0	2
Honig-Pops					
(Smacks)	20 g	109	0	0	103
Weizenkeime	50 g	120	4	0	0
Grapefruit, frisch	½ mittlere	40	0	0	1
Saft, ungesüßt	250 ml	93	0	0	3
Grüne Paprika,					
roh	80 g	15	0	0	0
Grüne Chili (Glas)	1 EL	14	0	0	0
Grüner Salat	30 g	6	0	0	6

Lebensmittel	Menge	kcal	Fett g	Chole- sterin mg	Natrium mg
Grünkohl, gekocht	150 g	41	0	0	30
Gurken, frisch	80 g	10	0	0	4
Himbeeren, frisch	125 g	40	0	0	1
tiefgekühlt	400 g	128	0	0	0
Honig	1 EL	65	0	0	1
Honigmelone	¼ Melone	55	0	0	20
Hühnerbrust					
ohne Haut,					
gebacken	80 g	190	7	89	86
mit Haut,					
gegrillt	80 g	327	23	89	498
Pastete	1 Stück	503	25	12	863
Joghurt, fettarm					
(1,5% Fett)	250 g	127	4	13	125
Joghurt, mager					
(0,3% Fett)	250 g	80	0	0	125
Kaffeeweißer	1 TL	11	1	0	4
Käse					
Brie	30 g	95	8	28	178
Camembert	30 g	85	7	20	239
Cheddar	30 g	115	10	28	175
Hüttenkäse,					
normal	120 g	120	5	24	455
Streichkäse	2 EL	100	10	32	85
Edamer	30 g	101	7	25	274
Feta	30 g	75	6	25	316
Gouda	30 g	101	8	32	232
Cholesterin-					
armer Käse	30 g	110	9	5	150
Parmesan	35 g	130	9	28	247
Provolone	30 g	100	8	20	248
Ricotta, normal	120 g	216	16	63	104
Roquefort	30 g	100	8	45	395
Schweizerkäse	30 g	110	8	35	75
Kakaopulver	1 EL	18	0	0	25
Kalbfleisch					
Schnitzel	80 g	231	13	76	55
Pastete	80 g	298	19	90	51
Kantalup					
(Warzenmelone,					
Zuckermelone)	¼ Melone	50	0	0	20
Karotten, gekocht	70 g	20	0	0	25

Lebensmittel	Menge	kcal	Fett g	Cholesterin mg	Natrium mg
Kartoffeln					
Gratin	80 g	95	3	6	529
gebacken	1 mittlere	140	0	0	5
Pommes frites	10 Stück	220	10	13	120
Brei	120 g	100	5	15	350
Kroketten	160 g	200	12	20	545
Kirschen, frisch	80 g	45	0	0	1
Kiwi	1 Stück	46	0	0	4
Knabbergebäck					
Popcorn, luftgeröstet	15 g	80	1	0	0
Kartoffelchips	20 g	115	8	0	200
Salzstangen	50 Stück	109	1	0	875
Salzbrezeln	10 Stück	120	2	0	500
Reiskuchen	1 Kuchen	31	0	0	8
Cracker	5 Stück	76	3	8	110
Knackwurst	80 g	278	23	65	483
Kokosraspeln	4 EL	180	12	0	7
Krautsalat	150 g	118	8	7	149
Lamm					
Kotelett, gebraten	80 g	340	28	85	50
Braten	80 g	160	6	59	60
Lauch	40 g	10	0	0	1
Limabohnen	30 g	95	0	0	2
Limone, frisch	¼ Stück	20	0	0	1
Saft	1 EL	5	0	0	0
Linsen	30 g	110	0	0	10
Mais, roh	1 Kolben	169	1	0	0
Dose	60 g	70	1	0	195
Makkaroni, gekocht	190 g	210	1	0	0
Mandarinen (Dose)	80 g	76	0	0	8
Mango	200 g	110	0	0	10
Mangold, gekocht	125 g	15	0	0	55
Margarine					
Halbfettmargarine	1 TL	16	2	0	49
normal	1 TL	35	4	0	50
ungesalzen	1 TL	35	4	0	0
Marmelade	1 EL	55	0	0	2

Lebensmittel	Menge	kcal	Fett g	Chole- sterin mg	Natrium mg
Marshmallows	25 g	90	90	0	10
Mettwurst	30 g	85	8	28	370
Milch					
Buttermilch	250 ml	90	0	5	318
Kakao, fettarm	250 ml	180	5	5	150
Kondensmilch (10%)	250 ml	340	20	77	265
Kondensmilch (4%)	250 ml	199	0	10	293
Heiße Schokolade	250 ml	110	3	35	154
Trinkmilch, entrahmt	250 ml	87	2	5	145
Trockenmilch- pulver	30 g	109	0	6	161
Trinkmilch (3,5%)	250 ml	155	9	34	120
Nektarinen, frisch	1 Stück	64	0	0	6
Nüsse und Samen					
Mandeln, ungesalzen	30 g	180	16	0	56
Paranüsse	25 g	180	19	0	0
Cashewnüsse, ungesalzen	55 g	320	26	0	120
Gemischte Nüsse, ungesalzen	30 g	214	20	0	4
Erdnüsse, gesalzen	55 g	330	28	0	157
Pecannüsse, ungesalzen	25 g	200	20	0	0
Pistazien, gesalzen	15 g	88	8	0	60
Sonnenblumen- kerne, ungesalzen	35 g	200	17	0	10
Walnüsse, ungesalzen	30 g	201	20	0	10
Okra, gekocht	50 g	30	0	0	2
Oliven, schwarz	5 Stück	35	4	0	150
grün	5 Stück	20	3	0	465
Orangen, frisch	1 Stück	80	0	0	1

Lebensmittel	Menge	kcal	Fett g	Chole-sterin mg	Natrium mg
Saft	180 ml	85	0	0	2
Papaya	½ mittlere	60	0	0	4
Pfannkuchen					
(10 cm)	3 mittlere	210	2	63	600
Pfirsich, frisch	1 mittlerer	40	0	0	1
Dose, gesüßt	2 Hälften	120	0	0	4
Dose, ungesüßt	2 Hälften	43	0	0	9
Pflaumen, frisch	1 große	30	0	0	1
Dose, gesüßt	150 g	110	0	0	1
Dose, ungesüßt	150 g	51	0	0	1
Backpflaumen	5 Stück	130	0	0	4
Pickles, süß-sauer	1 großes Stück	15	0	0	1930
süß	1 kleines Stück	50	0	0	200
Pizza (30 cm)					
mit Käse	2 Stücke	340	11	2	900
gemischt	2 Stücke	400	17	13	1200
Pepperoni	2 Stücke	370	15	27	1000
Preiselbeeren,					
frisch	150 g	46	0	0	0
Pudding					
Schokolade	125 g	167	5	65	160
Banane	125 g	241	6	25	11
Vanille	125 g	140	5	16	86
kalorienarm	125 g	76	0	0	146
Radieschen/					
Rettich	50 g	7	0	0	10
Reis					
weiß	45 g	150	1	0	2
braun	45 g	160	1	0	370
Wildreis	1 EL	33	0	0	1
Reiskuchen	1 Kuchen	31	0	0	8
Rindfleisch					
Brust, gebacken	80 g	367	33	80	46
Brust, gegrillt	80 g	382	34	80	176
Steak aus der					
Pfanne	110 g	370	22	130	350
Rostbraten	80 g	240	17	60	40
Corned beef	80 g	372	30	83	1740
Lendensteak	80 g	158	5	50	47
Hamburger-Fül-					
lung	80 g	190	10	50	60
Leber, gebacken	80 g	200	9	255	155

Lebensmittel	Menge	kcal	Fett g	Chole-sterin mg	Natrium mg
Hackbraten	80 g	171	11	50	555
Pastete	1 EL	41	14	40	91
Hochrippe,					
gegrillt	80 g	380	33	80	40
Kurze Rippe	1 Rippe	290	24	24	39
Roastbeef,					
gegrillt	80 g	330	27	80	50
Tornedos	80 g	220	13	60	60
Filetsteak	80 g	174	8	72	54
(Kalbs)Bries	80 g	143	3	466	0
Rosenkohl	80 g	30	0	0	8
Rote Bete (Glas)	100 g	39	0	0	200
Sahne					
süß	1 EL	52	6	24	6
sauer	1 EL	26	3	5	6
Salami	30 g	130	11	15	350
Salatsaucen					
French Dressing	1 EL	65	6	1	220
Italienisch	1 EL	85	9	1	315
Mayonnaise					
(80% Fett)	1 EL	100	11	8	85
Mayonnaise					
(50% Fett)	1 EL	50	5	1	100
Essig-Öl-					
Mischung	1 EL	71	8	0	0
Saucen (Fertig-produkte)					
Barbecue	1 EL	15	1	0	130
Bearnaise	300 g	701	68	189	1265
Ketchup	1 EL	15	0	0	155
Chilisauce	1 EL	17	0	0	228
Schokoladen-sauce	2 EL	100	0	2	36
Bratensauce	60 ml	164	14	8	720
Hollandaise	60 ml	361	39	382	400
Senf	1 TL	4	0	0	65
Pikante Sauce	1½ EL	10	0	0	11
Sojasauce,	2 EL	25	0	0	2665
natriumarm	2 EL	25	0	0	1200
Steaksauce	1 EL	18	0	0	149
Tatarsauce	2 EL	75	9	10	100
Weiße Sauce	125 ml	200	16	16	475

Lebensmittel	Menge	kcal	Fett g	Chole-sterin mg	Natrium mg
Worcestershire	1 TL	4	0	0	49
Sauerkraut	125 g	20	0	0	880
Schalotten	100 g	36	0	0	6
Schinken, gekocht	2 Scheiben	109	10	16	303
roh	1 Scheibe	65	4	10	442
Schweinefleisch					
Braten, gegrillt	100 g	357	26	77	60
Braten, ge-backen	80 g	310	24	59	50
Sellerie, roh	1 Stange	15	0	0	100
Sirup					
Maissirup	1 EL	58	0	0	14
Ahornsirup	1 EL	50	0	0	2
Spaghetti, gekocht	190 g	210	1	0	5
Spargel, frisch	330 g	20	0	0	1
aus der Dose	150 g	20	0	0	235
Spinat, gekocht	160 g	20	0	0	50
roh	50 g	7	0	0	19
Suppen (Fertig-produkte)					
Bohnensuppe	250 ml	170	6	10	1010
Champignon-creme	250 ml	203	14	20	1076
Erbsensuppe	250 ml	140	3	4	940
Gazpacho	250 ml	57	2	0	1183
Gemüsesuppe	250 ml	78	4	0	1010
mit Rind-fleisch	250 ml	80	2	4	1050
Hühnerbouillon	250 ml	16	0	0	782
natriumarm	250 ml	16	0	0	7
mit Nudeln	250 ml	75	2	7	1107
Kartoffelsuppe	250 ml	148	7	22	1060
Linsensuppe	250 ml	108	0	0	1038
Minestrone	250 ml	83	3	2	911
Rinderbouillon	250 ml	16	0	0	782
natriumarm	250 ml	16	0	0	12
mit Nudeln	250 ml	84	3	5	952
Tomatensuppe	250 ml	90	3	4	970
Wan-tan-Suppe	250 ml	92	1	0	2027
Tangerine, frisch	1 mittlere	46	0	0	2
Tomaten					
frisch	150 g	25	0	0	4

Lebensmittel	Menge	kcal	Fett g	Chole-sterin mg	Natrium mg
Dose, normal	120 g	25	0	0	155
ungesalzen	120 g	25	0	0	20
Saft	200 ml	35	0	0	365
natriumarm	200 ml	31	0	0	18
Mark	220 g	110	1	0	50
Sauce, Dose	125 ml	43	0	0	656
ungesalzen	125 ml	43	0	0	25
Tortilla					
Mais (15 cm)	1	65	1	0	1
Weizen (22 cm)	1	105	3	0	134
Truthahn					
dunkles Fleisch, gebraten, ohne Haut	80 g	170	7	64	85
helles Fleisch, gebraten, ohne Haut	80 g	150	4	64	70
Schinken	80 g	73	3	0	563
Rollbraten	80 g	126	6	48	498
Waffeln (10x10 cm)	1 Stück	124	5	32	340
Wassermelone	300 g	110	0	0	5
Weintrauben					
grüne	100 g	70	0	0	4
Saft	200 ml	120	0	0	4
Weißkohl, gekocht	75 g	15	0	0	10
Zitrone, frisch	¼ Zitrone	22	0	0	3
Saft	1 EL	5	0	0	0
Zucchini, roh	200 g	38	0	0	3
Zwiebel	1 EL	1	0	0	0

Register

Rezepte

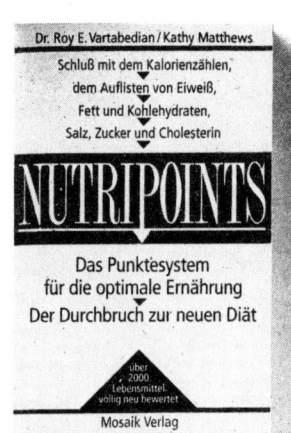
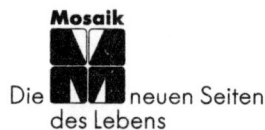